"现代医院管理系列丛书"编委会

封国生　北京市卫生与计划生育委员会，北京市医院管理局
毛　羽　北京市卫生与计划生育委员会
吕一平　北京市医院管理局
董克用　中国人民大学医院管理研究中心
王　丹　中国人民大学医院管理研究中心
杨　晔　中国人民大学医院管理研究中心
方振邦　中国人民大学公共组织绩效管理研究中心
黄德海　清华大学社科学院健康产业与管理研究中心
杨长青　北京清华长庚医院
王克霞　北京清华长庚医院
王　冬　南方医科大学人文与管理学院
赵　平　中国医学科学院肿瘤医院
乔　杰　北京大学第三医院
田　伟　北京积水潭医院
伍冀湘　北京同仁医院
魏永祥　北京安贞医院
王　晨　北京天坛医院
倪　鑫　北京儿童医院
刘清泉　北京中医医院
陈　勇　北京朝阳医院
辛有清　北京友谊医院
陈　航　北京地坛医院
盘仲莹　和睦家医院
张思思　久远谦长（北京）管理咨询有限公司

编写人员名单

主　　编　方振邦

副主编　陈校云　鲍春雷　黄玉玲

编　　者　方振邦　陈校云　鲍春雷　黄玉玲　韩　宁

姜颖雁　唐　健　刘　琪　刘青林　聂　磊

许沛冉　蔡媛青

现代医院管理系列丛书

医院绩效管理

方振邦　主　编

陈校云　鲍春雷　黄玉玲　副主编

化学工业出版社

·北京·

本书以绩效管理的理论为基础，全面、深入、系统地阐述了医院绩效管理的基本理论、模型、方法以及技术，以医院绩效管理系统模型为总体框架，对医院绩效管理的流程和关键决策进行了系统的梳理和介绍，以期能够回答读者们在医院绩效管理工作实践中可能遇到的问题。本书条理清楚、重点突出，易于理解，不仅可作为公共卫生事业管理类本科生教材、研究生入学考试学习指导用书以及医院管理相关学者的参考教材，还可以作为医院各级管理人员丰富医院绩效管理知识、提升医院绩效管理能力的学习参考和指导文献。

图书在版编目（CIP）数据

医院绩效管理/方振邦主编． —北京：化学工业出版社，2016.11（2022.2重印）
（现代医院管理系列丛书）
ISBN 978-7-122-28203-3

Ⅰ.①医… Ⅱ.①方… Ⅲ.①医院-人事管理-研究
Ⅳ.①R197.322

中国版本图书馆CIP数据核字（2016）第235480号

责任编辑：邱飞婵　杨燕玲　　　　　　　　　装帧设计：关　飞
责任校对：边　涛

出版发行：化学工业出版社（北京市东城区青年湖南街13号　邮政编码100011）
印　　装：北京虎彩文化传播有限公司
787mm×1092mm　1/16　印张14　字数328千字　2022年2月北京第1版第5次印刷

购书咨询：010-64518888　　　　　　　　售后服务：010-64518899
网　　址：http://www.cip.com.cn
凡购买本书，如有缺损质量问题，本社销售中心负责调换。

定　　价：45.00元　　　　　　　　　　　　　　版权所有　违者必究

前　言

十八届三中全会指出，"要加快公立医院改革，落实政府责任，建立科学的医疗绩效评价机制和适应行业特点的人才培养、人事薪酬制度"。随着我国医药卫生体制改革的不断深入，医院绩效管理作为医院人力资源管理的核心职能，在公立医院改革中所扮演的角色也愈发重要。在深化改革的宏观背景下，如何构建一套科学系统的、充分体现战略性、平衡性、协同性和动态性的医院绩效管理体系，使其能够化战略为行动，为医院创造持续性的竞争优势，以契合医院管理的发展趋势和医药卫生改革的方向，满足患者等利益相关者对医疗卫生服务的迫切需求，已然成为医院管理者关注的焦点和亟须应对的挑战。

医院绩效管理体系是一个复杂的系统，尽管可以借鉴发展较为成熟的企业领域绩效管理的工具与方法，但是国内目前在医疗卫生管理领域仍缺乏相对系统和权威的绩效管理教程。因此，本书的推出正迎合了当前医疗卫生管理领域的实际需要。本书条理清楚、重点突出、易于理解，不仅可作为公共卫生事业管理类本科生教材、研究生入学考试学习指导用书以及医院管理相关学者的参考教材，还可以作为医院各级管理人员丰富医院绩效管理知识、提升医院绩效管理能力的学习参考和指导文献。

概括而言，本书的特点和优势可以归纳为以下三点：

第一，体系完整，内容全面。本书根据医院绩效管理系统模型安排内容框架，逻辑结果清晰、框架体系完整，以医院绩效计划、医院绩效监控、医院绩效评价和医院绩效反馈这四个环节为主线，系统回答了医院绩效管理过程中必须面对的评价内容、评价主体、评价周期、评价方法以及评价结果如何应用等五项关键决策的相关问题，涵盖了医院绩效管理的全面要素。

第二，阐述简明，易于理解。本书力争用简明、清晰的行文思路解释复杂的理论以及现实的医院绩效管理问题，提纲挈领、深入浅出，语言精练流畅。为了让读者便于理解，本书加入了众多医院绩效管理的实践案例，以翔实的案例来具体阐述相关理论的应用。本书在每章之后留有关键词和复习思考题，帮助读者巩固书中内容，提高学习效果。

第三，贴近实际，追踪前沿。本书在吸收国内外医院绩效管理最新理论和实践经验的基础上，聚焦了我国医院绩效管理相关热点和棘手问题，在医院绩效管理中引入平衡计分卡这一伟大的管理思想和管理工具，尤其是对平衡计分卡在医院中的应用进行了中国化模式的改良，突出了医院绩效管理的战略性和可持续性，反映了国内外医院绩效管理的最新研究动态的发展趋势。

本书以绩效管理的理论为基础，全面、深入、系统地阐述了医院绩效管理的基本理论、模型、方法以及技术，以医院绩效管理系统模型为总体框架，对医院绩效管理的流程和关键决策进行了系统的梳理和介绍，以期能够回答读者们在医院绩效管理工作实践中可能遇到的问题。本书由三部分组成，共计七章。

第一部分（第一章至第二章）：第一章对医院及其发展历史、类型及等级、性质、功能等问题进行了系统的介绍，探讨并界定了绩效与医院绩效、绩效管理与医院绩效管理等相关概念的内涵，创新性地构建了医院绩效管理模型，并阐述了我国医院绩效管理的现状和发展。第二章对目标管理、标杆管理、关键绩效指标以及平衡计分卡四种医院绩效管理工具及其在医院绩效管理具体实践中的具体应用作了系统阐释。

第二部分（第三章至第六章）：以医院绩效管理系统模型为框架，对医院绩效计划、医院绩效监控、医院绩效评价与医院绩效反馈四个医院绩效管理环节进行了阐述；并对贯穿于这四个环节中的医院绩效评价内容、医院绩效评价主体、医院绩效评价周期、医院绩效评价方法和医院绩效评价结果应用五个关键决策进行了细致的分析和总结。

第三部分（第七章）：该部分作为医院绩效管理系统有效运行的保障环节，主要介绍了医院绩效管理的组织机制、文化建设和信息化建设等相关主题。

结集成书的艰辛过程汇聚了团队的辛劳付出和智慧。在本书付梓之际，特别感谢出版社的编辑们为本书出版所付的辛勤劳动，特别感谢中国人民大学公共管理学院组织与人力资源研究所的李晨辉、孙一平、冉景亮与陈曦等人为本书撰写所做的各项工作。同时，在本书撰写过程中，笔者借鉴和参阅了大量的资料，在此谨向这些资料的作者和提供者们表示诚挚的感谢！

由于时间紧迫和水平有限，书中难免存在纰漏和不足，敬请各位同仁、专家和读者朋友们批评指正，使本书能够日臻完善。

中国人民大学公共管理学院组织与人力资源研究所所长
中国人民大学公共组织绩效管理研究中心主任
方振邦　教授、博士生导师

目 录

第一章

概 论

在现代医院管理和运行中，医院管理者们越来越多地通过绩效管理来帮助医院实现发展战略目标。同时，医院绩效管理的内容也伴随着医疗体制改革的深入和经济、社会的进步不断推陈出新，越来越受到广大医院管理研究者和实践者的重视。本章将从基本概念入手，展开对医院、绩效与医院绩效、医院绩效管理、我国医院绩效管理现状与发展等问题的论述。

第一节 医院概述

一、医院及其发展简史

（一）医院的定义

医院是以诊治疾病、护理患者为主要目的的医疗机构。具体来讲，医院是以向患者、伤员、特定生理状态的健康人（如孕妇、产妇、新生儿等）以及完全健康的人（如来医院进行体格检查或口腔清洁的人）提供医疗护理服务的场所，备有一定数量的病床设施、相应的医务人员和必要的医疗设备，通过依法获得职业资格的医务人员的集体协作，以达到对住院或门诊患者实施科学的和正确的诊疗、护理的目的。

医院的服务对象主要是患者。医院对患者的生命和健康负有重大责任，所以构成一所医院必须具备的一些基本条件。这些基本条件包括：

（1）医院是以实施住院诊疗为主，一般要设有相应的门诊部。门诊是医院工作的重要组成部分，是医院和患者接触时间最早、人数最多的部门，是对患者进行诊断、治疗的第一线。

（2）医院应有正式的病房和一定数量的病床设施。所谓病床设施是指正式病床及配套的被服、家具、器具等装备。同时，医院应具备基本的医疗、休养环节及卫生学管理设施。关于构成医院的病床规模，《医院等级划分标准》明确规定，凡以"医院"命名的医疗机构，住院床位总数应在20张以上。

（3）医院应有能力对住院患者提供合理的护理和基本生活服务，如营养饮食服务等。

（4）医院应有基本医疗设备。一所医院至少应设有药剂、检验、放射及手术、消毒供应等医技诊疗部门。

（5）医院应具有系统的人员编配，包括医务人员和行政后勤人员。应配备有医师、护师、药师、技师及医院行政管理人员，对一般急性病患者或专科病患者能够实施及时、有效的处理。

（6）医院应有基本的工作制度。如查房、病历书写、医嘱、消毒隔离等医疗护理制度，以保证医疗质量和患者的安全。

（二）医院的发展简史

医院的产生和发展，与社会生产力发展水平、政治制度、经济状况、科技文化水平密切相关。回顾其在历史上的角色和功能变化，医院的形成和发展大致可以划分为古代医院的萌芽时期、近代医院的发展时期和现代医院的发展时期共三个阶段。

我国是医院萌芽产生最早的国家之一。公元前七世纪，春秋时期的齐国在都城设立了残疾院，收容残疾人。在公元二年，汉朝建立了最早的收容传染病的隔离院。秦汉以后，各个封建王朝都有为皇室、贵族阶层服务的医疗组织，如太医令、太医署、太医院等，也有一些救济性质的平民医院。在西方近代医学未传入我国的两千余年里，个体医疗是主要形式，与我国古代经验医学发展阶段相适应。

近代医院是西方资本主义社会经济文化和医学科学技术高度发展的产物。这一阶段，基础医学取得了较大进展，相继出现了细胞病理学、医用微生物等医学技术，尤其是青霉素等有效抗菌药物的问世，使临床医学得到迅速发展，实现了诊断、治疗等多学科专业化协作。19世纪中叶护理学的创建，促使医院的医疗服务与生活服务相结合，形成了比较完整的医疗服务体系。专科分工（但分科尚不细）、医护分工（但分工还不充分）、医技分工、集体协作医疗是近代医院的基本特征。清代鸦片战争前后，西方近代医学传入中国。外国教会相继在中国各地建立了西医医院，从1828年至1949年新中国成立之前，分布在全国各地的大小教会医院总共有340余所。到新中国成立前，我国共有卫生机构3670所，其中医院2600所，病床80000张。新中国成立后，在党和政府领导下，陆续新建了大批医院，形成了以医院为中心的城乡医疗网。

以工业和科学技术现代化为基础，医院自20世纪70年代以来步入了现代化发展阶段。在这个时期，社会生产力水平不断提高，工业经济发展迅速，知识经济初见端倪，医院建设的物质基础不断增强，医学科学和医学诊断技术日新月异，出现了CT、B超、磁共振成像等高科技检测手段，加之一些新兴学科和边缘学科的诞生，医院的诊疗水平不断提高。由于社会的进步和文明程度的提高，人们对医疗预防和保健工作提出了更高的要求，医院的功能和任务也发生了相应的改变，逐步成为集医疗、教学、科研、预防、康复等一体的医学中心。

二、医院的类型和等级

(一) 医院的类型

根据《关于开展区域卫生规划工作的指导意见》与《医疗机构设置规划指导原则》等相关规定，结合我国各地区不同时期的区域人口、经济、疾病谱及地域等特点，我国各类型医院实行统一规划，形成了体系健全、分工协作、任务明确的格局。国家卫生和计划生育委员会发布的《2015中国卫生和计划生育统计年鉴》显示，截止到2014年12月，我国的综合医院、中医医院、中西医结合医院、民族医院、各类专科医院，不包括专科疾病防治、妇幼保健院和疗养院，总共有25860所，其中综合医院有16524所；中医医院有3115所；中西医结合医院有384所；民族医院有233所；各类专科医院包括口腔医院、眼科医院、耳鼻喉科医院、肿瘤医院、心血管病医院、胸科医院、血液病医院、妇产（科）医院、儿童医院、精神病医院、传染病医院、皮肤病医院、结核病医院、麻风病医院、职业病医院、骨科医院、康复医院、整形外科医院、美容医院等其他专科医院，共5478所。

根据不同的划分标准，可以将医院划分为不同的类型。按医院产权属性分类，医院可以分为全民所有制医院、集体所有制医院、股份制医院和私立医院。按主办单位分类，医院可以分为政府办医院、社会办医院和个人办医院，政府办医院包括卫生行政和其他行政部门办的卫生机构，社会办医院包括企业、事业单位、社会团体和其他社会组织办的卫生机构。按经营目的分类，医院可以分为非营利性医院和营利性医院。非营利性医院是指为社会公众利益服务而设立和运营的医院，它不以营利为目的，其收入用于弥补医疗服务成本，实际运营中的收支结余只能用于医院的自我发展，如改善医疗条件、引进技术、开展新的医疗服务项目等。我国大部分公立医院都属于此类医院。营利性医院是指以利润最大化为经营目的的医院，其医疗服务盈余可用于投资者的经济回报。医院根据市场需求自主确定医疗服务项目，医疗价格放开，依法自主经营，照章纳税。我国许多私立医院即属于此类医院。本书将重点探讨公立非营利性医院的绩效管理理论和实践，兼论私立营利性医院的绩效管理。

(二) 医院的分级

为了优化配置并有效地利用卫生资源，自20世纪80年代末，我国建立了医院评审制度，对医院实行分级管理。1989年卫生部颁发了《医院分级管理办法》，依据医院的功能、任务、设施条件、技术建设、医疗服务质量和科学管理的综合水平等将医院分成一、二、三级。各级医院经过医疗机构评审委员会评审，按照《医院分级管理标准》确定为甲、乙、丙三等，其中三级医院增设特等，因此医院共分三级十等。2014年我国医院等级情况见表1-1。

表1-1　2014年我国医院等级情况　　　　　　　　　　　　　　（单位：所）

分类	综合医院	中医医院	中西医结合医院	民族医院	专科医院	医院（合计）
三级	1116	368	47	10	413	1954
二级	4192	1629	70	92	864	6850

分类	综合医院	中医医院	中西医结合医院	民族医院	专科医院	医院（合计）
一级	5389	400	100	37	1064	7009
未定级	5827	718	167	94	3137	10047
合计	16524	3115	384	233	5478	25860

资料来源：国家卫生和计划生育委员会.2015中国卫生和计划生育统计年鉴[J].北京：中国协和医科大学出版社，2015：13。

医院"级"的划分是根据所设病床数决定的，一百张以下，也就是乡镇卫生院为一级医院，一级医院是直接向一定人口的社区提供预防、医疗、保健、康复服务的基层医院、卫生院；五百张以下，一百张以上评为二级。二级医院是向多个社区提供综合医疗卫生服务和承担一定教学、科研任务的地区性医院；五百张以上，定为三级，三级医院是向几个地区提供高水平专科性医疗卫生服务和执行高等教育、科研任务的区域性以上的医院。至于甲、乙、丙三等的划分是按医院技术水平、医疗条件、管理水平等的差别而定。

三、医院的性质和功能

（一）医院的性质

国务院颁发的《全国医院管理条例》指出：医院是治病防病、保障人民健康的社会主义卫生事业单位，必须贯彻党和国家的卫生工作方针政策，遵守政府法令，为社会主义现代化建设服务。这是我国医院的基本性质，医院是整个卫生工作中的一个重要组成部分。目前全国百分之八十的医务人员在各级医院工作，可见我国绝大部分医疗工作是通过医院工作来进行的。

1. 社会性

医院是医学服务组织，属于社会组织，而医学科学技术属于生产力范畴。从医院产生来看，它是适应医学发展和临床诊疗疾病的需要而建立发展起来的。从医院的社会功能来看，它的主要功能是诊疗疾病、保障和维护人民的健康，归根结底是起保护社会生产力的作用。从医院组织结构来看，它的内部组织，诸如医学专科的建立、医务人员之间的分工、业务部门的设置，基本上是一种劳动组织，有其系统性、科学性和继承性。而这种劳动组织，按照列宁的观点属于生产力范畴。从医院的发展来看，医院的决策和长期发展应考虑社会需要和社会利益。

2. 公益性

医院是带有一定福利性质的社会公益事业单位，要满足公众的健康需求，维护公众健康应当是医疗服务机构的主要目的，这一定位使之具有显著的公益性特征。所谓公益，就是让公众受益，表现在医疗卫生方面，就是要解决百姓"看病难、看病贵"的问题，履行救死扶伤、防病治病的社会责任，为群众提供安全、有效、方便、价廉的基本医疗卫生服务，让基本医疗卫生成为一种惠及全民、人人受益的公共产品。公益性最本质的特点就是最大限度地保证使用者不付费或低付费，而不是把投入与产出作为首要考虑目标。公立医院的资产归公共所有，要为公共利益而投入与运营，属于非营利性质。最大限度的实现医院的公益性，切实解决群众的看病就医难题，不仅事关人民生活质量的改善、社会保障水平的提高，也事关人民共享改革发展成果、社会公平正义。

3. 服务性

医院属于服务性行业的范畴，但是与其他的服务性行业在许多方面有着显著的不同，这些差异主要表现在以下几个方面：第一，医院的顾客通常是非病即伤，一般都承受着很大的压力。第二，住院患者不但走进了医疗服务设施内部，还要在此生活。很少有服务行业拥有让顾客留宿的业务，医院则是个例外。第三，医疗护理是一项"需要的"而非"想要的"服务。第四，医疗保健服务从本质上来说具有隐私权。第五，与其他服务行业相比，医疗保健行业的消费者需要更加全面、个性化的服务，因而，为一名患者提供医护服务时候，不仅要考虑到他的病情，还要考虑到他的年龄、精神状态、性格、喜好、教育背景、家庭状况和经济承受能力。对于严重的患者，有时还需要"个人全面护理"。第六，医疗保健服务业消费者还承担着已有病情之外的风险。因为在求医的过程中，他们可能面临着因误诊误治、错误用药、院内感染等问题造成的伤害。

4. 经营性

医院也是一个经济实体，具有经营性质。医院的资本投入是公共财产属性。医疗活动需要人力、物力、财力的投入，必须讲究投入与产出的关系，根据所消耗的劳动资料和劳动力，获得相应的经济补偿。医疗服务活动中存在着社会供求的关系，因而是具有经济性质的经营单位，受到商品经济价值规律的制约，存在着医疗服务市场的一些规律与特点。公立医院在医疗行为中不但要代表自身的经济利益，同时还要代表社会即患者的经济利益，两者利益的结合就是适宜技术节约原则。目前，我国的社会主义市场经济体制仍处于发展阶段，大多数医院得不到足够的财政支持，医院必须讲究经营管理，才能维持其正常发展。

（二）医院的功能

医院的功能也就是医院的任务。《医疗机构管理条例》指出：医疗机构是以尊重生命，救死扶伤，维护和保证公民健康为宗旨，要以患者为中心，在提高医疗质量的基础上，保证教学和科研任务的完成，并不断提高教学质量和科研水平。同时做好预防、指导基层工作。

1. 医院的基本功能

（1）医疗。医疗是医院的核心功能。医院医疗工作以诊疗与护理两大业务为主体，医疗与辅助业务密切配合，形成一个医疗整体，为患者服务。医院医疗一般分为门诊医疗、住院医疗、康复医疗和急救医疗。门诊、急诊诊疗是第一线，住院患者诊疗是重点。

（2）培养医务人员。医学教育具有连续性，学校只是医学教育的一部分，医学生毕业后必须经过医学教育才能培养成为一名合格的医生。临床医学是实践医学，青年医务人员要严格训练，练好基本功；中年医务人员应加强实践和专业培训，尽快成才；而名医名师则要充分发挥其培养、指导青年医务人员的作用。医学知识在不断进行更新，所以必须对医务人员进行终身在职教育。护理人员和其他卫生技术人员也必须经过医院临床教育和继续教育。医院必须具有对一切医院工作人员进行培养教育的功能。发挥这一功能才能不断提高医务人员的业务技术水平，提高医疗质量。教学医院还要承担临床教学的任务。

（3）开展科学研究。医学科学研究是医学可持续发展的基础，是保证和不断提高医疗质量、培养医学人才的需要。医院的临床医疗需求是医学科研的动力，医学科研成果必须在医院得到验证。医院是集中进行医疗实践的场所，医院除了能为医学科研提供人力、物力和资金上的支持外，还用大量临床病例资料和丰富的临床实践经验，支持医学科研，成为医学专家们开展医学研究的重要载体。医院在医疗实践中蕴藏着无数的研究课题，医院必须具有临床医学研究的功能。

（4）预防和社会医疗服务。医院除了治疗患者，必须进行预防保健工作，开展社会医疗服务，成为人民群众健康服务活动的中心。要扩大预防，指导基层开展计划生育的技术工作，同时还要开展健康咨询、门诊和住院体格检查、疾病普查、妇幼保健指导、健康教育、卫生宣教等业务。医院必须对社会保健做出应有的贡献。

（5）康复功能。医院的康复功能在当今社会日显重要，涵盖范围也相当广泛。医院主要的康复功能包括：让每一位患者能在生理上完成康复；使每位患者在心理上完全摆脱创伤；使患者能早日回归社会；使患者发挥其原来的角色功能，而不留下任何疾病的阴影；预防患者因再患同一伤病而重返住院。

（6）完成政府其他指令性任务。医院应参加国家、省、市及所在辖区的医疗紧急救治体系，接受政府指令完成突发公共事件、紧急医疗救援工作以及其他公共卫生任务；开展咨询等多种形式的公益性社会活动；建立院前急救和院内急诊的"绿色通道"，有效衔接工作流程；接受政府指令承担国家法定传染病的救治任务。在国家医疗保险制度、新型农村合作医疗制度框架内，医院应建立与实施双向转诊制度和相关服务流程。

以上几项功能不是各自孤立，而是相互联系、相辅相成的；也不是并列的，而是以医疗为中心，医疗与其他五项相结合，围绕医疗工作统筹安排，才能全面完成医院的各项任务。

2. 各级各类医院的功能

目前，我国的医疗服务体系已形成城镇医疗服务体系和农村医疗服务体系的城乡二元结构。综合医院、专科医院、社区医疗服务机构及诊所构成了城市医疗服务体系；县级医院、乡镇卫生院和村卫生室构成了农村医疗服务体系。它们同时承担着向城乡居民提供医疗、预防、保健、康复、健康教育、计划生育技术服务等多元化的医疗服务。同时，国家正逐步加强基层医疗机构的建设，形成农村以乡镇卫生院为中心，城市以社区医院为主体的医疗服务体系网络，实施基层医院首诊负责制度，并建立基层医院与上级医院双向转诊制度，整合医疗资源，为居民提供方便、及时、有效、价廉的医疗服务。

不同级别的医院有着不同的功能和任务要求。只有明确各级医院功能和任务，才能合理、有效、充分利用医疗资源，充分发挥医疗服务体系整体功能，构建符合中国国情、满足公众需求的医疗卫生网络体系。

（1）三级医院的功能与任务。三级医院服务范围主要覆盖多个区域的省级或国家级医疗中心，应具有高水平的临床学科技术能力，在同级医院中临床学科优势明显，主要从事危急重症和疑难疾病的诊疗；承担高等医学教育和省级或国家级科研工作，不断提高医学科技水平，研究开发适宜技术；培养高层次卫生技术人员；承担临床实习与教学任务，承担毕业后教育、继续教育，指导和培训下级医院卫生技术人员开展诊疗活动；承担城乡医院对口支援工作，通过采取临床服务、人员培训、技术指导、设备支援等方式，帮助县级医院提高医疗水平和服务能力。

（2）二级医院的功能与任务。二级医院服务范围主要覆盖多个社区或整个县区的医疗机构，应具有一定水平的临床许可技术能力，主要的功能与任务是以提供医疗服务为主，兼顾预防、保健和康复服务功能；承担一定的医学院校教学、实习和科研任务；指导和培训下级医院卫生技术人员开展诊疗活动。

（3）一级医院的功能与任务。一级医院主要为地方的基层医院，包括农村乡镇卫生院、城市社区卫生服务中心和相当规模的工矿、企事业单位的职工医院等。其主要功能和任务是为社区、乡（镇）居民提供常见病、多发病的医疗、预防、保健、康复、健康教育、计划生育等全科医疗服务。

随着我国医疗管理制度的进一步完善，我国医院的等级评审制度正在做进一步调整。计划经济时期，我国医疗服务体系是以行政控制为核心的模式，医疗服务机构建设的快速发展大幅度提高了医疗服务的可及性。自20世纪70年代末以来，我国经济体制逐步由计划经济向市场经济体制转轨并最终实现了市场化。市场化的经济体制改革带给我国医疗服务领域的冲击是巨大的，其直接表现是医疗服务模式由行政控制为核心向以医疗机构为核心的模式转换，随着各个医疗服务机构利益主体地位的逐步形成和不断强化，医疗服务机构间的关系逐步走向全面竞争。为了着力解决人民群众看病难、看病贵的问题，我国的医疗服务模式正逐步向以患者为核心的服务模式转变。各级医院之间要相互协作，建立分片负责、网格化管理的双向转诊体系，从而实现"大病去医院，康复回社区"机制，使得患者可以通过一级医院直接到对口二、三级医院就诊，康复患者则由二、三级医院直接转入一级医院进行康复治疗。

四、医院的组织结构和人员组成

（一）医院的组织结构

部门是构成组织的细胞，同时建立部门是组织工作的一个方面。医院部门的划分通常是多种部门划分方式的综合，如按时间（"三班倒"轮班制）、按服务对象（门诊部、急诊部、住院部等）、按职能（行政、后勤等）。以中等规模以上的综合性医院为例，我国当前医院的一般组织结构如图1-1所示，其主要构成部门一般可分为诊疗部门、辅助诊疗部门、护理部门、机关职能部门与后勤保障部门等。

1. 诊疗部门

目前，我国医院种类较多。20世纪50年代初，我国大多数医院是综合性医院，进入20世纪60年代，我国已出现了妇产科医院、儿童医院、肿瘤医院、眼科医院、五官科医院、胸科医院、骨伤科医院、老年医院等专科医院。这些专科医院诊疗部门的设置重点各有不同，但与综合性医院的框架基本相似。在综合性医院中，诊疗部门通常

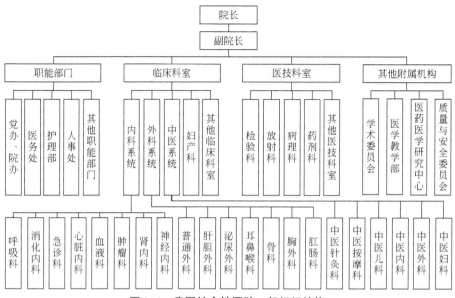

图1-1 我国综合性医院一般组织结构

包括门诊诊疗部、急诊诊疗部和住院诊疗部。在较小规模的医院中，门诊、急诊诊疗部通常是一个部门；而在较大规模的医院中，门诊、急诊则通常是两个相对独立的部门。门诊诊疗部通常还包括预防保健、计划生育门诊。在级别较高、规模较大的医院住院诊疗部，通常按疾病系统或病种细分为诸如神经内科、内分泌科、血液病科、消化内科、呼吸内科以及脑外科、胸外科、泌尿外科、整形外科等科室部门。有些医院将住院部按患者的不同分为急性病部、日间服务部、慢性病部等。所谓急性病部主要用来解决需要正规救治和（或）手术的留观患者，日间服务部主要用于解决小手术后需要住院观察以及需要其他临时处理的患者，慢性病部主要解决达到急性病出院标准但尚需进一步后续治疗的患者的医疗服务需求。诊疗部门是医院为患者服务的第一线，是医院主要的业务部门。

临床科室是医院诊疗组织的主要组成单位，我国医院临床专科的划分大致有以下类型：第一，按治疗手段分科，如内科、外科、放射治疗科等。内科主要以药物治疗，外科主要以手术治疗。第二，按治疗对象分科，如妇产科、儿科、老年科等。第三，按病种分科，如肿瘤科、结核病科、传染病科、精神病科、遗传病科、糖尿病科等。第四，按人体系统及器官分科，如眼科、神经科、皮肤科、内分泌科等。在多数综合性医院中，中医科通常只设独立门诊。

2. 辅助诊疗部门

辅助诊疗部门包括医院医技科室，如药剂科、营养科、放射科、检验科、超声科、病理科、麻醉科、消毒科、同位素室、心脑电图室、理疗体疗室、中心实验室等。辅助诊疗部门开展专门技术和设备的辅助诊疗工作，是现代医院的一个重要环节。

我国医技诊疗科室发展较快，相应部门的设置呈中心化发展趋势。医院把精密度高的医疗设备集中设置，集中使用，集中管理。如中心实验室、中心功能检查室、中心影像室、CT室、中心放疗室、超声诊断室、内镜检查室等。中心化管理可以节约开支，提高设备利用率，提高工作效率。

3. 护理部门

护理部门主要包括住院护理、门急诊护理、保健护理、医技部门（如理疗康复）护理等，是一个贯穿整个医院功能范围的综合性部门，由护理部统一领导。较大规模的医院通常也将住院护理按病种或疾病系统分为不同的护理病区。

4. 机关职能部门与后勤保障部门

机关职能部门包括两大类：一类是党群部门，主要有医院党办，团委、工会等；另一类是行政组织系统，如医院管理办公室、医务科、院长办公室、人事科、财务科等。后勤保障部门在医院中主要由医院总务科进行管理，它包括建筑、设备维修、物资库、车队、锅炉房、食堂、洗衣房、环卫清洁等，是医院诊疗护理工作的重要辅助部门。在实际运作中，也有许多医院往往采取市场化运作的形式把后勤事项外包出去。

5. 其他部门

大型医院由于承担着医学科学的教学、科研工作，相应地在大型医院中通常还设有科研、教学部门，负责教学培训、科学研究及新药、新诊疗技术开发工作的计划、组织、实施。我国较大规模的医院根据自身的专业特长，相继成立了各种临床实验室或研究室，配备了一定的人员和设备，成为开展临床研究工作的专业研究基地。

另外，不同规模的医院根据其具体情况还常设立学术、医疗事故鉴定、药事管理、病案管理、院内感染管理、服务监督委员会等辅助组织，以利于医院部门之间的横向协调及民主管理、集思广益。

上述部门构成医院组织结构体系。医院内部门机构的设置，应遵循组织的原则和系统的原理，以医疗为中心，从业务实际需要的角度出发，在上级卫生行政部门的统一安排下，兼顾医院自身的技术力量和发展规划来设置。

（二）医院的人员组成

医院的人员组成主要分为四类，具体包括卫生技术人员、非卫生技术人员、行政人员和工勤人员。行政人员的职务多实行任命制，专业技术职务一般经评审后实行聘任制。

1. 卫生技术人员

我国卫生技术人员根据业务性质分为五类，包括：①医疗防疫人员，含中医、西医、卫生防疫、妇幼保健、职业病防治等专业，其专业技术职务有主任医师、副主任医师、主治医师、医师、医士（助产士）、卫生防疫员、妇幼保健员等；②药剂人员，含中药、西药两个专业，其专业技术职务有主任药师、副主任药师、主管药师、药师、药剂士、药剂员；③护理人员，专业技术职务有主任护师、副主任护师、主管护师、护师、护士、护理员；④康复人员，专业技术职务有康复主任医师、康复副主任医师、康复医师及作业治疗师（士）、理疗学医师（士）、言语治疗师（士）；⑤其他卫生技术人员，涉及检验、理疗、影像、病理、口腔、特诊、核医学诊断、营养、生物制品生产等专业，其专业技术职务有主任技师、副主任技师、主管技师、技师、技士、见习员。

教学医院的卫生技术人员，除授予医疗专业技术职务外，还可授予教授、副教授、讲师、助教等技术职务。

2. 非卫生技术人员

随着现代科学技术在医院各环节的广泛应用，非卫生技术人员在医院占有越来越大的比例。非卫生技术专业涉及医疗设备工程、电子生物医学工程、电子计算机、激光、机器工程、计量检测、建筑工程、水暖气电、制冷、空调及净化处理工程等。非卫生专业技术职务有高级工程师、工程师、助理工程师、技术员。其中，属于医学技术工程的技术人员亦可纳入卫生技术人员范畴。

3. 行政人员

医院行政人员包括医院正、副院长，党委（党支部）正、副书记，团委（团支部）书记；院长办公室、党委办公室、财务科（处）、医务科（处）、科教科（处）、护理部、门诊部、宣传科（处）、设备科（处）、总务科（处）等正/副主任、正/副科（处）长、科员；其他行政职能部门的工作人员，如保密档案员、统计员、病案管理人员、图书管理人员等。

4. 工勤人员

医院工作人员中，占相当比例的工勤人员。根据岗位技能，医院工勤人员可分为技术工人和普通工人，医院中食堂厨师、护工、电工、水暖工和机修工等亦属于此范畴。大多数工勤人员的工作和劳动都与医院感染有着密切关系。因此，如何做好工勤人员的管理，降低医院感染率是医院管理的重要内容。

组织管理在很大程度上是对人的管理。医院工作人员是构成医院的重要因素，是医院进行各种活动的基础。医院的组织结构及其人员的组成共同构建了医院的组织实体，明确二者也是医院进行绩效管理的前提条件。

第二节　绩效及医院绩效

一、绩效

（一）绩效的内涵

随着管理理论与实践的不断发展，不同时代的学者和管理者对绩效概念的认识也有所不同。但不论在任何时代、任何领域、任何组织，对绩效的认识都应该是用全面系统和发展的眼光来看待和理解。对绩效概念的探讨是做好绩效管理的前提，如果不能明确地界定绩效，就无法准确地衡量绩效，进而就无法有效地实施绩效管理。

绩效一词来源于英文单词performance，其一般意义是指工作的效果和效率。也有人采用"业绩"、"实绩"、"效绩"等相近或相似的词汇来表达。但这些概念，或使用领域比较狭窄，或意思表达不够完整，而"绩效"一词能够更完整、准确地反映performance的内涵，同时也为国内的学者和管理者所广泛接受，故本书统一采用"绩效"的概念，并在此基础上讨论绩效管理问题。一般意义上，绩效（Performance）指的是工作的效果和效率。

对绩效概念的探索起源于对员工绩效的界定上。对于员工个人绩效的内涵，学者们提出过各种不同的看法，概括起来主要有三种典型的观点：一种观点认为绩效是结果；另一种观点认为绩效是行为；第三种观点则认为绩效是行为和结果的统一体，如表1-2所示。无论是"绩效结果观"还是"绩效行为观"，都有其局限性。如果把绩效作为结果，会导致行为过程缺乏有效监控和正确引导，不利于团队合作、组织协同及资源的合理配置。如果把绩效作为行为，则容易导致员工行为短视化，拘泥于具体工作，缺乏长远规划，最终难以实现预期结果。因此，"绩效结果观"和"绩效行为观"都无法全面、完整、准确地描述绩效的内涵。一方面，在管理实践中，绩效强调一个工作活动的过程及其结果，也就是说，个人绩效包括了工作行为及其结果。当管理者对绩效进行评价时，不仅要考虑投入（行为），也要考虑产出（结果）。另一方面，更多的学者提出，应当采用更为宽泛的概念来界定个人绩效，将个人绩效定义为"行为与结果的统一"更为恰当。因此，绩效应该是行为和结果的统一。

表1-2　关于个人绩效的不同观点及划分

层面	划分	观点描述	评价内容
个人	结果观	• 韦氏辞典（Merriam-Webster's Dictionary）将绩效定义为完成某种任务或达到某个目标 • Bemardin 和 Beatty（1984）认为绩效是在特定时间范围内，在特定工作职能、活动或行为产出的结果记录 • Kane（1996）指出绩效是一个人留下的东西，这种东西与目的相对独立存在	结果/产出
	行为观	• 牛津辞典（Oxford Dictionary）将绩效解释为执行或完成一项活动、任务或职能的行为或过程 • Katz 和 Kahn（1987）把绩效分为三个方面：加入组织并留在组织中；达到或超过组织对员工所规定的绩效标准；自发地组织对员工规定之外的活动，如与其他成员合作，保护组织免受伤害，为组织的发展提供建议，自我发展等 • Campbell、Mccloy、Oppler和Sager（1990）提出的工作绩效理论则将工作绩效定义为：员工所控制的与组织目标有关的行为 • Murphy（1990）指出，"绩效是与一个人在其中工作的组织或组织单元的目标有关的一组行为" • Borman和Motowidlo（1993）年提出"关系绩效—任务绩效"二维模型。任务绩效指所规定的行为或与特定的工作熟练有关的行为；关系绩效指自发的行为或与非特定的工作熟练有关的行为	行为/态度等
	综合观	• Brumbrach（1988）认为绩效指行为和结果。行为由从事工作的人表现出来，将工作任务付诸实施。（行为）不仅仅是结果的工具，行为本身也是结果，是为完成工作任务所付出的脑力和体力的结果，并且能与结果分开进行判断 • Otley（1999）指出绩效是工作的过程以及其达到的结果 • Mwita（2000）认为绩效是一个综合的概念，它应包含三个因素：行为、产出和结果	行为/结果

准确理解个人绩效的内涵还需要了解态度、能力与绩效的关系。雷伯（Reber）在其主编的《心理学词典》中强调，"performance通常只包括外显行为，因而与能力有别"。对于员工个人绩效而言，员工的工作态度直接反映员工为实现绩效目标所付出的努力程度，这种努力程度能够在获取绩效结果的工作过程中得以体现，表现为员工的工作行为。但员工个人能力水平的高低仅是达成个人绩效结果的调节变量，不能作为绩效评价的内容。换言之，有能力而无意愿工作的员工在组织中大有人在，能力是影响绩效的关键因素，而不是绩效本身。美国学者贝茨和霍尔顿（Bates & Holton）指出，"绩效是一个多维构建，观察和测量的角度不同，其结果也会不同。"因此，对于员工而言，评价内容、评价主体、评价周期、评价方法以及评价结果的应用就显得尤为重要。笔者认为除了工作结果，员工在工作活动过程中表现出的行为以及该行为所反映出的员工的工作态度，也是管

理者进行绩效评价和监控的重要内容。工作态度、工作能力与工作结果的关系如图1-2所示。此外，处于组织不同层级的员工个人绩效，其评价内容也应该有所不同。通常，中高层管理者的绩效评价内容主要以结果为主，而对于基层员工则要综合评价工作态度及工作结果。

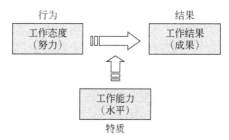

图1-2　工作态度、工作能力与工作结果的关系

随着管理研究和实践探索的深入，绩效的内涵获得了新的发展。组织内的行为主体按照层次不同可以分为组织、群体（主要包含部门和团队两类）和个人三个层次，三个不同的行为主体将产生不同的绩效。因此，按照被衡量行为主体的多样性，绩效可以从组织架构层次角度划分为组织绩效、群体绩效和个人绩效三个层次，如图1-3所示。组织绩效就是组织的整体绩效，指的是组织任务在数量、质量及效率等方面完成的情况；群体绩效是组织中以团队或部门为单位的绩效，是群体任务在数量、质量及效率等方面完成的情况；个人绩效是个体所表现出的、能够被评价的、与组织及群体目标相关的工作行为及其结果。

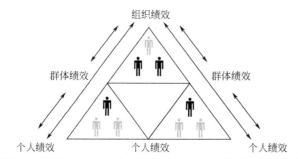

图1-3　绩效的三个层次：组织绩效、群体绩效和个人绩效

尽管组织绩效、群体绩效和个人绩效有所差异，但是三者又密切相关。组织绩效、群体绩效和个人绩效三个层次是自上而下层层分解的关系。组织绩效具有最高的战略价值，是绩效管理系统的最高目标。组织绩效和群体绩效是通过个人绩效实现的，离开个人绩效，也就无所谓组织绩效和群体绩效。个人绩效则是绩效管理系统的落脚点，是组织绩效的基础和保障。脱离了组织绩效和群体绩效的个人绩效是毫无意义的，个人绩效的价值只有通过群体绩效和组织绩效才能体现。

综合众多学者的研究成果，笔者认为绩效是指组织及个人的履职表现和工作任务完成情况，是组织期望的为实现其目标而展现在组织不同层面上的工作行为及其结果，它是组织的使命、核心价值观、愿景及战略的重要表现形式。绩效本身是一个多层次的有机整体，并且影响因素较多，性质构成复杂。要全面理解绩效的概念，需要注意如下几个方面。

第一，绩效必须与组织战略的要求保持一致。绩效是组织的使命、核心价值观、愿景和战略的重要表现形式，其中组织战略对绩效系统有直接的界定作用。由于每个组织的战略选择和战略目标存在差异，造成了每个组织对绩效的具体界定不同，其重点绩效领域也就产生了很大的差异。比如，IBM选择的是全面客户解决方案的战略，而微软公司则选择的是系统锁定的战略，由于两家企业选择的战略不一样，其战略保持一致的重点绩效领域也不一样。

第二，绩效是一个多层次的有机整体。绩效包含组织绩效、群体绩效和个人绩效三个层次，其中组织绩效是绩效体系的最高层次和总体目标。群体绩效和个人绩效符合组织绩效的期望是战略性绩效管理的基本要求，任何背离组织绩效的工作行为与结果都不应该纳入战略性绩效管理体系。群体的构成在组织架构内主要是指各种部门，本书在涉及群体绩效的时候主要是指部门绩效。

第三，绩效的最终表现形式是工作行为与结果。绩效是指组织及个人的履职表现和工作任务完成情况，最终表现为组织内各层级人员的工作行为与结果，并且指那些需要评价的工作行为及结果。组织内不同层次的人的工作行为与结果都需要以组织目标为导向，集中表现为绩效系统的系统性和一致性。

（二）绩效的性质

为了更深入地理解绩效的概念，需要理解和掌握绩效的性质。根据之前对绩效概念的界定，绩效具有以下三个性质。

1. 多因性

绩效的多因性是指绩效的优劣并不由单一因素决定，而是受组织内部和外部因素共同作用的影响。概括起来讲，影响绩效的因素主要分为内外部两种。外部因素主要包括宏观层面的，如社会环境、经济环境、国家法律法规及同行业其他组织等；内部因素主要包括组织层面的，相对微观，如组织战略、组织结构、组织文化、技术水平等。因此，在判断绩效不佳的原因时，要对可能的影响因素进行充分的研究和分析，才能在纷繁复杂的影响因素中抓住影响绩效的关键因素，进而有针对性地查漏补缺、对症下药，保证绩效的持续改进和绩效目标的顺利完成。

2. 多维性

绩效的多维性指的是评价主体需要多维度、多角度地去分析和评价绩效。比如在评价个人绩效时，首先要从工作行为和工作结果两个维度入手。而这两个维度内又包括诸多要素，比如，在工作行为中，包含协作精神、大局意识、服从安排等在内的工作态度的指标；在工作结果方面，则可以对完成工作的质量、效率、成本等指标进行衡量。不论从哪几个维度进行分析，都会有不同的评价内容和评价指标产生，这就要求在绩效管理的过程中，要根据评价结果的不同用途，谨慎选择维度切入来评价绩效。

3. 动态性

绩效的动态性是指绩效并不是一成不变的，而是会随着时间的推移产生变化，变化的方向可能是好的，也可能是坏的，比如，原来绩效不佳的可能会好转，而原来绩效优秀的也可能变差。绩效的动态性这一性质主要应用于绩效周期的确定上，在确定绩效管理周期时，要充分考虑到动态性这一特征，紧贴组织与个人的实际，从而确定恰当的绩效周期，减少管理成本，提高管理效率。

（三）影响绩效的主要因素

由绩效的多因性这一特征可知，影响绩效的因素是多方面的，图1-4展示了影响绩效的主要因素，它们可以简要概括为以下四类。

（1）技能。技能（Skill）是指员工的工作技巧和能力水平。一般来说，个人的技能并不是天生的和固定的，是可以通过后天的教育、培训来提高的，因此，组织可以通过多种多样的方式来提高个人的技能水平，达到提升个人绩效的目的，进而对组织绩效产生积极影响。

（2）激励。激励（Motivation）作为影响绩效的因素，是通过提高员工的工作积极性来发挥作用的。为了使激励手段能够真正发挥作用，组织应根据员工个人的个性、需求结构等因素，选择适当的激励手段和方式。

（3）环境。总的来说，影响绩效的环境（Environment）因素主要分为组织内部和组织外部两大类。组织内部的环境因素一般包括工作场所的布局和设施、工作任务的性质、组织结构与相关政策、薪酬水平、组织文化等；组织外部的环境因素主要有社会政治状况、市场竞争强度等。

（4）机会。与先前所述的三种影响因素相比，机会（Opportunity）因素存在一定的偶然性。它能够在某种程度上成为推动组织发展的驱动因素，比如因环境剧变出现的商机等，而在这样一种驱动下，个人会得到更多的锻炼和成长的机会，可以提高个人的技能和绩效，从而加速组织绩效的提升，因此，虽然机会是可遇不可求的，但组织和个人仍然要做好准备，把握好任何能够提高个人和组织绩效的机会。

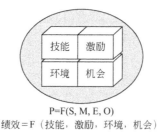

P=F(S, M, E, O)

绩效＝F（技能，激励，环境，机会）

图1-4　影响绩效的主要因素

二、医院绩效的概念及其特点

上文介绍了一般意义上绩效的相关概念，下面我们将结合医院这一特殊组织来阐述医院绩效的概念以及医院绩效的特点。

（一）医院绩效的概念

医院绩效，从整体上讲，是医院对社会发展所表现出来的行为和结果，包括服务量、诊疗活动、经济收益、服务质量、健康保障等；从部门上讲，是对医院发展所做出的贡献，包括提供的支持、控制成本、部门间的协作、发展促进等；从个人层面上讲，是对部门和医院所做出的努力和贡献。综合而言，医院绩效就是医院在各项活动中所表现出来的行为和结果的总和。正确理解医院绩效的概念，需要从以下几个方面全面把握。

（1）医院绩效既包括医疗服务活动的成果（健康的产出），也包括医疗活动本身，还包括医院实现预期目标的能力状况。改善患者的健康状况是医院存在和发展的永恒使命，为此组织开展的医疗服务活动本身的效率以及技术水平也是医院绩效非常重要的内容。

（2）医院绩效是运用一定的主观标准来衡量客观实践而得到的一种结果。医院绩效评价的标准是主观的，受制于政策环境的变化、上级主管机构的要求以及评价者的理解水平和认识层次；而医疗服务实践是客观的事实和活动，医院绩效评价的科学性在于能否使评价指标更为全面合理地反映这种事实和活动，公正公平地将医院对人群健康和医疗技术的贡献以及服务的效率凸显出来。

（3）医院绩效是一个复合概念，包含了医疗服务的效果、效率、效能、经济性、技术水平、服务质量等概念所指向的各种基本要素。在医院绩效包含的各要素中，效果相对而言最为重要。由于医疗产业的外部性，一般而言，这种效果更多地表现为社会经济效果，即人群的健康水平、生命质量以及其能为家庭、社会承担的经济责任和创造的经济效益。当然，医院绩效的外延也包括内部的管理绩效，即服务效率和技术水平的提高，经济成本的降低等。

（二）医院绩效的特点

众所周知，医院是一个功能复杂、专业性强、知识密集型的特殊组织，与其他一般组织相比，更具复杂性，因此，医院绩效也具有其特殊性。概括而言，医院绩效的特点有以下六个。

（1）强调社会效益而非以追求利润最大化为目的。不论营利性医院还是非营利性医院均不能追求利润最大化。这一特点要求医院的绩效不能过分强调经济利益，但并不意味着不讲成本，因为成本是影响社会效益的重要因素。

（2）承担着更多的社会责任。医院绩效的好坏不仅直接与人民群众身体健康息息相关，还关系到社会稳定，是各种社会矛盾的焦点。因此，医院的绩效不只是体现内部的行为和结果，还要关注社会相关利益者的评价和结果。

（3）功能复杂。这一特点在大型医院中体现得尤为明显，这些医院不但承担着医疗任务，还担负着教学、科研、预防、康复、救灾、国际交流与合作等任务，要求医生、护士、行政后勤人员具备多方面的才能。因此，医院绩效必须是多维度的，评价的维度不仅要包括各项功能的要求，还要考虑各项功能的比例和权重。

（4）员工构成复杂。在我国许多医院中，既有大专生，又有博士；既有医护技师，又有主任医师；既有知识工作者，也有体力劳动者。从医院员工的岗位构成来看，在工作性质、工作内容、工作强度和工作特征的角度都各有特点，因此其绩效表现也不同，导致绩效评价指标、评价方法和绩效改进措施等方面都大相径庭。

（5）工作环节多且有序性低。医院的服务对象主要是病患，从患者进入医院到离开医院，要经过很多环节，每个人经历的环节又不一样，每个环节都是由特定岗位人员完成，患者在就诊过程中接触的部门较多。因此医院绩效的过程性就表现得非常明显，患者到医院就医期望得到治疗和服务，治疗结果一般需要一段时间才能表现出来，对在医院期间的服务就更为关注，医务人员的行为决定了患者的感受。换句话说，医务人员的行为决定了绩效，由于服务链长、类别多，涉及人多，衡量绩效的难度相应也很高，要求针对不同环节制定不同的衡量方法和内容。

（6）绩效评价的主观性强。为患者和家属提供服务是医院绩效的重要内容，对服务的评价取决于体验质量与预期质量的差值，使绩效评价更带有主观性，因此在进行绩效管理时应克服主观性带来的偏差。

第三节　医院绩效管理

各级各类医院在医药卫生改革不断深入推进、医疗卫生市场竞争不断加剧、坚持和维护医院的公益性和社会效益原则的前提下，对医院的管理效率和效果提出了新的要求。绩效管理作为人力资源管理乃至组织管理各方面的核心模块已是不争的事实，在各级各类医院中推行绩效管理能够确保医院员工的行为和产出与医院的战略目标保持一致，并通过不断改进医院及其员工的绩效水平，从而促进医院战略目标的达成。能否有效地实施医院绩效管理，直接关系到当前医院改革的成败，直接关系到各级各类医院能否充分发挥功能来为社会提供优质服务，直接关系到医院能否提高管理效率、取得良好的管理效果。

一、医院绩效管理的内涵和意义

（一）绩效管理

绩效是通过组织实施有效的管理活动得到实现的，要达到组织期望的优秀绩效，就必须对绩效进行系统全面的计划、监控、评价和反馈。而随着理论研究的深入和实践的发展，学者和管理者越来越认识到把绩效管理活动与组织战略相连接的重要性，即要在组织战略的指引下，围绕组织绩效开展一系列的管理活动，从而实现持续改善组织绩效、最终达成组织战略目标的目的。因此，在对绩效的相关概念进行梳理过后，进一步了解绩效管理的相关内容就显得尤为重要。

1. 绩效管理的内涵

绩效管理（Performance Management，PM）本身代表着一种管理思想和管理观念，是对绩效相关问题系统思考的集中体现。关于绩效管理的内涵很多学者都进行了论述。理查德·威廉姆斯在《组织绩效管理》中将绩效管理的观点归纳为三种体系。一种观点认为，绩效管理是管理组织绩效的系统；另一种观点认为，绩效管理是管理员工绩效的系统；第三种观点认为，绩效管理是综合管理组织与员工绩效的系统。其中，第三种观点因强调重点不同，内涵也不统一：一是更加强调组织绩效，持该观点的代表人物考斯泰勒认为，"绩效管理通过将每个员工或管理者的工作与整个工作单位的宗旨连接在一起来支持公司或组织的整体事业目标"；二是更加强调员工个人绩效，该观点指出绩效管理的中心目标是挖掘员工的潜力，提高他们的绩效，并通过将员工的个人目标与组织战略结合在一起来提高组织的绩效。

赫尔曼·阿吉斯认为绩效管理是对个人绩效和团队绩效识别、测量和发展并根据组织战略进行绩效改进的持续的过程。雷蒙德·A·诺伊等认为绩效管理是指管理者确保雇员的工作活动以及工作产出能够与组织目标保持一致的过程，是组织赢得竞争优势的中心环节。石金涛认为，绩效管理是指为了达到组织的目标，通过持续开放的沟通，推动团队和个人做出有利于目标达成的行为，形成组织所期望的利益和产出的过程。我国学者彭剑锋认为绩效管理的根本目的是为了持续改善组织和个人的绩效，最终实现企业战略目标。

综合学者们的观点和研究成果，本书认为绩效管理是指管理者为了确保员工的工作行为和工作结果与组织的目标相一致，通过对绩效进行计划、监控、评价和反馈，最终实现组织战略的手段及过程。绩效管理绝不仅仅限于对绩效的衡量和评价，而是一个成体系、成系统的管理过程。与绩效的层次一致，绩效管理也可以分为组织绩效管理、群体绩效管理和个人绩效管理三个层次。我们通常从内部管理的角度来看待绩效管理，将绩效管理的最终目标预设为实现组织的战略目标，但是组织战略目标是完整的绩效系统成功运行的结果，即需要通过组织绩效、群体绩效和个人绩效的全面有效管理来实现。

2. 绩效评价与绩效管理

在理解绩效管理发展历程中，搞清楚绩效评价和绩效管理这两个概念具有重要意义，人们在管理实践中经常混淆这两个概念。不论是在中文文献还是英文文献中，绩效评价与绩效管理这两个概念都被广泛使用。从发展历程上看，绩效评价（Performance Appraisal，PA），又称绩效考核，是人们更为熟知的概念，绩效管理是在绩效评价的基础上产生的，是绩效评价的拓展，可以说绩效评价是绩效管理思想发展的一个重要的阶段。从管理实践上看，绩效评价仅是绩效管理的一个关键环节，不能将绩效评价等同于绩效管理。绩效评价与绩效管理的比较如表1-3所示。

表1-3　绩效评价与绩效管理的关系

绩效评价	绩效管理
·管理过程中的一个环节	·一个完整的管理过程
·注重考核和评估	·注重信息的沟通与绩效目标的达成
·只出现在特定的时期	·伴随管理活动的全过程
·滞后性	·战略性与前瞻性

绩效评价与绩效管理是既有紧密联系又相互区别的两个概念。只有把绩效评价置于绩效管理的整个过程中，才能有效地实现绩效管理的目的。如果一个组织只进行绩效评价而忽略了绩效管理的其他环节，那么组织的绩效目标将难以达成。绩效评价成功与否不仅取决于绩效评价本身，而且在很大程度上取决于与绩效评价相关联的整个绩效管理过程。有效的绩效评价依赖于整个绩效管理活动的成功开展，而成功的绩效管理也需要有效的绩效评价来支撑。绩效评价的结果表明了组织选择的战略以及行动的结果，而绩效管理则为绩效评价提供了评价的内容和对象，并在绩效的基础上进行相应的决策与改进。只有通过绩效评价这个环节，才能将客观的绩效水平转变成完整的绩效信息，为改进个人和组织绩效

提供管理决策依据；同时，绩效管理的关键决策都围绕绩效评价展开，包括评价内容、评价主体、评价周期、评价方法以及评价结果的应用，这些决策贯穿绩效管理过程的不同环节，但都是基于绩效评价来进行的。因此，我们需要发展、全面和系统地看待绩效评价和绩效管理两者的关系，只有将绩效评价纳入绩效管理体系之内，才能对绩效进行有效的监控和管理，从而保障绩效目标的顺利实现。

（二）医院绩效管理的概念

医院绩效管理（Hospital Performance Management，HPM）是指医院及其管理者在医院的使命、核心价值观的指引下，为达成愿景和战略目标而进行的医院绩效计划、医院绩效监控、医院绩效评价以及医院绩效反馈的循环过程，其目的是为了确保医院员工的工作行为和工作结果与医院期望的目标保持一致，通过持续提升员工、科室以及医院的绩效水平，最终实现医院的战略目标。对医院绩效管理的理解，主要应该把握以下几点。

（1）医院绩效管理是在其使命和核心价值观的指引下，承接愿景和战略的管理系统。医院的使命和核心价值观应该指引绩效管理实践的全方位的工作。愿景和战略必须通过绩效管理系统来落地，战略目标是医院绩效管理系统的最终目标，医院绩效管理系统就是化战略为日常行动的系统。作为一种管理思想和管理系统，医院绩效管理渗透到管理实践的方方面面，是医院赢得竞争优势的关键环节，而不能将其仅限定在医院人力资源管理范畴之内。

（2）医院绩效管理是一个由医院绩效计划、监控、评价及反馈四个环节构成的持续改进的封闭循环系统。这个系统中任何一个环节出现问题，都会影响到医院绩效水平。整个管理过程需要医院管理者和员工进行持续沟通，通过"设定绩效目标、了解绩效现状、分析绩效差距、寻求解决方案、进行绩效反馈"等系列行动，确保医院绩效水平的持续提升，最终确保医院绩效目标以及医院战略目标的实现。

（3）医院绩效管理是对医院绩效、科室绩效和员工绩效的全面管理。医院绩效是医院绩效管理系统的最高层次的目标，员工绩效是医院绩效管理系统的落脚点。医院绩效管理通过确保员工绩效和科室绩效的提升为医院绩效的提升服务，全面协同三个层次的绩效，最终推动医院战略目标的达成。

（4）医院绩效管理应该坚持全员绩效管理，但是主要管理责任由科室的管理者承担。医院绩效管理强调化战略为每个员工的日常行动，医院内所有人员都是医院绩效管理的责任者。医院各层级的管理者，特别是科室的管理者是医院绩效管理的主要责任者，需要保证下属的行为和结果与医院期望保持一致，而不能将绩效管理当作额外事项，更不能认为医院绩效管理仅是人力资源部门管理者的任务。

（三）医院绩效管理的意义

医院绩效管理是优化医院管理和深化医院改革的需要，是落实医院战略的执行工具。医院绩效管理的核心目的是通过提高员工的绩效水平来提高医院的绩效。它是医院各部门管理者和员工就工作目的与如何达成目标形成承诺的过程，也是管理者与员工不断交流、沟通的过程。其目的是改善员工的行为，充分发挥其积极性和潜在能力，以求更好地实现医院战略任务和管理目标。

1. 实施医院绩效管理是提升医院管理水平的有效手段

医院的管理水平是制约医院发展的重要因素，也是衡量医院管理规范与否的重要标志。具体说来，在医院中实施系统有效的绩效管理对提升医院管理水平有以下优势。

（1）提高医院计划的有效性。确定目标计划、建立绩效标准是绩效管理过程的起点。在医院实施绩效管理，可以将医院的经营计划和管理目标有效分解到科室和个人。通过对团队和个人绩效目标的监控以及绩效结果的评估，使医院管理者了解目标的达成情况，及时发现阻碍目标有效达成的原因，进而修正计划，促进落实。

（2）提高管理者的科学管理水平。绩效管理作为一个管理过程，通过要求管理者完成制定工作计划、评价员工的工作表现、强化与员工的沟通、辅导和帮助下属提高绩效等一系列工作，规范管理者的管理行为，帮助管理者掌握管理的技巧，养成科学的管理习惯，进入科学管理的轨道，从而提高工作效率。

（3）优化医院的管理模式。医院绩效管理改变了以往纯粹的自上而下发布命令和检查成果的做法，要求医院管理者与员工双方定期就其工作行为和结果进行沟通和交流，医院管理者要对被管理者的工作能力进行培训、开发，对其业务发展进行辅导和激励，客观上为医院管理者和被管理者之间提供了一个十分重要的沟通平台。在绩效管理中，普通员工不再是被动接受者，他们和管理者一道制定工作计划，广泛参与管理过程，及时反馈实施中的问题，获得支持与帮助以及合理的评估与激励，使员工能将个人意志和医院发展结合起来，从而改变了以往的决策体制和信息沟通模式。员工主动性的增强，及时收集、反馈各种有效信息，无形中将医院的触角延伸到更广阔的领域，使医院的行政层级关系向扁平方向发展，更具灵活性，有利于减少医院的内耗，有利于防范风险，适应了当今社会对医院柔性化的要求。

2. 医院绩效管理是提高医院管理效率的有效途径

绩效管理的目标由医院管理者与员工共同制定。各项绩效评价目标逐步细化，具体到个人，使医院的全体员工把精力都集中到医院整体战略目标的实现上，从而提高了医院员工的主观能动性。另外，绩效评价的结果和反馈可以帮助员工明确自己绩效的水平，确定自己的学习需要，比如增强知识和操作技能，提高职业素养，明确自我工作的目标，促使其努力学习和工作，以更好地完成工作，从而提升医院整体的效率和绩效水平。

开展医院绩效评价有利于医院内部管理效率的提高。绩效评价是绩效管理的核心环节，其具体作用表现在既能成为落实医院发展战略的工具，又能为医院人事改革、成本核算、质量管理等相关管理工作的深入拓展创建激励平台。同时，绩效评价的结果能为诸如选拔、聘任及医院薪酬制度的改革等各项人力资源管理决策提供依据，成为医院实施管理手段、提升管理效率的重要工具。

3. 医院绩效管理是构建并强化医院文化的有效工具

绩效管理系统的运行过程，实际上也是医院文化灌输的过程，它作为医院管理者表达和宣扬文化的重要途径，使各级管理者和广大员工清楚地了解医院所推崇的行为方式，最终使医院文化理念被员工理解、接受并贯彻执行。绩效管理对员工的工作行为和态度有着很强的导向作用。包括核心价值观、各项制度在内的医院文化是医院在生存、发展的过程中逐步形成的。一种价值观的确立需要对员工进行全面、深入的培训和教育，并通过实践中的不断强化，使员工的思想观念及行为模式纳入医院文化的范畴。医院文化的建立也离不开规范的管理。医院领导者在宣传灌输的同时，必须通过绩效管理来制定相应的行为规范和管理制度，通过一定的强制手段，建立由管理作风、管理制度和管理理念构成的管理氛围，增强团队意识，强化员工良好的行为习惯，使医院文化成为全体员工认同和共有的价值观念，成为医院发展和成功的活力之源。只有反映医院生存和发展需要的文化，才能培育良好的工作环境和人际关系，引导、规范员工树立优秀的行为准则，激发员工充沛的工作热情和创造性。如果绩效管理和医院文化或价值观念存在冲突，就会对医院文化产生消极的影响。因此，有效合理的绩效管理会对医院文化的巩固和强化起到积极作用。

4. 医院绩效管理是保证医院战略落地的有效方法

医院根据内外部的优势、劣势、机会和威胁制定出符合自身实际的发展战略后，必须把宏观的战略构想转化为微观的实际行动，这就是战略的落地过程。通过有效的绩效管理，将医院的愿景、经营策略及竞争优势转化为部门或群体的行动，再到员工的个人行动，通过设定合理的计划，对实施过程进行有效监控，并通过设定可以量化的指标进行评价，最后对员工的行为及时反馈，保证绩效管理流程有序进行的同时，也确保了战略目标的有效实施。

5. 医院绩效管理是强化质量管理和提升技术水平的有效载体

建立绩效管理系统是促进高质量完成工作的有效载体。医院绩效可以表现为数量和质量两个方面。近年来，医疗质量已成为医院绩效的一个重要方面，因为它是医院医疗技术、管理水平和医德医风的综合反映，是医院赖以生存和发展的关键，是医院管理中最核心、最重要的部分。绩效管理可以给医院管理者提供全面医疗质量管理技能和工具，使医院管理者能够将全面医疗质量管理看作医院文化的一个重要组成部分。可以说，一个设计科学的绩效管理过程本身就是一个追求"质量"的过程。

医疗技术力量的雄厚与否，是关系到医院能否实现经济效益和社会效益的完美结合、能否在激烈的市场竞争中站稳脚跟的关键，而通过绩效管理来促进医院技术力量的提升具有重要的意义。

（1）通过有效的绩效管理，挖掘医院内部技术潜力。绩效管理可以根据不同岗位的责任、技术劳动的复杂和承担风险的程度、工作量的大小等不同情况，将管理要素、技术要素和责任要素一并纳入绩效评价中，评价结果除了可以体现效益工资的按劳分配，还能引导和调动优秀的医疗技术人才投入到医疗服务的积极性，挖掘他们的潜力。如在绩效评价与分配中可以实行浮动奖励，制定各科、各类人员工作目标责任制，设立高难度手术等奖励制度，奖励科研工作中有突出贡献者。

（2）通过有效的绩效管理，吸引医院外部技术精英。在激烈的医疗市场竞争中，谁能吸引人才、留住人才、培养人才，使用好人才，谁就能拥有竞争的主动权，拥有强大的核心竞争力。医院可以利用完善、可行的绩效评价激励机制，来吸引高素质的技术人才，选拔医学院校的优秀学生，特别是硕士、博士类人才进入医院，为医院未来的发展储存力量。

（3）通过有效的绩效管理，留住现有人才。绩效管理为医院、管理者和员工之间提供了很好的沟通和交流的平台。如果医院给员工创造积极向上的发展环境、舒适宽松的工作环境、公平合理的竞争环境、按劳分配的薪酬环境，重视尊重员工的劳动成果，确立医院与员工的相互依存的关系，那么员工就会对医院忠诚信任，具备患难与共的品质，从而全身心地投入到工作中去。一旦医院与员工双方投入感情后，员工的创造力、忠诚度和奉献精神是无法比拟的，从而最大限度地发挥其能量和才华，为医院的长远发展服务。

二、医院绩效管理系统模型

为了更加准确、全面地理解医院绩效管理，掌握医院绩效管理的运行机制，我们结合国内外医院绩效管理的相关理论和实践发展动态，在医院使命和核心价值观的指引下，通过对医院愿景和战略的全面承接，设计了一个医院绩效管理系统模型，即"目的、环节和关键决策模型"，如图1-5所示。

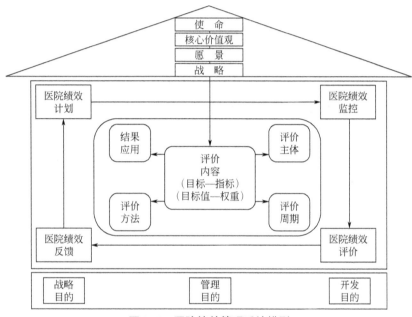

图1-5 医院绩效管理系统模型

医院的使命、核心价值观、愿景和战略对医院绩效管理具有规范和导向作用，是构建高效的医院绩效管理系统的基础。战略性是医院绩效管理系统的首要属性，集中体现在使命、核心价值观、愿景和战略通过医院绩效管理系统落地。只有通过医院绩效管理系统将医院战略转化为整个医院系统内各个层级人员的行动指南，才能确保所有人员的绩效产出符合医院战略的需要。因此，全面和深入地理解使命、核心价值观、愿景和战略对构建医院绩效管理体系有决定性的作用和重要的意义。

使命是组织存在的根本理由，概括了组织对人类的贡献和创造的价值。使命是永远不可能完全实现的，可以延续上百年，永远激励着组织持续地追求。核心价值观是指引组织决策和行动的永恒原则，体现在组织成员日复一日的行动中，反映了组织深层的、根本的信仰和价值准则。愿景是组织勾画的发展蓝图和期望实现的中长期目标，是组织内人们发自内心的意愿。愿景能够反映组织的使命、核心价值观，指引战略的制定，指导组织成员执行战略的行动，确保组织沿着正确的方向发展。战略是组织达成愿景的一种规划，是一种假设,是关于为或不为的选择,是组织在认识其经营环境和实现使命过程中所接受的显著优先权和优先发展方向,是组织资源配置的行动指南。鉴于使命、核心价值观、愿景和战略对医院绩效管理系统的决定性作用,本书将在将第三章第二节进行详细论述。

国内外的研究及实践表明,不论采用何种形式,一个科学、有效的医院绩效管理系统应该包括以下三个方面的内容:目的、具体环节和关键决策。医院绩效管理系统的"三个目的、四个环节和五项关键决策"是一个有机整体,我们需要在明确各自内涵与外延的基础上,全面、深入、系统地理解医院绩效管理系统模型。

(一)医院绩效管理的目的

"三个目的"是检验医院绩效管理系统设计和实施有效性的三个方面。医院一切绩效管理活动都是围绕绩效管理这三个目的开展的,偏离了目的,绩效管理就失去了存在的价值和意义,失败将不可避免。归纳起来,医院绩效管理的目的一般有以下三个。

1. 战略目的

战略目的是医院绩效管理系统的终极所指,也是核心目的。绩效管理系统将员工的工作活动与医院的战略目标联系在一起。在绩效管理系统的作用下,医院通过提高员工的个人绩效来提高医院的整体绩效,从而实现医院的战略目标。从这一点看,绩效管理是与医院的战略密切相关的。医院战略的实现离不开医院绩效管理系统的支持,而绩效管理系统也必须与医院的战略目标密切联系才具有实际意义。为了达到这样一种战略目的,绩效管理系统本身应具有一定的灵活性。因为当医院目标和战略发生变化的时候,这就要求绩效管理系统必须能够随之进行灵活的调整。

2. 管理目的

医院绩效管理的管理目的主要是指通过评价医院员工的绩效表现并给予相应的奖惩、职务的升迁等以激励和引导员工不断提高自身的工作绩效,从而最大限度地实现医院目标。医院的各项管理决策都离不开及时准确的绩效信息,绩效评价结果是医院做出培训、调薪、晋升、保留、解雇等人力资源管理决策的重要依据。虽然这些决策都十分重要,但在现实中很多医院的管理者并没有给予绩效评价足够的重视,他们往往倾向于给所有的员工都打高分或者给予他们相同的评价,以至于绩效评价信息失去实际意义,这一做法直接导致人力资源管理的相关决策的无效性。因此,要真正实现医院绩效管理系统的管理目的并不是一蹴而就的事情,远非一时一事。这就要求医院的管理者通过设计科学、规范的绩效评价体系来保障绩效评价结果的公平性和有效性,从而不断地提高员工的工作绩效和医院的管理水平,确保绩效管理目标的达成。

3. 开发目的

绩效管理的过程能够发现医院员工在绩效方面有待改进和提高的地方,以便组织有针对性地培训与开发项目,从而使员工具备完成现时工作和未来工作的知识与技能。在现实中,为了实现医院绩效管理的开发目的,当员工没有达到预期的绩效目标时,医院管理者就需要与员工进行绩效面谈,指出问题、分析原因、制定改进措施。唯此才能够更有效地帮助员工提高他们相关的知识、技能和素质,促进员工个人的发展和医院绩效管理开发目的的实现。

医院绩效管理系统能够将员工具体的工作活动与医院的战略目标联系起来，通过采用先进的管理工具，如目标管理、关键绩效指标、平衡计分卡等，把组织、部门和个人的绩效紧密地联系在一起，在员工个人绩效提高的同时促进医院整体绩效的提升，从而确保医院战略目标的实现。因此，在运用医院绩效管理系统实现战略目标时，应首先明晰医院的战略，通过战略目标的承接与分解，将医院的战略目标逐层落实到科室和员工个人，并在此基础上建立相应的绩效评价指标体系，搭配相应的绩效评价系统和绩效反馈系统。医院管理者可以通过绩效评价指标体系来引导医院员工的行为，帮助员工正确认识自己的优势与不足，使员工的努力与医院的战略方向保持高度的一致，促使医院战略的顺利实现。

从对"三个目的"的分析可以看出，一个系统有效的医院绩效管理体系应该将医院员工的活动与医院的战略目标联系在一起，以实现战略目的；为医院对员工所做出的管理决策提供有效的信息，以实现管理目的；向员工提供准确及时的绩效反馈，以实现开发目的。医院想要通过人力资源获得竞争力，就必须通过利用绩效管理系统达到上述这三个目的。

（二）医院绩效管理的环节

医院管理者在进行绩效管理时，需要严格遵循医院绩效计划、医院绩效监控、医院绩效评价和医院绩效反馈四个环节开展工作，并且四个环节缺一不可。为了确保绩效管理的有效性，管理者除了保障四个管理环节的完整性外，还需注意到由于各个组织的具体情况和需求不同，决定了每个组织在运用战略性绩效管理系统的四个环节时有不同的侧重点。本书的章节体系就是按照这四个环节为主线展开的，通过对四个环节的系统把握，全面、系统地掌握绩效管理系统的理论与实践。

1. 医院绩效计划

"凡事预则立，不预则废"。没有具体的行动计划，目标只是一个美好的愿望。计划是对未来的预想及使其变为现实的有效规划，是对未来的预测和行动方案的制定过程。现代组织处于急剧变化的环境中，组织发展所面临的宏观、微观环境瞬息万变，组织要想生存和发展，比以往任何时候都更需要系统化的前瞻性思考，并需要时刻为未来做好准备，否则就会陷入难以预见的困境之中。

绩效计划作为战略性绩效管理系统闭循环中的第一个环节，是指当新的绩效周期开始时，管理者和下属依据组织的战略规划和年度工作计划，通过绩效计划面谈，共同确定组织、部门以及个人的工作任务，并签订绩效目标协议的过程。绩效计划是管理者和下属通过追问如下问题而进行的双向沟通过程。

（1）在本绩效周期的主要工作内容和职责是什么？按照什么样的程序完成工作？何时完成工作？应达到何种工作效果？可供使用的资源有哪些？

（2）在本绩效周期应如何分阶段地实现各种目标，从而实现整个绩效周期的工作目标？

（3）本绩效周期的工作内容的目的和意义何在？哪些工作是最重要的？哪些工作是次要的？

（4）管理者和下属计划如何对工作的进展情况进行沟通？如何防止出现偏差？

（5）下属在完成工作任务时拥有哪些权利？决策权限如何？

（6）为了完成工作任务，下属是否有接受培训或自我开发哪种工作技能的必要？

从以上问题可以看出，绩效计划不仅仅是完成一份工作计划那么简单。作为整个绩效管理过程的起点，绩效计划非常注重管理者和下属的互动式沟通和全员参与，使管理者与下属在如何实现预期绩效的问题上达成共识。因此，绩效计划的内容除了包括不同层面的绩效目标，还包括为了达到计划中的绩效结果，双方应做出什么样的努力，应采用什么样的方式，应该进行什么样的技能开发等内容。但这并不是说绩效计划一经制定就不可改变，环境总是在不断地发生变化，在计划实施过程中往往需要根据实际情况及时修正或调整绩效计划。

2. 医院绩效监控

绩效监控是绩效管理的第二个重要环节，也是整个绩效周期中历时最长的环节，是指在绩效计划实施过程中，管理者与下属通过持续的绩效沟通，采取有效的监控方式对员工的行为及绩效目标的实施情况进行监控，并提供必要的工作指导与工作支持的过程。绩效计划是绩效管理成功的第一步，绩效监控作为连接绩效计划和绩效评价的中间环节，对绩效计划的顺利实施和绩效结果的公平评价有着极其重要的作用。它要求管理者在整个绩效计划实施过程中持续与下属进行绩效沟通，了解下属的工作状况，预防并解决绩效管理过程中可能发生的各种问题，帮助下属更好地完成绩效计划。那种认为下属在了解绩效计划之后就能够正确地执行计划，管理者可以等到绩效周期结束后再进行绩效评价的想法，是十分错误的。这实际上是管理者的一种"偷懒行为"，忽略了管理者必须履行的"监督并控制下属的绩效，促进绩效计划得以实现"的重要管理职能。在绩效监控阶段，管理者主要承担两项任务：一是采取有效的管理方式监控下属的行为方向，通过持续不断的双向沟通，了解下属的工作需求并向员工提供必要的工作指导；二是记录工作过程中的关键事件或绩效数据，为绩效评价提供信息。

从绩效监控的手段看，管理者与下属之间进行的双向沟通是实现绩效监控目的的一项非常重要的手段。为了实现对下属绩效的有效监控，管理者与下属应共同制定一个相互交流绩效信息的沟通计划，从而能够有针对性地帮助管理者指导并鼓励下属员工不断地提高工作绩效，缩小绩效差距，确保绩效目标的顺利完成。

3. 医院绩效评价

作为绩效管理过程中的第三个环节，绩效评价是指根据绩效目标协议书所约定的评价周期和评价标准，由绩效管理主管部门选定的评价主体，采用有效的评价方法，对组织、部门及个人的绩效目标完成情况进行评价的过程。在这个过程中，需要注意的是，应当把绩效评价放到绩效管理过程中考察，将其看做绩效管理过程中的一个环节。绩效评价不能与绩效管理其他环节相脱离，这一点主要体现在如下三个方面。首先，绩效评价的基本依据是绩效计划阶段签订的绩效协议，并且不能根据管理者的喜好随意修改。其次，绩效评价不可能与绩效监控过程中的绩效沟通相分离，管理者与下属之间进行绩效沟通的过程实际上也是评价者观察评价对象绩效情况的过程。第三，绩效管理不是为了简单的评价，更为重要的是通过客观、公正的绩效评价得到详尽、有效的绩效信息，从而使管理者能够通过绩效评价的结果，向下属反馈其绩效优秀或绩效不佳的原因，为绩效改进提供决策依据。因此，绩效评价与绩效反馈的过程也是密切相关的。当然，同样应该看到，绩效评价是绩效管理过程中的核心环节，也是技术性最强的一个环节，因此，需要对评价环节给予特别的关注。

4. 医院绩效反馈

绩效反馈是指在绩效评价结束后，管理者与下属通过绩效反馈面谈，将评价结果反馈给下属，并共同分析绩效不佳的方面及其原因，制定绩效改进计划的过程。绩效反馈贯穿于整个绩效管理过程的始终，是一个正式的绩效沟通过程，也是绩效管理过程中的一个重要环节。之所以要将绩效反馈作为绩效管理循环的环节之一，是因为绩效反馈在绩效管理过程中具有重要的作用。绩效反馈是使员工产生优秀表现的重要条件之一。通过绩效反馈，员工可以知道管理者对他的评价和期望，从而不断地修正自己的行为；而管理者也可以通过绩效反馈指出员工的绩效水平和存在的问题，从而有的放矢地进行激励和指导。因此，绩效管理的目的绝不仅仅是得出一个评价等级，而是要提高员工的绩效，确保员工的工作行为和工作产出与组织目标保持一致，从而实现组织的绩效目标。而绩效管理能否确保组织目标的实现，则在很大程度上取决于管理者如何通过绩效反馈环节使员工充分了解并不断改进自己的绩效水平。

通过图1-5所示的医院绩效管理的系统模型，我们将医院绩效计划、医院绩效监控、医院绩效评价和医院绩效反馈表现为一个循环往复的闭循环。但事实上，这些环节在发生的时间和方式上既具有一定的连续性，也存在许多交叉的地方，其目的在于确保组织的弹性，实现即时管理，这一点应该引起大家的重视。

（三）医院绩效管理的关键决策

为了实现三个目的，在实施医院绩效管理的四个环节的过程中，必须把握好五项关键决策。尤其在设计医院绩效管理体系时，要对五项关键决策进行整体思考。

1. 评价内容

评价内容即"评价什么"，是指如何确定绩效评价所需的评价指标、指标权重及其目标值设定。评价内容是医院绩效管理体系中五项关键决策的核心。只有确定了评价内容，才能据此明确评价主体、评价周期、评价方法和结果应用。而评价内容的确定，又是根据医院战略得出的。只有那些符合医院既定战略的行为与结果，才会被纳入到评价内容中来。为了确保医院战略目标的实现，需要在绩效管理过程中，将医院的战略目标转化为可以衡量的评价指标，从而将医院战略目标的实现具体落实到各个部门和每个员工。基于我们在界定绩效概念时所持的观点，我们主张对医院、部门和个人绩效的评价从工作过程和工作结果两个角度进行考虑。从工作结果的角度来说，在医院层面设立的评价指标通过明晰医院的使命、核心价值观、愿景、战略以及明确医院的阶段性工作任务来设计完成；科室的绩效评价指标主要根据部门的职责以及承接或分解医院的战略目标来制定；员工个人绩效的评价指标则可以根据员工的职位职责以及承接或分解部门的绩效目标来确定。而从工作过程的角度来讲，绩效评价指标体系会包含一些监控类指标和态度类指标。因此，绩效评价指标体系的战略导向和行为引导作用在很大程度上体现在绩效评价指标的选择和设计上。绩效评价指标的设计是绩效管理中技术性较强的工作之一。本书将在第二章对目标管理、标杆管理、关键绩效指标和平衡计分卡等在管理实践中广为采用的战略工具中进行介绍。

2. 评价主体

评价主体即"谁来评价"，就是指对评价对象做出评价的人。评价主体大致上可分为内部的评价者和外部的评价者。结合医院的实际情况，内部评价者包括上级、同级、下级；外部评价者包括患者及其家属、政府和行业组织、社区、媒体、保险机构、供应商等利益相关者。在设计绩效评价体系时，选择正确的评价主体，确保评价主体与评价内容相匹配是一项非常重要的原则，即根据所要衡量的绩效目标以及具体的评价指标来选择评价主体。根据这一原则，评价主体应当及时、准确地掌握信息，对被评价者的工作职责、绩效目标、工作行为以及实际产出有比较充分的了解，才能确保评价结果的合理性和有效性。例如，对于工作业绩类指标，显然员工的直接上级最清楚，适合由上级进行评价；而态度类指标的评价主体则可以扩展到同级和下级，甚至是外部利益相关者，由他们来共同进行评价。比如评价医院医生或护士对患者的关怀程度，就可以把患者及其家属和同事作为评价主体，结合多方面意见综合考虑。

3. 评价周期

评价周期所要解决的是"多长时间评价一次"的问题。评价周期的设置应尽量合理，既不宜过长，也不能过短。如果评价周期太长，评价结果就会出现严重的"近期误差"，即人们对最近发生的事情记忆深刻，而对以往发生的事情印象淡薄，评价主体会根据评价对象近期的表现来评断其整个绩效周期的表现，这样会导致绩效评价信息的失真，并且不利于医院员工个人绩效的改善。而如果评价周期太短，一方面许多工作的绩效结果可能还没有体现出来，另一方面过度频繁的绩效评价也会造成评价主体的工作量过大。因此，医院在选择绩效评价周期时不宜一概而论、"一刀切"，而应根据管理的实际情况和工作的需要，综合考虑各种相关影响因素，合理选择适当的绩效评价周期。

4. 评价方法

评价方法是指判断医院员工个人工作绩效时所使用的具体方法。正确地选择绩效评价方法对于得到公正、客观的绩效评价结果有着重要的意义。各种不同的评价方法都是管理实践积累的宝贵财富。通常，评价方法可以划分为三大类：比较法、量表法和描述法。每类又细分为若干具体的评价方法，其中比较法包括排序法、配对比较法、人物比较法和强制分配法等；量表法包括图尺量表法、行为锚定量表法、综合尺度量表法和行为观察量表法等；描述法包括工作业绩记录法、态度记录法、关键事件法和指导记录法等。每种方法都各具特点，并无绝对优劣之分，医院应根据具体情况进行选择，总的原则是根据所要评价的指标特点选择合适的评价方法。例如评价医院员工的"工作主动性"指标，则可以采用行为锚定量表法。除此之外，成本问题也是选择评价方法时要考虑的问题。因此，应权衡各种评价方法的优缺点，加以综合使用，以适应不同发展阶段对绩效评价的不同需要。

5. 结果应用

绩效管理是人力资源管理各职能模块的核心环节，而绩效评价结果能否被有效利用，关系到整个绩效管理系统的成败。在医院的管理实践中，绩效评价结果主要用于两个方面：一是通过分析绩效评价结果，诊断医院员工存在的绩效差距，找出产生绩效差距的原因，制定相应的绩效改进计划，以提高员工的工作绩效。二是将绩效评价结果作为各种人力资源管理决策的依据，如培训开发、职位晋升和薪酬福利等。如果绩效评价结果没有得到相应的应用，就会产生绩效管理系统的空转现象，评与不评一个样，评好评差一个样，绩效管理就失去了应有的作用。

三、医院绩效管理在人力资源管理系统中的地位

现代医院的经营越来越注重人力资源的统筹和系统管理，医院绩效管理作为医院人力资源管理中最重要的组成部分，它与医院人力资源管理系统的其他职能之间存在着非常密切的关系，如图1-6所示。其中，有一些是单向关系，但更多的是双向关系。只有全面、系统地了解并把握它们之间的相互关系，才能对一个医院的绩效管理体系进行科学设计并将评价结果进行有效运用，从而实现医院、员工和社会的利益多赢。

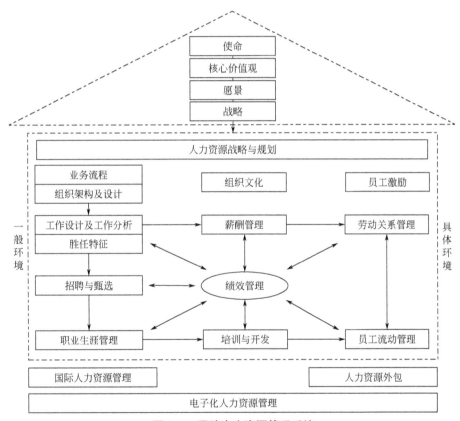

图1-6 医院人力资源管理系统

（一）医院绩效管理与工作设计及工作分析的关系

医院的工作设计是一个根据医院的战略目标及员工的个人需要来确定某一职位的工作任务、工作责任及工作关系的过程。这就要求在进行工作设计时一方面要考虑员工的素质、能力等因素，同时也要考虑整个医院的管理方式、劳动条件、工作环境等内容。

医院的工作分析是研究医院内每一个职位的具体工作内容和相应的责任，并对工作内容及有关因素做全面、系统的描述和记载，明确担任这一职位的员工所必须具备的知识和能力。简单来说，就是解决"某一职位做什么"和"什么样的人来做最适合"这两个问题。工作分析的结果是职位说明书。根据工作分析和工作设计的定义可以发现，二者之间有着显著的区别：工作分析主要对员工当前所从事的工作进行研究，来确定完成工作所必须履行的职责和需达到的要求；而工作设计则关注于对工作的精心安排，以便能够提高医院绩效和员工的满意度。

医院战略性绩效管理系统与工作设计及工作分析的关系是双向的，一方面工作设计和工作分析是建构医院绩效管理系统的重要依据；另一方面，绩效管理的结果也对工作设计和工作分析产生影响。

首先，工作设计和工作分析是设计绩效管理系统的重要依据。众所周知，绩效管理的重要准则之一就是"干什么考什么"，而工作设计和工作分析为医院内的每一个职位的工作内容及相关标准都进行了明确的界定，为管理者提供了评价员工绩效的客观标准，从而可以减少评价主体的主观因素，提高绩效评价的科学性。

同时，绩效管理也会对工作设计和工作分析产生影响。绩效管理的结果能够反映出工作设计中存在的某些问题，可以看作是对工作设计合理与否的一种验证。在绩效管理的过程中可以发现与工作设计有关的问题，这就需要重新进行工作设计和工作分析，重新界定有关职位的工作职责，从而确保绩效管理工作的顺利开展。

（二）医院绩效管理与招募甄选的关系

医院中的招募是指医院为了吸引潜在员工而采取的所有行动的总称；而甄选是医院通过运用科学的工具和技术手段对已经招募到的求职者进行鉴别和考察，区分他们的人格特点与知识技能水平，预测其未来的工作绩效，从而最终挑选出医院所需要的、恰当的职位空缺填补者的过程。

招募与甄选质量的高低直接影响到员工乃至整个医院的绩效水平。招募与甄选的目标是为了及时满足医院发展的需要，弥补职位的空缺，保证人岗匹配。如果人员配置不当，员工的工作绩效和满意度都会受到负面影响。如果招募与甄选的质量高，录用的都是医院需要的优秀人才，那么将有效降低绩效管理的成本，促进员工个人绩效与医院整体绩效的共同提升。

医院的绩效管理活动也直接影响着医院的招募与甄选工作。首先，绩效管理的结果可以为招募与甄选决策提供依据。在绩效管理过程中发现的员工在能力、态度等方面存在的问题，可以为医院下一次的招募甄选决策提供依据并制定相应的招募计划；如果通过分析员工的绩效评价结果发现问题不在于现有员工的能力和态度，而是由于工作量过于饱和，即现有的人力资源数量无法满足完成工作任务的需要，也会促使医院做出招募新员工的决策。其次，绩效管理是检验一个医院甄选系统是否有效的方法。在人员甄选过程中经常会发生两类错误：一是选拔录用了本该淘汰的人；二是淘汰了本该选拔录用的人，其原因是甄选系统的有效性差。如果在甄选测试中成绩最好的人也是在工作中取得成功的人，同时在甄选测试中成绩最差的人也是不胜任工作的人，就说明这一甄选过程具有较高的预测效度；相反，如果甄选测试成绩较好的人，日后的工作表现却不好，而甄选成绩较差的人，日后的工作表现却较好，则说明这一医院目前的甄选系统预测效度比较低。因此，运用员工绩效评价的结果检验医院现有甄选系统的有效性，对于不断探索和开发更加适应医院自身特点的甄选方法具有重要的作用。

（三）医院绩效管理与员工职业生涯管理的关系

医院中的职业生涯管理是指医院和员工对员工本人的职业生涯进行设计、规划、评估和反馈的一项综合性工作。有效的绩效管理能够促进员工职业生涯的发展。随着绩效管理理念在医院中的不断深入，绩效管理正经历着从传统意义上的监督评价机制向与战略管理紧密结合的激励机制转变，这使得员工更加关注自身工作与医院发展之间的关系，注重将个人的职业生涯发展道路与医院的未来发展相结合，因而有利于员工工作绩效的提升；同时，这也促使管理者在绩效管理的过程中注意发现员工个人发展的需要，帮助员工进行职业生涯规划，并将员工个人职业生涯发展规划与医院整体的人力资源规划联系起来，从而确保在推动员工职业生涯的发展的同时促进医院绩效管理目标的实现。

（四）医院绩效管理与薪酬管理的关系

医院薪酬管理是指医院在综合考虑内外部各种因素影响的情况下，根据医院的目标和发展战略，结合员工提供的服务来确定他们应得的薪酬总额、薪酬结构以及薪酬形式的一个过程。薪酬主要包括基本工资、绩效工资、奖金和奖励以及福利与服务四种形式。薪酬管理是影响人力资源管理活动成败的关键因素，是医院员工最为关心的敏感环节。在人力资源管理各模块中，绩效管理与薪酬管理互相联系、相互作用、相辅相成，二者关系非常紧密。一方面，绩效管理是薪酬管理的基础，建立科学的绩效管理体系是进行有效薪酬管理的先决条件。只有将绩效评价的结果作为制定薪酬决策的依据，与员工的薪资等级、可变薪资、奖金分配和福利计划等相挂钩，才能确保薪酬管理过程的公平性、科学性和有效性，并在一定程度上简化薪酬方案的设计过程，降低设计成本，提高薪酬方案的运行效率；另一方面，针对医院员工的绩效表现及时地给予他们不同的薪酬奖励，能够合理地引导医院员工的工作行为，确保医院目标与员工目标的一致性，同时提高员工的工作积极性，增强激励效果，促使员工工作绩效的不断提升。只有将薪酬管理与绩效管理的结果相联系，才能够使绩效管理真正发挥应有的作用。因此，医院在进行薪酬管理和绩效管理时，应充分考虑两者之间的联系，避免相互冲突，从而确保两者能够相辅相成，共同发挥协同作用，保证医院战略目标的达成。

（五）医院绩效管理与培训和开发的关系

医院培训和开发是指医院通过相应的学习项目来改进和提高员工能力水平和医院绩效的一种有计划的、连续性的工作。培训的主要目的是使员工获得目前工作所需的知识和能力，帮助医院员工完成好当前的工作；而开发的主要目的是使员工获得未来工作所需的知识和能力，帮助员工胜任医院中其他职位或帮助其具备符合医院未来发展要求的知识和能力。由培训和开发的定义可知，培训主要针对当前，开发则着眼于未来。因此，在开发过程中学习的东西并不一定与员工当前所从事的工作有关。随着培训与开发的战略地位的日益凸显，培训与开发的界限也日益模糊。

绩效管理与培训开发之间的关系是双向的。首先，绩效评价的结果为培训开发的需求分析提供了重要信息。管理者往往需要根据员工的绩效现状，分析造成绩效不佳的原因；同时，管理者也需要结合医院战略和员工个人发展规划制定出面向未来发展的开发方案。并在实践中不断修订完善培训与开发方案，确保培训开发能够更具有针对性和有效性。其次，培训与开发是一个系统化的学习的过程，也是一个行为改变的过程，其最终目的就是通过提高员工的工作能力、职业素质和知识水平，从而改善其工作绩效，实现医院的战略目标。通过培训开发可以弥补在绩效管理过程中发现的员工的不足，提高其工作能力，进而重新制定或调整相应的绩效评价指标或权重，促使员工绩效目标的顺利实现。

（六）医院绩效管理与劳动关系管理的关系

劳动关系是指劳动者与用人单位之间在劳动过程中发生的关系。医院劳动关系管理是以促进医院经营活动的正常开展为前提，以调整缓和医院劳动关系的冲突为基础，以实现医院劳动关系的合作为目的的一系列综合性的措施和手段。劳动关系管理作为医院缓和劳动矛盾、促进劳动合作的一系列措施和手段的总和，就其管理职能而言，一般包括基本业务管理、合作管理和冲突管理等三个方面。具体来说，医院员工的合同管理、社会保障管理以及安全生产和卫生管理等都属于医院劳动关系管理的范畴。

医院的劳动关系管理与医院员工的利益密切相关，是直接影响医院员工工作积极性和工作满意度的重要因素。通过劳动关系管理可以强化员工的组织认同感和忠诚度，提高员工的工作热情和投入程度，营造一个和谐共进的组织氛围，从而可以确保医院员工对绩效管理工作的支持和配合，促进员工个人绩效的改善和医院整体绩效目标的实现。绩效管理对于劳动关系管理也十分重要。科学有效的绩效管理可以加强管理者与员工之间的沟通和理解，有效避免和缓和矛盾冲突的发生，促进双方意见的达成和统一，确保员工的合法利益得到保护，促使劳动关系更加和谐。

（七）医院绩效管理与员工流动管理的关系

医院员工流动通常是指人员的流出、流入和医院内所发生的人员变动，它直接影响到一个医院人力资源的有效配置。医院合理的员工流动可以不断改善员工的素质和结构，帮助医院长期保持活力与增强竞争优势。但是，不合理的员工流动会导致医院核心员工的流失，造成人力资源的损失和浪费，进而对医院的发展产生诸多不利影响。因此，对医院员工流动进行有效的管理显得十分必要。医院员工流动管理是指对医院员工的流入、内部流动和流出进行计划、组织、协调和控制的过程，以确保医院员工的可获得性，从而满足医院现在和未来的人力资源需要和员工职业生涯发展需要。

医院中的员工流动管理是强化绩效管理的一种有效形式。通过晋升、解雇等员工流动管理的方法可以激励医院的所有员工不断地提高工作绩效，努力完成绩效评价目标，促进绩效管理工作的顺利进行。同时，绩效管理的结果也会影响员工流动管理的相关决策。在绩效管理过程中发现员工无法胜任现有的工作时，绩效管理的结果便可能成为职位变动或解雇退休的依据。当从绩效管理的结果中发现员工的长处时，也可以根据各个职位对人员的不同要求为其选择一个更适合的职位，同时可以通过绩效管理的结果来检验员工流动决策是否达到了预期的效果。

医院绩效管理的结果在很大程度上判断了各个人力资源管理职能是否取得了预期的效果，因而成为指导各项人力资源管理职能的"风向标"。绩效管理是否能够准确地衡量员工的真实绩效水平在很大程度上决定了其他人力资源管理职能是否能够充分发挥应有的作用。因此，人力资源管理的其他职能也对医院绩效管理提出了更高的要求，设计一套符合医院实际的、科学的、动态的绩效管理系统成为人力资源管理系统中的一项核心工作。

第四节　我国医院绩效管理的现状与发展

我国医院绩效管理始于1987年的医院分级管理评审工作。1994年卫生部发布了《医疗机构基本标准（试行）》，这是医疗机构必须达到的最低标准。1995年卫生部又颁发了《医疗机构评审办法》，从此次评审中的"三级综合医院评审标准"来看，对综合医院绩效评价指标体系中，一级指标6个，二级指标34个，三级指标193个。内容涉及医院的功能与任务、科室设置、人员配置、医院管理、医疗管理与技术水平、教学及科研管理与水平、思想政治工作与医德医风建设和业务统计指标。最新的评审办法《医院管理评价指南》于2008年由当时的国家卫生部颁布。在此基础上，我国进一步围绕着"医院评审"这一主题出台了《综合医院评价标准（修订稿）》和《三级综合医院评审标准》等文件。自2009年新医改以来，我国医院绩效管理进入新的历史起点。2013年，十八届三中全会发布的《中共中央全面深化改革若干重大问题的决议》明确指出要"建立科学的医疗绩效评价机制和适应行业特点的人才培养、人事薪酬制度"。2015年出台的《关于城市公立医院综合改革试点的指导意见》明确要求"建立以公益性为导向的评价机制"。伴随着新医改脚步的深入，各试点医院在绩效管理上的改革实践也百花齐放，相得益彰。

一、我国医院绩效管理的现状

我国医院开展绩效管理起步较晚，研究的文献和实践案例都比较少，主要集中于绩效评价阶段。本书主要从我国当前医院绩效评价的形式和层次两个角度给读者做相应阐述。

（一）我国医院绩效评价的类型

根据医院绩效评价的思路，我国当前医院的绩效评价可以分为以人事管理为主要目的的绩效评价和以经济管理、科室管理为主要目的的绩效评价。

以人事管理为目的的绩效评价，具体表现在以下两个方面：第一方面是年度评价。由于我国公立医院都属于具有行政级别、受行政管理的事业单位。因此，年度评价成为事业单位人事管理的一项基本要求和上级行政管理部门要求必须完成的一项行政工作。在所有公立医院中，年度评价都被广泛实施。这种绩效评价的具体操作方式由人事部制定原则，各地人事局根据各地情况制定具体办法。公立医院主要根据部门和地方规章予以实施，大致程序为：每个医院在每年年底时，首先在院科两级或党委、支部两级建立评价小组，并根据本年度要求布置评价标准，要求医院员工根据自己本年度的表现和完成的工作情况据实进行自评。然后，在其所在科室或党支部内由评价小组进行评价，并交医院院评价小组进行最终评议，得出"优、良、中、差"或者"优秀、合格、基本合格、不合格"等几种评价结果。评价结果部分予以反馈，员工如对结果不服，可向院评价小组提出申诉，年度评价结果会作为对医院员工在评价年度内的工作评价，并以此作为年终奖金或下一年度工资发放、聘任、晋升等方面的依据。年度评价是我国公立医疗机构目前实行的最为普遍、程序最为统一的绩效评价方法。第二方面是聘期评价。聘期评价制度是随着医疗卫生人事制度改革不断深入，通过引入现代人力资源管理理论，根据聘用合同制的产生而产生的，现为绝大多数公立医院所熟悉和运用。聘期评价由各单位根据自己单位的实际情况订立的一种绩效评价方法。其具体操作方式为：在岗位聘任期限内，通过一定的程序、方法，对所聘任相应岗位的员工依据相应的岗位标准进行评价，根据评价结果决定该员工的岗位是保持还是高聘或低聘。它起的作用是：岗位聘用制要求每位医务人员只有达到一定的标准才能被聘用。而且只有当医务人员被聘任到某个岗位时，才能享受到相应岗位的各项待遇。也就是说，只有其达到规定的标准并完成了某种绩效，才可以得到一定的反馈。每一次聘期的评价结果就是下一次聘任的依据。聘期评价优胜劣汰，竞争性强。现在公立医院普遍把岗位聘用评价标准分成"医、教、研"三类或者"德、能、勤、绩、廉"五类。

另一种是以经济管理、科室管理为目的的绩效评价。从传统的人事管理的角度来看，在公立医院中运用以年度评价为主，聘用评价为辅的两种绩效评价方式。但是从现代的人力资源管理角度出发，在目前的形势下，某些国有医院中还存在一些其他的评价形式。虽然出发点和目的是为了医院的经济管理和科室管理，但是，在实质上还是起到了一定的绩效评价的作用。科室综合目标责任制是在全国各地各家医院几乎都实行的一种制度，起着对科室整体进行绩效评价的作用。目前在某些公立医院的管理中，已经在科室综合目标责任制中加入了对某些高职称医生的评价，将其薪酬奖金与绩效评价指标（比如完成论文数、完成门诊人数等）挂钩。另外，一些公立医院在部分医生中实行年薪制。在年薪的发放标准中，加入了很多绩效评价的标准，比如完成手术数和获奖项数等。只有在达到了这些绩效的标准后，才能获得年薪中的相应部分。

（二）我国医院绩效评价的层次

医院的绩效管理实践要以先进的绩效管理理念为依据，从绩效的三个层次（组织、部门和个人）来建立医院、科室与岗位三级绩效评价体系。这种做法不仅能够使医院绩效责任层层落实到个人，也为医院绩效评价工作取得良好效果奠定了基础。因此，各级各类医院必须着力构建医院、科室与岗位三级评价体系，使之紧密关联，组成一个有机整体。在这个系统中，医院、部门和员工应采取多种多样的沟通方式，将医院的战略、部门的职责、管理的方式和手段以及员工的绩效目标等基本内容确定下来。在持续不断沟通的前提下，医院和科室领导要帮助员工扫清工作过程中的障碍，提供必要的支持、指导和帮助，与员工一起共同完成绩效目标，从而实现医院的愿景规划和战略目标，既保证绩效目标自上而下的层层分解落实，也使绩效结果自下而上的层层支撑。

1. 对医院的绩效评价

2005年以来，国家医院相关管理部门在全国开展了"以患者为中心，以提高医疗服务质量为主题"的医院管理年活动，以指导各级各类医院进一步端正办院宗旨和办院方向，加强科学管理，提高医疗服务质量，为人民群众提供优质、安全、满意的医疗服务。在各级卫生行政部门和广大医院的积极努力下，医院建设和管理不断取得新的成绩，得到了各级医院和广大医务工作者的积极拥护。另外，中国医院学会（中华医院管理前身）召集国内医院富有经验的医院管理专家制定了《医院评审标准细则》，并在北京地区4家三级医院进行了医院评审试点工作，至今已扩展到16家三级医院，但医院的第二轮评审还需进一步理清思路，明确导向。

2. 对科室的绩效评价

目前，科室绩效评价多采用目标管理的方式，具体形式有科室综合目标责任制、托管目标责任制、院科两级评价目标责任制、科室核算、重点工作项目的评价等。这种评价方式实行医院和科室的二级分配。虽然一级分配（各科室之间）根据绩效评价结果排定座次，并以此为依据进行奖金分配，但二级分配（科室内部的个人）则因为缺乏有效的个人评价体系，而大部分回归到平均分配形式的"改良大锅饭"，在科室内按照平均主义来分配奖金。现实实践中，绝大多数医院缺乏对员工岗位绩效的科学评价，而过多考虑岗位差异、任职年限以及职称等因素。

3. 对员工的绩效评价

目前，医院绩效管理中对员工个人的绩效评价开展得相对较少。具体在实践中，主要存在以下两种情况：一种是针对科室评价的指标中包含了对员工个人的评价指标；另一种是医院每年开展了工作人员的年度评价。其实，医院的绩效评价多为基于科室的评价，只有少数指标直接针对员工，如科室两级评价中的工作量指标、医院对科室评价中的学习与创造等指标。这些指标是单一的，其完成情况往往只与科室的绩效挂钩，而与员工个人的关系不大。另外，公立医院长期以来实施的是类似于"准公务员"的制度，医院员工的评价参照国家机关公务员年度评价方法。这种评价只是年终填写一张表格，医院里不论什么专业、什么层次的人员，都在使用统一的评价指标，所评价的"德、能、勤、绩、廉"内容也很笼统，难以反映不同岗位不同人员的业绩贡献。这样的评价基本上是流于形式，不利于调动员工的积极性，操作不好反而会影响员工的积极性。因此，我们不能把这样的年度评价误认为就是对员工的个人绩效评价。但近些年来，越来越多的医院管理者和学者对于医院管理人员和普通员工的个人绩效评价都做了有益的尝试。如山东省潍坊市卫生局对医院院长从医院综合目标完成率、重点工作完成率、公众和员工满意度方面进行绩效评价。第二军医大学长海医院借鉴了现代企业中绩效评价的有益做法，实现了责任主体、权力主体和利益主体三者的统一。将评价单位从科室细化到每一位主诊医生，构建了"工作质量、工作效率、工作效益、服务质量和团队精神"五个一级指标，共23项二级指标对主诊医生进行绩效评价。这些针对医院员工个人的绩效评价体现了绩效层次不断从组织到部门，再到个人的延伸这一科学的路径，也为我国医院绩效管理的实践做了卓有成效的探索。

二、我国医院绩效管理存在的问题

(一) 医院绩效管理缺乏使命、核心价值观、愿景和战略的指引

一个行之有效的绩效管理系统必须遵循组织的使命和核心价值观，并在愿景和战略的引导下进行设计和实施。反观我国医院实际，拥有明确的使命、核心价值观、愿景和战略的凤毛麟角，而且很多医院把这几个概念相互混淆，把使命当愿景、把愿景当战略的现象比比皆是。另外，一些医院在制定了使命、核心价值观、愿景和战略之后就将其束之高阁，并没有让其发挥应有的作用，导致医院绩效管理系统与使命等相互脱节。

(二) 医院绩效管理的目的未能充分实现

医院一切绩效管理活动都是围绕此前介绍的绩效管理模型中的"三个目的"而开展的，如果偏离了目的，绩效管理就失去了存在的价值和意义。当前，我国医院在开展绩效管理的过程中出现了很多不同程度的偏离了"三个目的"的做法。

1. "战略目的"方面

如前所述，绩效管理的终极目的是为了实现组织的战略，而在目前的医院绩效管理体系中，没有把绩效管理提升到为实现医院整体战略服务的高度，更没有体现出医院战略目标的落实与要求。医院整体的战略目标和年度工作计划未被层层分解到各科室和每位员工，容易导致员工行为缺乏医院战略的引导，甚至出现与医院战略相背离的情况。因此在现实中，鲜有医院绩效管理体系支撑医院整体战略目标达成的案例。

2. "管理目的"方面

现实当中，许多公立医院管理者缺乏对绩效管理内涵和重要性的认识，所以在评价的过程当中会有所顾忌。一方面集中表现在领导由于担心引发矛盾，造成员工的不团结；怕出现绩效评价压力过大引发技术骨干跳槽等现象。因此，他们在绩效评价时往往会给大部分员工打高分或给予较高的评价，以致绩效评价信息失去实质意义。另一方面表现在绩效评价的结果没有与相关的管理决策相挂钩，比如并没有通过对医院员工的绩效评价给予相应的奖惩、职务的升降，使绩效评价流于形式，给医院员工一种"干多干少一个样、干好干坏一个样"的不良信号，导致绩效管理系统的空转，也起不到医院绩效管理对提升医院管理水平和整体绩效的目的。

3. "开发目的"方面

现有的医院绩效管理体系大多只注重管理方面的目的，或作为赏罚员工的依据，或作为员工职务升迁的基础，而对于与医院长远发展相一致的员工未来技能的开发，大多数医院对此缺乏足够重视，缺少长远眼光，仅仅把绩效评价的着眼点放在跟前，而没有置于与医院战略相匹配的员工未来能力的培养和开发上。绩效管理在一些医院中已经被视为一种形式主义，医院管理者对绩效评价中发现的问题也没有认真分析，更没有从实质上认识到位，只是应付了事，缺乏利用绩效管理工具纠正员工存在的问题和差距，更不可能开展有针对性的培训和开发项目来提升员工个人的素质和技能。

（三）医院绩效管理的系统性和科学性未能得到有效保障

系统的医院绩效管理体系是在医院战略的指引下，由绩效计划、绩效监控、绩效评价和绩效反馈四个环节所组成的管理闭环。唯有这四个环节的有效实施和运行，进而形成持续循环、相互紧密联系的工作链，才能真正发挥绩效管理的巨大作用。但是，现实中的医院绩效管理在这四个环节上也存在很多问题。

1. "医院绩效计划"方面

首先，制定医院绩效计划时缺乏有效的沟通。第一，在制定医院绩效计划的过程中，许多医院管理者并未围绕医院战略进行沟通，置战略而不顾。第二，医院管理者的目标与计划的制定往往缺少一线医务人员的直接参与，容易出现目标、计划与实际的脱节。第三，大部分医院绩效管理仍延续着传统的沟通方式，即自上而下的单向交流，缺乏双向互动。第四，实施医院绩效管理活动前，很多医院管理者认为绩效沟通过于烦琐，可能引发矛盾，而最终选择回避沟通。对员工的个人工作及发展计划、存在问题、需要医院或科室予以的支持等情况缺乏经常性的沟通，很少就工作目标的制定、医院发展愿景与科室及个人贡献业绩关系等方面达成共识。第五，沟通技巧的缺乏或简单化又容易使本应是双向的沟通变成领导对下属的单向指令。

其次，缺乏科学、客观的绩效指标体系。第一，评价指标缺乏可操作性。在制定评价指标的过程中，一些医院采用了非量化的模糊绩效评价，指标设置模糊，评价弹性较大，容易引发人为偏差或人情评价。第二，追求评价指标的完美无缺，模糊重点。很多医院管理者认为医院的一切问题都可以包含在评价中，通过绩效管理使医院的问题全部得到解决，故在指标设置上要求尽善尽美，结果"眉毛胡子一把抓"，没有重点。最后是评价指标的选择缺乏均衡性。公立医院容易忽视财务指标，过于重视与财务指标关联不大的一些非财务指标。

再次，医院绩效评价周期设置的不合理。长期以来，医院对员工工作态度评价不重视，由于工作态度评价不像业绩评价那样可以在短时间操作，其评价周期比较漫长，在实践过程中，医院管理者往往注重短期的业绩评价，而忽略长期的工作态度评价。另外，在医院绩效管理实践中，绝大多数的医院也未能按照不同岗位职能特点来科学地设置评价周期。对于医院高层领导的评价可采取半年或年度评价，对于科室医生、护士的评价可是月度或季度评价，不同岗位有不同的评价周期。而大部分国内医院进行绩效评价是按季度评价或年度评价。

2. "医院绩效监控"方面

绩效监控是确保医院、科室及员工个人绩效不偏离既定方向的管理过程，对绩效过程和结果进行全程的监督和控制，及时发现并纠正在绩效达成过程中出现的偏差，以保证医院绩效水平的提升和战略目标的达成。但在我国医院绩效管理的实践中，绩效监控并未得到应有的重视，主要体现在以下两个方面。

第一，缺乏绩效辅导。在医院绩效管理的实施过程中，医院管理者缺乏对员工的持续指导，因此也无法确保员工的工作是否与医院的战略目标一致。由于绩效辅导的缺乏，甚至判断不出员工绩效不佳的原因，也不能及时指出并帮助员工改进和提高，更不可能建立与下属一对一的密切联系和建立学习型组织，因而导致员工对绩效评价工作有抵触情绪。

第二，不注重绩效信息的收集，缺乏日常管理记录。许多医院的管理者尤其是中层管理者缺乏对员工绩效过程需评价细节的记录。到了绩效评价的时候，因无评价的具体依据，造成在与员工进行绩效沟通和反馈的时候没有足够的证据来说服员工。

3. "医院绩效评价"方面

绩效评价是绩效管理的核心环节。绩效评价的有效性往往决定了医院绩效管理水平的高低，但是，现阶段我国公立医院在绩效评价环节仍存在很多亟待解决的问题。

在评价内容方面，过度注重业绩评价，欠缺态度评价。业绩评价固然是绩效评价的重要方面，但同时我们不应忽视对医院员工的态度评价，因为工作态度是工作能力向工作业绩转换过程中的调节变量。通过对工作态度的评价引导医院员工改善工作态度，是充分发挥员工工作能力，继而促使员工达成绩效目标的重要手段。我们主张在绩效评价中，还要对员工的工作态度进行评价，以鼓励医院员工充分发挥现有的工作能力，最大限度地创造优异的工作业绩，并且通过日常工作态度评价，引导员工发挥工作热情，避免"出工不出力"的情况发生。

在评价主体方面，多元化并未得到有效实施，仍然主要依靠上级评价，鲜见同级、患者和下级评价。评价缺乏多向、全员性的参与，这是目前医院绩效管理中普遍存在的问题，也是容易导致员工不满意的地方。此外，我国尚未建立医疗机构的外部评价机制，对于外部评价机制的可操作性还存在很多争议。

在评价方法方面，评价方法过于单一，尚不能根据评价指标选择相应的、合适的评价方法对绩效进行评估。医院中的评价方法一般采用简单的排序法或比较法，而对于诸如关键事件法等描述型评价方法的运用有限，无法保证评价的准确性和客观性。

在结果应用方面，绩效结果在广大公立医院中并未得到广泛的应用。医院绩效评价的主要目的是根据评价结果评价员工的工作能力，并将其作为员工晋升、调薪、评优、奖励、培训及员工职业生涯规划的依据。而在实际工作中，有的医院在制定评价方案时，不注意与这些措施有机结合。同时，在进行调薪或职位变动等管理决策时也很少考虑员工的绩效评价结果，因而就使绩效评价流于形式。评价结果的应用多数局限于员工奖金分配，没有上升到绩效管理的高度。

4. "医院绩效反馈"方面

当前很多医院在实施绩效评价之后，不及时向医院员工反馈评价的结果，甚至根本不反馈评价结果。即使通过了评价，员工也不知道自己真实的绩效水平和有待改进之处，更无从知晓领导对自己的期望是什么和自己的行为是否与医院战略相一致。医院员工对自己的绩效表现和评价结果心中无数，也无法根据评价结果不断改正不足、提高自己。

三、医院绩效管理的发展趋势

（一）医院绩效管理理念的转变

医院管理者应该对绩效管理的意义与价值进行充分的了解，认识到绩效管理对于医院业务运行与行政管理的重要性，对医务人员切身利益的重要性，对医院整体运行状况的重要性。医院应该重视绩效管理工作，设立专门的部门与管理人员进行绩效管理工作，或者可以委托人力资源管理部门实现绩效管理工作的加强。

（二）医院绩效管理的未来将是战略性绩效管理

医院战略发展规划对医院未来发展的基本方向进行了明确，是医院业务改革与发展的起点与目的。在医院绩效管理、医院绩效评价、指标评级体系的制定过程中，首先，要对医院发展战略中的核心内容进行重点突出。其次，要对战略发展规划中的任务进行全面的覆盖，将战略发展规划中的目标作为医院绩效评价常规维度，在医院绩效管理的各个环节中进行体现，提高医院绩效评价的质量。

（三）平衡计分卡将成为主导性的医院绩效管理工具

平衡计分卡问世后，被医院管理界广为推崇。究其原因，可能在理论本身，也可能在理论之外。就理论本身而言，相对目标管理、标杆管理、关键绩效指标以及其他理论或工具而言，平衡计分卡在理论的广度、深度以及包容性上具有比较明显的优势。它从战略的开发、诠释、衡量、协同到战略与运营的连接，从战略的执行、监控、学习到战略的检验与调整，对战略性绩效的创造过程进行了全面深入地阐述。此外，它紧紧把握住了时代发展的脉搏，把无形资产的重要性提升到决定组织未来命运的战略高度，完全契合知识经济和信息社会的特点。从理论之外的角度来说，平衡计分卡在各国医院组织中的应用也从实践角度对平衡计分卡体系不断充实完善，应用范围不断扩大，应用效果不断提高。理论上和实践上的发展改进让平衡计分卡日臻完善并将被广泛应用于医院组织。

（四）医院内部绩效沟通与协调的增强

在实施医院绩效管理过程中，首先需要争取上级政府的支持，通过与上级政府之间的沟通与协调获取在政策方面的扶持与指导，奠定医院绩效管理机制创新的基础；需要对医院的内部绩效管理现状进行分析，总结管理中存在的问题并进行及时的解决，并与其他医院进行交流与学习，对其成功的绩效管理经验进行参考与借鉴。其次，医院应该通过员工代表大会、信箱、电话、专栏等方式对医院内部的绩效管理状况进行了解与掌握，让医院的员工可以监督医院绩效管理工作的开展。

（五）医院绩效管理激励机制的完善

科学合理的激励机制是医院绩效管理过程中的核心内容。实现激励机制的科学与合理能够充分调动医院员工的积极性，通过竞争氛围的营造实现工作效率的提高。在激励机制中要将表彰激励与薪酬激励作为核心手段，多种激励共同发挥作用，创建规范、平衡的激励机制。

（六）医院电子化绩效管理系统得到全面实施

电子化绩效管理系统是指组织利用互联网和计算机技术实现部分绩效管理的职能，它通过与组织现有网络技术相联系，保证绩效管理与变幻莫测的技术环境同步发展。电子化绩效管理系统能够提供轻松、快捷的在线信息访问与业务处理方式，大大优化医院的绩效管理业务流程。由于采取了基于网络的方式实现，有利于采取易于使用的程序，使医院员工方便、快捷地通过网络提交各种绩效信息，并访问有关绩效管理的内部站点，及时获取医院绩效管理政策。而且，由于采用了个人账户登录的方式，还可以设计个性化的绩效帮助，这种设计能够使医院员工享受"一站式"的优质服务。

【关键词】

医院
绩效
绩效管理
医院绩效
医院绩效管理
医院绩效管理系统模型

【复习思考题】

1. 谈谈你对绩效的理解。
2. 绩效评价与绩效管理之间的联系和区别是什么？
3. 谈谈你对医院绩效管理的内涵和特点的认识。
4. 谈谈你对医院绩效管理系统模型的认识。
5. 谈谈医院绩效管理与医院人力资源管理体系的其他职能模块的关系。
6. 试述我国医院绩效管理的现状和存在的问题。
7. 医院绩效管理的未来发展趋势如何？

第二章
医院绩效管理工具

　　医院管理是一门直接面向实践的科学，绩效管理工具作为医院管理实践与医院管理理论之间的桥梁与纽带，直接来源并应用于医院管理实践。绩效管理工具的革命性创新始于20世纪50～70年代。在50年代之前，不论是绩效管理的理论还是工具，都限于表现性评价。之后的几十年，绩效管理逐渐发展成为人力资源管理理论研究的重点。学者们先后提出了目标管理、关键绩效指标、平衡计分卡等绩效管理理论和工具。纵观医院绩效管理工具的演变历程，其发展同一般绩效管理工具是一致的。它在横向上不断拓宽评价范围，从单纯的某一指标扩展到全面地考察医院；在纵向上也不断提升关注经营的功能，从单纯的绩效评价工具上升到承接医院战略的战略性绩效管理工具。医院绩效管理工具的演变历程如图2-1所示。

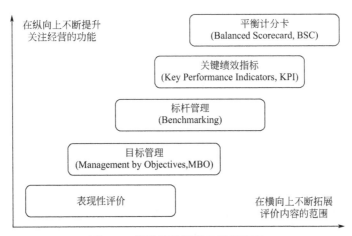

图2-1　医院绩效管理工具的演变

　　目标管理、关键绩效指标、平衡计分卡是应用非常普遍的系统性医院绩效管理工具。三个管理工具在产生的时代、性质、对象、特征、关注点、构成要素、指标构成等方面既相互联系，但又不尽相同，其详细比较情况如表2-1所示。

表2-1 医院绩效管理工具的比较

项目		目标管理	关键绩效指标	平衡计分卡
时代		20世纪50 ～ 70年代	20世纪80年代	20世纪90年代以后
性质		管理思想 重视工作与人的结合	指标分解的工具与方法 将战略与评价指标结合	集大成的理论体系 将战略管理与绩效管理有机结合
对象		个人	组织、群体、个人	组织、群体、个人
特征		员工参与管理 体现"我想做" 自我管理与自我控制	战略导向 指标的承接与分解 指标层层分解、层层支撑	战略导向 目标的共享与分享，承接与分解 强调因果关系、平衡
关注		管理、评价（关注结果）	评价、管理（关注结果）	管理、评价（关注过程和结果）
要素		目标 指标 目标值	战略 关键成功领域 关键绩效要素 关键绩效指标	使命、核心价值观、愿景、战略 客户价值主张、四个层面目标、指标、目标值、行动方案
指标	设计	根据组织目标，由上下级协商确定	根据战略，自上而下层层分解	根据使命、核心价值观、愿景、战略、客户价值主张等，依据目标分层分别制定
	关系	指标之间基本上独立 彼此没有联系	指标之间基本上独立 彼此没有联系	目标的因果关系导致四个层面的指标之间有关联性
	类型	侧重定量指标	无前置指标和滞后指标之分 强调客观指标	有前置指标和滞后指标之分 客观指标、主观判断指标

第一节　目标管理

美国著名的管理学家彼得·德鲁克（Peter Drucker）在1954年出版的《管理的实践》（The Practice of Management）一书中提出了目标管理（Management by Objectives，MBO），他认为古典管理学派偏重于以工作为中心，忽视人性的一面，行为科学又偏重于以人为中心，忽视了同工作相结合。目标管理综合了对工作的兴趣与人的价值，强调在工作中满足社会需求，同时又致力于组织目标的实现，这样就实现了工作和人的需要两者的统一。德鲁克提出的"目标管理和自我控制"的管理思想促使目标管理发展成为一个卓越的管理工具。

一、目标管理的基本理论

德鲁克认为，企业的目的和任务都必须转化为具体的目标，而企业目标只有通过分解变成每个更为细致、可操作的目标后才能够实现。并不是有了工作才有目标，而是有了目标之后，根据目标确定每个人的工作。但在现实中更为常见的情况是，组织有清晰的战略目标，但是对如何实现目标并不清楚，尤其是组织内的员工不清楚他们的工作与组织的战略目标有何关系。员工虽然有努力工作的愿望，但是由于缺乏明确目标的指引，不知道努力的方向，往往无所适从，抑或是终日忙碌而不知所图。解决这种问题的答案在于将目标管理与自我控制结合起来。目标管理和自我控制的结合最大的优点在于以目标给人带来的自我控制力取代来自于他人的支配式的管理控制方式，从而激发人的最大潜力，把事情办好。

（一）目标管理的理论基础

目标管理理论丰富了现代企业管理理论，在管理学理论中具有十分重要的地位，其理论基础主要是由麦格雷戈（McGregor）提出的X理论和Y理论。

对人的假设决定了一个管理者将采取什么样的管理方式对待自己的员工，X理论和Y理论是两种截然相反的人性假设，而且这两种假设都比较极端。主张X理论的管理者认为，工作对大多数员工而言是没有乐趣的、大多数员工都会逃避责任，因此管理的行为应该是严厉的或强硬的，管理者要采取严格的监督与控制方式；而Y理论则认为工作是一种像游戏和休息一样自然的事，员工在工作中可以也愿意负责任，员工的自我实现的要求与组织的要求并不矛盾。在《企业中人的方面》一文中麦格雷戈把Y理论叫做"个人目标和组织目标的结合"。因此，医院管理者的重要任务就是创造一个使医院员工得以发挥才能的工作氛围，并主要通过医院员工的内在激励，给予他们更多的工作自主权，让医院员工参与部分决策，实现自我控制，满足其自我实现的需要。医院中的目标管理正是一种以医院员工为中心，以人性为本位的管理方法，其本质就是以"民主"代替"集权"，以"沟通"代替"命令"，使医院员工充分而切实地参与决策，并采用自我控制、自我指导的方式，从而把个人目标与医院的目标结合起来。

（二）目标管理的实施

1. 目标管理成功的先决条件

要想让目标管理在医院中取得成功，必须满足下列先决条件。这些条件满足得越多，目标管理通常越成功。

（1）选择有效的管理风格。在成功的目标管理中，普遍采用的是参与式的管理风格。从本质上讲，参与式管理是一种上下级共同参与管理、上级赋予下属一定管理权限的方法。结合医院的情境，即某些岗位上的医院员工被赋予适当的权限，去决定或影响他的工作和前途，但又不超出所在科室以及医院在特定时期内必须达到的要求范围。参与管理要求医院员工和他的上级首先要对其本人要达到的具体目标和时间、享受的权限以及可以支配的资源取得一致意见，然后让员工本人独自管理，减少上级的直接控制，但必须维持控制的有效性。

（2）做到组织层次分明。要想让目标管理在医院中取得好的管理效果，必须保证所有既定的目标都有直接负责人，即需要明确指定哪一个管理人员负责哪一些目标，而且，每一个管理人员负责的这些目标必须与授予的权限相一致。职责与权限的对等是医院成功实施目标管理的重要原则之一，任何在职责和权限之间出现的差距，往往会使目标无法达到，而且会使管理人员受到很大的挫折，进而导致目标管理的失败。为每个医院员工制定目标，有助于发现组织上的弱点：是否重复授予权限，或授予的权限与职责是否一致。这些弱点的纠正工作必须由最高管理部门进行。在组织混乱的情况下，确定目标是很困难的行为。

（3）进行及时的工作反馈。工作的反馈是绝对必要的，这有两个极其重要的理由：第一，管理人员越以成就为方向，越需要对他自己工作的反馈。他自始至终要了解他的工作做得好不好，他不愿意在采取行动后，对行动的结果一无所知。第二，管理人员越以成就为方向，越不能忍受日常文书工作、不必要的日常事务和原始数据。他需要最小量的、经过组织的、有质量的、着重于采取行动的数据，他可以据此决策采取行动。

2. 目标管理的具体实施

目标管理包括以下两方面的重要内容：第一，必须与每一位医院员工共同制定一套便于衡量的工作目标；第二，定期与医院员工讨论他的目标完成情况。具体来说，主要有计划目标、实施目标、评价结果、反馈四个步骤。

（1）计划目标。计划目标是指由评估者与被评估者共同制定目标，建立每位被评估者所应达到的目标的过程，这一过程是通过目标分解来实现的。计划目标的起点在于明确本科室的员工如何才能为部门目标的实现作出贡献，进而为整个医院的目标贡献力量。通过计划过程明确了期望达到的结果，以及为达到这一结果所应采取的方式、方法及所需的资源。同时，还要明确时间框架，即当他们为这一目标努力时，了解自己目前在做什么，已经做了什么和下一步还将要做什么，合理安排时间。

（2）实施目标。实施目标就是对计划目标的具体执行，包括对实施过程的监控。实施目标保证了制定的计划按预想的步骤进行，掌握计划进度，及时发现问题，如果成果与预期出现偏差，则应及时采取适当行动予以纠正，若有必要还可对计划进行修改。同时通过监控，也可使管理者注意到医院环境对下属员工工作绩效产生的影响，从而帮助被评估者克服这些他们无法控制的客观环境。

（3）评价结果。评价结果是指将实际达到的目标与预先设定的目标相比较。这样做的目的是使评估者能够找出为什么未能达到目标，或为何实际达到的目标远远超出了预先设定的目标的原因，从而有助于管理者做出合理的决策。

（4）反馈。反馈就是医院管理者与员工一起回顾整个目标管理周期，对预期目标的达成和进度进行讨论，从而为思考制定新的目标以及为达到新的目标而可能采取的新的举措做好准备。

在医院中实施目标管理应该特别重视和利用医院员工对医院的贡献。在传统的绩效评价方法中，评价者扮演的角色类似于法官，其作用在于对被评价者的绩效做出评判；而在目标管理的过程中，评价者起的是顾问和促进者的作用，相应地，医院员工的作用也从消极的旁观者转换成了积极的参与者。医院员工同科室主任一起建立目标，然后在如何达到目标方面，科室主任给予员工一定的自由度。参与目标建立使得医院员工成为该过程的一部分。在评价后期，医院员工和科室主任需要举行一次评价面谈。科室主任首先审查所实现目标的程度，然后审查解决遗留问题需要采取的措施。在目标管理下，管理者们在整个评价时期要保持联系渠道公开。在评价会见期间，解决问题的讨论仅仅是另一种形式的反馈面谈，其目的在于根据计划帮助医院员工取得进步。与此同时，就可以为下一个目标管理周期建立新的目标，并且开始重复评价过程的循环。

（三）对目标管理的评价

目标管理在全球范围内的风行一时既有工具本身的优越性，也与其产生的时代背景密不可分。经历了第二次世界大战后的各国经济由恢复转向迅速发展的时期，企业急需采用新的方法调动员工积极性以提高竞争能力，目标管理由于适应了当时的环境变化和企业管理实践的需要而迅速地发展起来，并在企业管理中发挥了巨大的作用。目标管理在产生之后，很快风靡全球，它作为一种颇有影响力的理论推动着企业管理实践的发展。同时，目标管理在企业组织的成功也促成政府组织、非营利性组织等纷纷效仿，涌现了许多成功的案例。

与传统的表现性评价相比，在医院中实施目标管理的优势在于以下几点：第一，目标管理重视人的因素，强调"自我管理和自我控制"，通过让下属参与、由上级和下属经过协商共同确定绩效目标，来激发医院员工的工作兴趣和价值，在工作中实行自我控制，满足其自我实现的需要。实施目标管理还可以提高医院员工的个人能力。由于目标管理所订的目标，是以个人能力为主，要达成这个目标，必须努力一番。因此，每一期的目标达到时，个人的能力也比以前提高了。第二，目标管理通过目标的层层分解这一过程，让医院各级主管及员工都明确了医院整体的目标、结构体系、分工与合作及各自的任务。在目标制定的过程中，权力和责任已经明确，并将个人的需求和组织目标结合起来。许多着手实施目标管理方式的企业或其他组织，通常在目标管理实施的过程中会发现组织体系存在的缺陷，从而帮助组织对自己的体系进行改造。第三，目标管理能改进管理方式、改善组织氛围。目标管理是以目标制定为起点，以目标完成情况的评价为终点，工作结果是评价工作绩效的最主要依据。这样使得在实施目标管理的过程中，监督的成分较少，而控制目标实现的能力却很强。目标的订立或执行，必须先有良好的上下沟通，因此能够改善人际关系。再加上适当的奖励办法，可以使医院员工的向心力、凝聚力和战斗力大为提高。

纵然目标管理有着众多优势，但并不完美，随着目标管理在国内外医院中的普及与发展，目标管理也开始遭到了质疑。首先，目标管理假定医院员工愿意接受有挑战性的目标，凭着人们对成就感、能力与自治的需求，允许他们设定各自的目标与绩效标准。但是，它忽视了医院中的本位主义及医院员工的惰性，对人性的假设过于乐观，使目标管理的效果在实施过程中大打折扣。其次，目标商定需要上下沟通、统一思想，需要耗费大量的时间和成本。斯科法（Schaffer）指出："值得嘲讽的是目标管理计划经常制造的是纸片风景，计划变得越来越长，文件越来越厚，焦点散漫，质量因目标标准多而混乱，能力会花在机制而不是结果上"，从而使得目标管理流于形式。再次，目标及绩效标准难以确定。由于目标管理过分强调量化目标和产出，而现实中医院中的许多目标是难以定量化的，且绩效标准也会因医院员工的不同而不同，因而采用目标管理的医院无法提供一个相互比较的平台。最后，目标管理会使得医院员工在制定目标时，倾向于选择短期目标，即可以在评价周期内加以衡量的目标，从而导致医院员工为了达到短期目标而牺牲长期目标的行为。

无论如何，目标管理在管理思想史上，仍具有划时代的意义。它不仅作为一种绩效管理工具，为未来绩效管理的发展奠定了基础；同时，它作为一种先进的管理思想，对后期的很多管理学理论产生了重大影响。

二、目标管理在医院绩效管理中的应用

安徽某大学附属医院是一所新建的集医疗、教学、科研、预防、保健、康复等多功能

于一体的非营利性三级甲等综合教学医院,现开放床位1300张。2008年开诊以来,一直致力于探索运用现代化管理理念和方法,加强医院质量与服务管理,不断提升医院管理水平。从2009年开始,该医院对临床、医技科室和职能部门全面实施目标管理,建立了百分制的目标评价体系,将医院质量管理变为完整的工作体系。

(一)实施路径

1. 目标的设定原则

医院目标的设定要基于实施的管理范围和医院的发展要求。该医院经过论证决定对成熟建制的临床、医技科室和职能部门进行目标管理,因此,目标管理评价范围就包括全院所有临床科室、医技科室及职能部门。目标的设定主要依据医院年度工作计划,包括上级主管部门下达的任务指标和实现医院发展目标需要完成的指标,医院将这些指标具体分解到科室和部门。同时,医院也最广泛地动员着员工,尽可能地使员工也参与到医院年度工作计划制定的过程中来。医院在具体指标制定过程中坚持以下几个原则。

(1)坚持超前性和可及性相结合的原则。既要有一定的超前性,也要切实可行,要让部门和科室经过努力,"跳一跳,能够得着"。

(2)坚持整体性与个性指标相结合的原则。既要用一把尺子去衡量,也要根据不同科室的执业范围、收治病种、技术水平、服务手段、取费标准等差异,设定适合科室实际的特异性指标。

(3)坚持指令性指标与管理指标相结合。既要考虑作为公立医院所必须完成的卫生行政主管部门的指令性指标,也要考虑医院竞争和发展所必需的自身管理指标。

任务确定并分解后,召开相应的目标说明及动员会议,然后各部门科室领回各自的工作任务,并列出一年内各个阶段所要完成的工作。

2. 目标管理体系构成

(1)临床和医技科室评价指标。按照总分100分制定评价细则,其中医疗护理质量40分、效率效益指标40分、科研教学10分、科室管理10分。

① 医疗护理质量评价项目设置。主要依据医疗法律法规和等级医院评审的规定性指标要求。内科、外科系统设置各自相对统一的评价项目,医技系统根据不同科室的不同情况,设定各自的评价项目。

② 效率效益评价项目设置。分为工作量指标和经济指标,效率效益工作量指标评价包括门诊人次、出院人次、手术台次(限外科),经济指标评价包括净利润、人均贡献率。每个项目按"人均"、"每人次"等进行计算,如每位医生人均标准手术台次、人均贡献率等,以更有利于成本控制和绩效评价。

③ 科研教学评价项目设置。根据上级部门要求和医院科研实际水平及要求设置相应指标。

④ 科室管理评价项目设置。主要评价医德医风、设备管理、科室综合管理等内容。

(2)职能部门评价指标。按照总分100分制定评价细则,由各部门对照医院年度工作目标及部门工作职责,分解本部门全年各项工作任务。计划性工作总分80分,包括常规工作、重点工作、需重点改进工作,部门临时性工作10分,科室管理10分。在具体任务指标上，又分为有数据目标值的任务及有明确时间节点的任务。有数据目标值的任务包括医院年门诊人次、年SCI论文发表数、年引进人才数等，由职能部门对上述任务进行追踪落实。有明确时间节点的任务包括某时间段开展某项活动，完成某项事宜等，由职能部门对上述任务在限定时间内完成。

3. 目标管理评价形式

目标评价是目标管理的重要一环，其核心内容是评价"目标的达成度"，包括数量、质量、时限等多个方面。目标评价应将过程管理和结果管理相结合，即形成日常评价（动态监管）、季度总结和年终评价。对临床科室的评价工作分为季度评价和年终评价。每季度由质管办牵头，财务、医务、科教进行分类统计，对比分析指标完成情况，在周会上予以通报，并编印综合管理简报汇总分析相关质量评价指标，将与科室相关评价结果反馈到科室。让科室充分了解工作完成情况及存在的问题，合理进行科室内部年度同比、环比及科室之间横向比较，以利于加强改进。其过程同时也起到督促、监管的作用。年底评价则严格按照年初制订的目标评价体系，进行评分。对职能部门具体评价工作采取月、季度评价和年终评价相结合的方式进行。日常评价（行政工作效能）包括每月召开一次行政部门负责人例会，汇报上月工作完成情况及本月重点工作和需要协调的任务，对需要协调的任务明确牵头部门和配合部门。另外，部门间使用办公自动化系统，推行工作联系单，明确办理时限和要求，督促及时完成工作事项，提升行政工作效能。年终评价严格按照年初制订的目标评价体系，进行评分。

4. 目标管理结果的应用

该医院的目标管理分为完成科室目标任务及评选年度优秀科室两步进行。完成目标责任书的基本工作为完成工作任务，医院对负责人及相应科室给予年度基础性奖励。年终医院对目标任务完成成绩优异或在其他单项方面贡献突出者，除给予基础性奖励外，另行予以奖励。奖项设置及评选要求主要包括以下方面。

（1）综合目标管理先进科室。质管办按照千分制评价体系评分，对得分高的科室予以奖励，分内科、外科、医技及行政职能部门四类部门进行。

（2）效益贡献先进科室。对有效益贡献评价指标的科室进行评价，对得分高的科室予以奖励，分外科、内科、医技三类。

（3）科技先进科室及个人。对在医院科研工作中成绩突出的科室及个人予以奖励。

（4）学科建设先进科室。对在学科建设中获得优异成绩的学科予以奖励，由科室申报、科教部组织集中评选。

（5）医疗安全先进科室。面向全院临床和医技科室，对医疗安全管理工作措施良好，无责任医疗事件的科室予以奖励。

（6）新技术新项目优胜科室。面向全院临床和医技科室，由科室上报，医务部组织评选。

（7）复杂、疑难、危重患者诊治优胜科室。面向临床科室，由科室上报，医务部组织评选。

对科室及部门凡出现下列情况之一者，年终取消参加目标管理先进集体的评优资格：年度医疗护理质量分数未达到全院平均值、发生被认定为责任医疗安全事件、党风廉政出现较严重违纪违规行为者、出现其他医院规定年终评价不达标情形者。

（二）实施成效

经过四年的实践，该附属医院逐步建立了比较合理的目标管理体系和绩效评价制度，通过综合目标管理，圆满完成各项工作目标。

1. 持续改进了医疗质量

目标管理工作开展以来，各临床科室都有意识地加强了医疗质量与安全管理，结合医疗质量督查、优质护理示范工程等工作，规范了医疗文书撰写，合理检查、合理用药，推进了临床路径及单病种质量管理，落实了院感防控。各职能部门都能做到按月推进年度计划任务，按阶段梳理工作完成和未完成事项，有计划地推进年度工作，确保各项工作及时完成。

2. 加强了人才队伍建设

通过实施目标管理，医院各科室有意识地加强了人才培养工作，系统开展学术讲座，努力加强对外交流。比如：骨科选送医生赴法国、德国进行为期数月到半年的进修，肿瘤科定期选派医生赴北京、上海医院定点培养。这些卓有成效的举措，为年轻医生的成长打下了坚实的基础，部分年轻医生已经成长为科室的骨干力量。

3. 促进了科研和教学工作

作为大学附属医院，科研、教学是医院的重要支撑。目标管理工作引导科室加大对科研教学工作的投入，取得了显著成效。2012年度，该院申报并获批立项的国家自然科学基金有4项，安徽省科技厅年度重点项目4项，安徽省卫生厅中医药科研课题4项，安徽省教育厅高校省级自然科研重点项目2项，科研纵向经费300多万元；发表SCI论文12篇，中华医学系列论文及核心期刊论文50多篇；教学管理工作得到加强，教研室建设不断完善，100%完成了大学下达的教学任务。

4. 规范了科室管理

实施目标管理开展以来，促进了科室进一步完善工作制度，优化工作流程，规范内部管理，加强了医德医风建设，提高了民主管理水平，形成了科室良好的发展氛围。

5. 提升了医院知名度和美誉

2012年，该医院门诊量达80万人次，年出院患者5万人次，年手术量近1.5万台次。2011年，该医院通过安徽省卫生厅"三甲医院"专家评审；2013年，代表安徽省三级医院通过国家卫生计生委组织的"三甲医院"专家评审。

（三）实践经验

案例中该医院实施综合目标管理的经验表明，管理实践要不拘泥于理论，在实践中因地制宜，不断创新。按照目标管理的最早的理论要求，目标的提出应该是自下而上提出，充分发挥基层员工的参与，所以目标管理适合于人员素质较高的组织。该院在实施综合目标管理中，并不拘泥于此，最早实施时就引入关键绩效指标的部分理念，由医院先自上而下设定目标，再结合各科室实际情况层层分解目标。在综合目标评价初期，目标制定的约束性质更加明显，有一定的强制性，到后两年随着各科室目标空间的饱和，再改为由各科室根据自身特点自我设定，体现自我激励为主。

管理最终是一门实践，管理不在于知，而在于行。实践是检验真理的唯一标准，如何结合各医院的特点和发展阶段，选择相应的管理工具相当重要，盲目追求最新的管理工具并不可取，目标管理在几个绩效管理工具中并不是最先进的，但适合医院的实际情况，只要适合管理实践的理论工具就是好的工具，大胆创新，解决实际问题，才能真正发挥管理理论的作用。

第二节　标杆管理

20世纪70年代末80年代初，日本企业借助其产品质量和成本控制的优势，在世界范围内取得了举世瞩目的成就。在此背景下，美国企业掀起了学习日本的运动。1979年，美国施乐公司首创标杆管理法（Benchmarking），后经美国生产力与质量中心系统化和规范化，标杆管理发展成为一个重要的支持企业不断改进和获得竞争优势的管理工具之一。

一、标杆管理的基本理论

（一）标杆管理的含义与类型

1. 标杆管理的含义

从施乐公司推出标杆管理取得明显成效之后，很多大型企业纷纷效仿。研究表明，1996年世界500强企业中有近90%的企业在日常管理活动中应用了标杆管理，其中包括柯达、AT&T、福特、IBM等。随着研究的深入和管理实践的探索，标杆管理（又称基准管理）的内涵逐渐明晰。

施乐公司将标杆管理定义为"一个将产品、服务和实践与最强大的竞争对手或者行业领导者相比较的持续流程"。美国生产力与质量中心则将标杆管理定义为"标杆管理是一个系统的、持续的评估过程，通过不断地将企业流程与世界上居领先地位的企业相比较，获得帮助企业改善经营绩效的信息。"其实这个定义并不全面深刻，标杆管理不仅是一个信息过程和评估过程，而且涉及规划和组织实施的过程。

因此，结合医院的实际，本书这样定义医院中的标杆管理：医院中的标杆管理是一个不断寻找和研究其他一流医院的最佳实践，并以此为基准与本医院进行比较、分析、判断，从而使本医院不断得到改进，进入或赶超一流医院，创造优秀业绩的良性循环过程。其核心是向业内外最优秀的医院学习。通过学习，医院管理者会重新思考和改进，创造自己的最佳实践，这一过程不仅仅是模仿其他医院的做法，更要在此基础上结合自身实际进行创新。

医院中的标杆管理突破了国家和产业的界限，模糊了医院的分类及性质，重视实际经验，强调具体的环节和流程。其思想就是医院的业务、流程、环节都可以解剖、分解和细化，因此医院可以根据实际需要去寻找整体最佳实践或者部分最佳实践来进行标杆比较；通过比较和学习，医院可以重新思考和设计流程，借鉴先进的模式和理念，创造出适合自己的全新的最佳模式。通过标杆管理，医院能够明确服务或流程方面的最高标准，然后做出必要的改进来达到这些标准。因此，标杆管理是医院摆脱传统的封闭式管理方法的有效工具。

2. 标杆管理的类型

（1）内部标杆管理。内部标杆管理以医院内部操作为基准，是最简单且易操作的标杆管理法之一。其基本做法是首先辨识出医院内部最佳服务或流程及其实践，并将其推广到医院的其他部门，从而实现信息、知识、实践的共享，是医院提高绩效的最便捷的方法之一。但是单独执行内部标杆管理的医院往往持有内向视野，容易产生闭门造车的封闭思维，因此在实践中，内部标杆管理法应该与其他标杆管理法结合起来使用。

（2）竞争标杆管理。竞争标杆管理法的目标是与有着相同或类似性质的医院在服务和工作流程等方面的绩效和实践进行比较，直接面对竞争者。竞争标杆管理法的优点在于直面竞争对手的优势，并学以致用，可以在一定程度上了解并掌握其他一流医院的强项。但这种方法实施起来比较困难，原因在于除了公共领域的信息容易获取外，有关竞争对手的其他信息较难获得。

（3）职能标杆管理。这是以行业领先者或某些医院的优秀职能操作为基准进行的标杆管理。职能标杆管理法的合作者常常能相互分享一些技术和市场信息，标杆的基准是非竞争性的医院的职能或业务实践。职能标杆管理与竞争标杆管理的做法是截然相反的，竞争标杆管理的出发点是学习直接竞争者的最佳实践，而职能标杆管理则是面向非竞争性的对手。由于没有直接的竞争者，因此合作者往往较愿意提供和分享技术与相关信息。

（4）流程标杆管理。这是以最佳工作流程为基准进行的标杆管理。由于比较的是类似的工作流程，因此流程标杆管理法可以跨不同类型的组织进行。这就意味着医院在实施流程标杆管理的时候，不能把眼光局限在医院这一行业里，而是应该拓宽视野，放大至其他行业中在某一工作流程的杰出者，博采众长。它一般要求医院对整个工作流程和操作有很详细的了解。

（二）标杆管理的作用

在医院中实施标杆管理有很多优越性，它为医院提供了优秀的管理方法和管理工具，具有较强的可操作性，能够帮助医院形成一种持续追求改进的文化。这种积极作用主要表现在以下几个方面。

首先，标杆管理是一种绩效管理工具。它可以作为医院绩效评估和绩效改进的工具。通过辨识行业内外最佳医院的绩效及其实践途径，医院可以制定绩效评估标准，然后对绩效进行评估，同时制定相应的改善措施。

其次，标杆管理有助于建立学习型组织。学习型组织实质上是一个能熟练地创造、获取和传递知识的组织，同时也要善于修正自身的行为，以适应新的知识和见解。标杆管理的实施，有助于医院发现自身在服务、工作流程以及管理模式方面存在的不足，通过学习标杆医院的成功之处，结合实际情况将其充分运用到本医院当中。同时随着医院经营环境和标杆的变化，这一过程也在持续更新。形成一个不断学习、提高的循环。

最后，标杆管理有助于医院的长远发展。标杆管理是医院挖掘发展潜力的工具，经过一段时间的运作，任何类型的医院都有可能将注意力集中于寻求发展的内在潜力，形成固定的医院文化。通过对各类标杆组织的比较，医院可以不断追踪把握外部环境的发展变化，从而更好地满足利益相关者的需要。

（三）标杆管理的实施

在医院中实施标杆管理有一整套逻辑严密的步骤，虽然各医院具体情况不同，但大体仍要按照以下五步来操作。

第一步，确认标杆管理的目标。在实施标杆管理的过程中，要坚持系统优化的思想，不能单纯追求医院某个局部的优化，而是着眼于医院总体的最优。其次，要制定有效的实践准则，以避免实施中的盲目性。

第二步，确定比较目标。比较目标就是能够为医院提供值得借鉴的信息的组织或部门，比较目标的规模和性质不一定与医院相似，但应在特定方面为医院提供良好的借鉴作用。

第三步，收集与分析数据，确定标杆。分析最佳实践和寻找标杆是一项比较烦琐的工作，但对于标杆管理的成效非常关键。标杆的寻找包括实地调查、数据收集、数据分析、与自身实践比较找出差距、确定标杆指标。标杆的确定为医院确定了改进的方向和目标。

第四步，系统学习和改进。这是医院实施标杆管理的关键环节。标杆管理的精髓在于创造一种环境，使组织中的人员在战略愿景下工作，自觉地学习和变革，创造出一系列有效的计划和行动，以实现组织的目标。另外，标杆管理往往涉及业务流程的重组和一些人行为方式的变化。这时医院就需要采用培训、宣讲等各种方式，真正调动医院员工的积极性，使标杆管理的进程得以顺利开展，为预期目标的达成夯实基础。

第五步，评价与提高。实施标杆管理不是一蹴而就的、也绝非一时一事，而是一个长期渐进的过程。每一轮完成之后都有一项重要的后续工作，就是重新检查和审视标杆研究的假设、标杆管理的目标和实际达到的效果，分析差距，找出原因，为下一轮改进打下基础。

（四）对标杆管理的评价

树立标杆是手段，实现超越才是目的。医院实施标杆管理，必须抓住学习创新的关键环节，以适应医院自身特点并促进医院战略目标的实现为原则，既有组织又有创新，才能真正发挥标杆管理的作用。片面理解标杆管理而惰于创新，不但与标杆管理的初衷背道而驰，而且不能从根本上提高医院的绩效水平。对标杆管理的优点和局限性全面理解，有助于更有效地使用该管理工具。

1. 标杆管理的优点

标杆管理有很多优越性，它为医院提供了优秀的管理方法和管理工具，具有较强的可操作性，能够帮助医院形成一种持续追求改进的文化。标杆管理的优点主要表现在以下几个方面。

（1）标杆管理有助于改善医院绩效。标杆管理作为一种管理工具，在绩效管理中发挥重要作用，特别适合作为绩效改进的工具。在管理实践中，实施标杆管理的组织，通过辨识行业内外最佳组织的绩效及其实践途径，确定需要超越的标杆，然后制定需要超越的绩效标准，同时制定相应的改善措施，进而实施标杆超越，最后制定循环提升的超越机制，从而实现绩效的持续提升。

（2）标杆管理有助于医院的长远发展。标杆管理是医院挖掘增长潜力的工具，经过一段时间的运作，组织内部与全面标杆进行比较，使个人、部门甚至组织的潜力得到充分的激发，克服组织内部短视现象。组织内在潜能的充分激发，有利于形成固定的医院组织文化，从而实现外在动力转化为内在发展动力，从而为医院长期健康发展打下扎实的基础。

（3）标杆管理有助于建立学习型组织。学习型组织实质上是一个能熟练地创造、获取和传递知识的组织，同时也要善于修正自身的行为，以适应新的知识和见解。标杆管理的实施有助于医院发现其在服务、生产流程以及管理模式方面存在的不足，通过学习标杆组织的成功之处，结合实际情况将其充分运用到自己的医院当中。同时，随着医院内外部环境和标杆的变化，这一过程也在持续更新。

2. 标杆管理的不足

虽然标杆管理在操作中有较为规范的步骤，但现实中很多医院都忽略了管理情境的差异性，导致标杆管理"形似而神不似"。在标杆管理中，主要存在以下五类缺陷。

（1）标杆主体选择缺陷。标杆选择的恰当是成功实施标杆管理的首要前提。作为标杆的组织应在某一方面做得尤其出色，并因此持续增长，获得竞争优势。许多医院最初都会在本产业内寻找比较目标，这一做法在某些情况下非常有效。然而，在大多数情况下，理想的比较目标可以是完全不同产业类型的组织，因为除了信息难以获得之外，同属一产业的其他医院倾向于以同样的方式来做同样的工作，这样，各医院间容易出现"近亲繁殖"问题。因此，寻找产业外的组织来作为比较对象，通常可以得到更新、更实用的信息。

（2）标杆瞄准的缺陷。系统地界定优秀的经营管理机制与制度、优秀的运作流程与程序以及卓越的经营管理实践的活动，被称作标杆瞄准。在锁定标杆时，一个不可忽视的问题是，最佳实践往往隐藏在标杆组织人员的头脑、规章制度、组织结构甚至组织文化中，医院要重视这些因素的作用和影响，采取相应的措施挖掘隐性知识，并与自身的实际情况结合起来。不光要看到标杆组织的诸如先进的技术、优异的管理等外显因素，更要对内部"软实力"予以高度重视。只有这样，实施标杆管理才可能在根本上取得成功，而不是仅仅停留在表面。

（3）标杆瞄准执行成员选择的缺陷。参与标杆管理的团队成员应包括实际操作的人员，即业务流程的最直接参与者，因为他们最清楚医院的业务流程从头到尾是怎样运作的，最清楚业务流程需要改进的地方。没有这些人的参与，以改进流程为目的的任何措施都不会成功。

（4）过程调整的缺陷。良好的绩效表现不是凭空得来的，而是通过一系列过程起作用的。对最佳实践的学习是一个渐进的过程，并不是一朝一夕的，需要得到医院中从高层领导到基层员工的各种支持，要向需要做出改变与调整的医院员工说明"怎样"和"为什么这样"工作，而且需要花费几个月的时间制定一整套新的方法。

（5）忽视管理情境的缺陷。现在很多医院将标杆管理视为获取竞争优势的关键性管理工具，但有的医院脱离实际，盲目攀高，只求形式，不求本质，把标杆管理简单地当成一种流行工具甚至是一种时髦的运动；有的医院把摆脱管理困境寄托于某一种成功模式，忽视情境对最佳实践的影响。这种盲目迷信管理工具而不考虑自身实际的做法往往是标杆管理在医院中无法得到预期效果的主要原因。各级各类医院的情况大相径庭，在一种情境下有效的最佳实践知识在其他情境下未必有同样的效果。那些曲解标杆管理思想实质、只模仿而不自我创新的错误做法，使得一些医院在实施标杆管理的同时，不可避免地陷入了医院经营管理日趋相同的误区，在学习先进医院的同时，忽视了结合自身经营实践进行一系列创新的重要性。

标杆管理在表面上看是"拿来主义"，但在真正意义上绝非如此。最早诞生于企业背景下的标杆管理在企业发展中的重要作用已经广泛地被企业所认同，其使用范围也从最初衡量制造部门的绩效发展到不同的业务职能部门，同时标杆管理也被应用于一些战略目的。标杆管理除了在深度上不断延伸之外，其应用也在广度上不断延展。标杆管理已经跨越了企业组织的界限，延伸到了政府组织、非营利性组织等，特别是近年来国内外有些医院也已经引进了标杆管理作为实现绩效提升和实现战略的工具。

二、标杆管理在医院绩效管理中的应用

从2010年初，武警某医院在全院各科室率先引进了"标杆管理"这一新的管理模式，包括：服务型标杆、技术型标杆、效益型标杆、安全型标杆及质量型标杆和科研型标杆。护理和院务保障单位也参照医疗科室的做法着手开展相应的标杆管理，并成立了标杆管理领导小组和办公室。

（一）标杆管理的类型

1. 内部标杆管理

内部标杆管理是指对从医院内部选择的标杆进行管理的方法。辨识医院内部最佳职能或流程及其实践，然后推广到组织的其他部门，不失为医院绩效提高最便捷的方法之一。该医院在内部建立了相应的标杆科室，如在技术精湛独到方面向眼科学习，在效益显著方面向肝移植科学习，在服务热情周到方面向干部病房学习等。

2. 竞争标杆管理

竞争标杆管理是以竞争对象为基准的标杆管理。竞争标杆管理的目标是与有着相同市场的医院在技术、服务和医疗流程等方面的效益与实践进行比较，直接面对竞争者。经过谨慎的研究探讨，该医院确定了一系列的外部竞争标杆，如医院作风学习协和，医学技术学习301医院，眼科学习同仁医院，心血管科学习阜外、安贞医院，泌尿科学习友谊医院，医院环境建设向家庭式医院的和睦家医院、园林式医院的北大深圳医院、酒店式医院的西安合资医院学习。

3. 职能标杆管理

职能标杆管理是以行业领先者或某些医院的优秀职能操作为基准进行的标杆管理。这类标杆管理的合作者常常能相互分享一些技术和市场信息，标杆的基准是外部医院（但非竞争者）及其职能或业务实践。由于没有直接的竞争，因此合作者往往愿意提供和分享技术与市场信息。如该医院护理部定期派护士到中国国际航空公司学习服饰、仪表、举止、语言、接待等内容，以提高医院护理服务水准。

4. 流程标杆管理

流程标杆管理是以最佳工作流程为基准进行的标杆管理。由于比较的是类似的工作流程，因此流程标杆管理法可以跨不同类型的组织进行。它一般要求医院对整个工作流程和操作有很详细的了解。该医院在解决储存药品、敷料、耗材等物品难问题时，特别注重戴尔、海尔等大企业在处理物流、库存等相关问题上的先进经验。

（二）标杆管理的实施步骤

标杆管理的具体实施内容因医院而异。武警某医院根据自身所处的发展前景，结合医院发展战略，考虑成本、时间和收益，确定医院标杆管理的计划。

1. 确定学习的内容、对象和目标

实施标杆管理，首先要确定学习的内容（标杆项目）和学习的对象（标杆医院），并确定实施标杆管理需要达到什么样的目标（标杆目标）。分析最佳模式与寻找标杆项目是一项比较烦琐的工作。其中包括：①实地考查，搜集标杆资料；②处理、加工标杆数据并进行分析；③与医院自身同组数据进行比较，进一步确立医院自身应该改进的地方。必要时还需要借助外部专门数据库。在大量搜集有关信息和有相关专家参与的基础上，针对具体情况确定不同的比较目标。在分析对比同行业中的医院时，不仅需要参考行业第一，而且还要参照一些与自身相近的医院，来全面而准确地确定威胁与机会，优势与劣势。从而才能够制定出可操作的、可实现的分步实施目标。该医院在大量调研基础上，决定向兄弟单位海军总医院学习。

2. 制定实现目标的具体计划与策略

这是实施标杆管理的关键。一方面要创造一种环境，使医院的员工能够自觉和自愿地进行学习和变革，以实现医院的目标。另一方面要创建一系列有效的计划和行动，通过实践，赶上并超过比较目标，这是打造医院核心竞争力的关键所在。因为标杆本身并不能解决医院存在的问题，医院必须据这些具体的计划采取切实的行动，实现既定的目标。

3. 比较与系统学习

将本院指标与标杆指标进行全面比较，找出差距，分析差距产生的原因，然后提出缩小差距的具体行动计划与方案。在实施计划之前，医院应当培训全体员工，让其了解医院的优势和不足，并尽量让员工参与具体行动计划的制定，只有这样，才能最终保证计划的切实实施。而且，标杆管理往往涉及业务流程再造，需要改变员工旧有的行为方式，甚至涉及个人的利益。因此，医院一方面要解除思想上的阻力；另一方面，也要创建一组最佳的实践和实现方法，以赶上并超过标杆对象。

4. 评估与提高

实施标杆管理是一个长期的渐进过程。在每一轮学习完成时，都需要重新检查和审视对标杆研究的假设和标杆管理的目标，以不断提升实施效果。标杆管理，只有起点没有终点，医院应当在持续学习中不断把握机遇、提升优势，避免危机、发扬优势。

上面的步骤只是标杆学习的一个流程，医院在实施标杆管理的过程中，应当从整个医院系统出发，持续循环地实施标杆学习。

第三节　关键绩效指标

进入20世纪80年代，随着管理实践的发展，绩效管理作为人力资源管理的重要方面，受到了更加广泛的关注。这一时期管理学界开始关注将绩效管理与企业战略相结合，并采用各种评估方法，将结果导向与行为导向的评估方法的优点相结合，强调工作行为与目标达成并重。在这种背景下，关键绩效指标（Key Performance Indicators，KPI）应运而生。

一、关键绩效指标的基本理论

（一）关键绩效指标概述

1. 关键绩效指标的内涵

所谓关键绩效指标，是指将组织战略目标经过层层分解而产生的、具有可操作性的、用以衡量组织战略实施效果的关键性指标体系。其目的是建立一种机制，将组织战略转化为内部流程和活动，从而促使组织获取持续的竞争优势。关键绩效指标作为一种战略性绩效管理工具，其核心思想是根据"二八"原则，认为抓住找到组织的关键成功领域（Key Result Areas，KRA），洞悉组织的关键绩效要素（Key Performance Factors，KPF），有效管理组织的关键绩效指标，就能以少治多、以点带面，从而实现组织战略目标，进而打造持续的竞争优势。其中，关键成功领域是为了实现组织战略而必须做好的几方面工作；关键绩效要素是对关键成功领域的细化和定性描述，是制定关键绩效指标的依据。在医院组织中，关键绩效指标的内涵包括以下几个方面。

（1）关键绩效指标是衡量医院战略实施效果的关键指标。这包含两方面的含义：一方面，关键绩效指标是战略导向的，它由医院的战略目标层层分解产生；另一方面，关键绩效指标强调关键，即对医院成功具有重要影响方面的指标。

（2）关键绩效指标体现的是对医院战略目标有增值作用的绩效指标。基于关键绩效进行绩效评价，是连接员工个人绩效与医院整体战略目标的桥梁，它可以保证真正对整个医院有贡献的个人行为受到鼓励，从而实现医院绩效的不断提高。

（3）关键绩效指标反映的是最能有效影响医院实现目标的关键驱动因素。关键绩效指标制定的主要目的是明确引导管理者将精力集中在能对绩效产生最大驱动力的行为上，能够及时了解、判断医院在营运过程中产生的问题，并采取相应的改进措施来提高绩效水平。

（4）关键绩效指标是用于评价和管理员工个人绩效的可量化的管理体系。关键绩效指标是对工作效果和工作行为的最直接的衡量方式。

通过以上几点针对医院的对关键绩效指标的内涵的介绍，我们了解到通过关键绩效指标，可以落实医院的战略目标和业务重点，传递医院的价值导向，有效激励医院员工，促进医院整体和员工个人绩效的改进与提升。需要明确指出的是，关键绩效指标只着眼于对医院绩效起关键作用的指标，而不是与医院经营管理有关的所有指标，它实际上提供了一种管理的思路：作为绩效管理，应该抓住关键绩效指标进行管理，通过关键绩效指标将医院员工的行为引向医院希望的目标方向。

2. 基于关键绩效指标的医院绩效指标体系

虽然关键绩效指标根据不同的分类方式可以分为不同的类型，但是在实际构建以关键绩效指标为基础的医院绩效管理系统的时候，通常是以医院关键绩效指标、科室关键绩效指标和员工关键绩效指标为主体，其他分类方式为补充的。在管理实践中，关键绩效指标不是绩效指标的全部，还有一类绩效指标来源于部门或个人的工作职责，体现了组织各层次具体工作职责的基础要求，通常被称为一般绩效指标（Performance Indicators，PI）。在设计基于关键绩效指标的医院绩效管理体系的时候，通常医院层面的绩效指标都是关键绩效指标，而科室层面的绩效指标和员工层面的绩效指标则由关键绩效指标和一般绩效指标共同构成，如图2-2所示。但是，不同科室所承担两类指标的构成不同，有的科室承担的关键绩效指标多，有的科室承担的关键绩效指标少，有的科室甚至不承担关键绩效指标。比如，对于一些支持性部门（如医院的院办、财务处、人事处等）而言，它们的绩效指标更多的是来自科室的职能或职责，而不是源于医院战略的分解，因此这类科室的一般绩效指标所占比重较大，而关键绩效指标所占比重相对较小。员工层面的绩效指标构成也是由关键绩效指标和一般绩效指标构成。

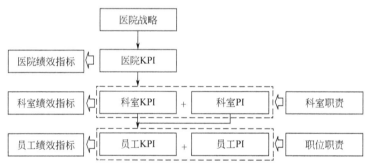

图2-2　基于KPI的医院绩效指标体系

（二）建立医院关键绩效指标体系的过程

在关键绩效指标的实施过程中，其核心环节是制定关键绩效指标。设计一个完整的基于关键绩效指标的医院绩效管理系统通常包含如下六个步骤：确定关键成功领域、确定关键绩效要素、确定关键绩效指标、构建医院关键绩效指标库、确定科室KPI和PI以及确定员工KPI和PI六个步骤，如图2-3所示。其中，医院KPI的制定涉及关键绩效指标体系建立的前面四步，这四步是设计关键绩效指标体系的关键和核心内容，也是基于关键绩效指标的医院绩效计划的核心内容。

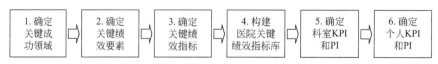

图2-3　基于KPI的医院绩效指标体系的建立步骤

1. 确定关键成功领域

关键绩效指标体系通常是采用基于战略的成功关键因素分析法来建立的。成功关键因素分析法的基本思想是分析组织获得成功的关键成功领域，再把关键成功领域层层分解为关键绩效要素；为了便于对这些要素进行量化评价和分析，须将要素细分为各项指标，即关键绩效指标。

建立关键绩效指标体系的第一步就是根据组织的战略，寻找使组织实现战略目标或保持竞争优势所必需的关键成功领域。该环节主要目标是根据组织的战略及战略目标，通过鱼骨图分析，寻找并确定能够促使组织成功的若干个关键成功领域，即对组织实现战略目标和获得竞争优势有重大影响的领域。在具体确定组织的关键成功领域的时候，还必须明确三个方面的问题：一是这个组织为什么会取得成功，成功依靠的是什么；二是在过去那些成功因素中，哪些能够使组织在未来持续获得成功，哪些会成为组织成功的障碍；三是组织未来追求的目标是什么，未来成功的关键因素是什么。这实质上是对组织的战略制定和规划过程进行审视，对所形成的战略目标进行反思，并以此为基础对组织的竞争优势进行剖析。深圳某医院通过访谈和头脑风暴法，寻找并确定了该医院能够有效驱动战略目标的关键成功领域：功能定位、公共服务、创新发展、成本效益、财务管理和社会满意，如图2-4所示。

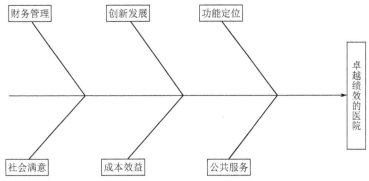

图2-4　某医院关键成功领域的确定（示例）

2. 确定关键绩效要素

关键绩效要素提供了一种描述性的工作要求，是对关键成功领域进行的解析和细化。主要解决以下几个问题：第一，每个关键成功领域包含的内容是什么；第二，如何保证在该领域获得成功；第三，达成该领域成功的关键措施和手段是什么；第四，达成该领域成功的标准是什么。上述医院的关键绩效要素如图2-5所示。

3. 确定关键绩效指标

对关键绩效要素进一步细化，经过筛选，关键绩效指标便得以确定。选择关键绩效指标应遵循三个原则：①指标的有效性，即所设计的指标能够客观地、最为集中地反映要素的要求；②指标的重要性，通过对组织整体价值创造业务流程的分析，找出对其影响较大的指标，以反映其对组织价值的影响程度；③指标的可操作性，即指标必须有明确的定义和计算方法，容易取得可靠和公正的初始数据，尽量避免凭感觉主观判断的影响。以医院"创新发展"这一关键成功领域为例，该医院确定的关键绩效指标如图2-6所示。

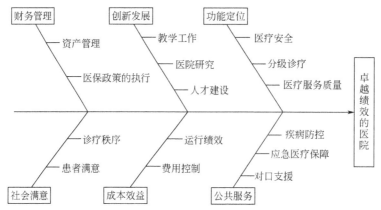

图2-5 某医院关键绩效要素的确定（示例）

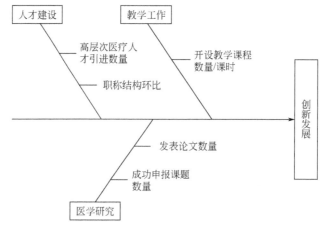

图2-6 某医院关键绩效指标的确定（示例）

很多组织在提炼关键绩效指标的时候，常常遇到以下几类的问题：第一，关键绩效指标体系缺乏对战略的有效支撑，或者各项指标相互不协同或缺乏整体性；第二，财务指标比重过大，非财务指标比重太少；第三，关键绩效指标选择缺乏针对性；第四，关键绩效指标数量的繁简程度把握不够好；第五，关键绩效指标的操作性不够强。另外，由于组织关键绩效指标涉及的业务领域众多，并且管理者对各业务领域之间相互关联和相互协同性把握有相当的难度。因此，在具体制定组织级的关键绩效指标的时候，管理者需要特别注意制定能完全反应和衡量组织战略目标的关键绩效指标体系。

4. 构建医院关键绩效指标库

在确定了医院关键绩效指标之后，就需要按照关键成功领域、关键绩效要素和关键效指标三个维度对医院组织层面的关键绩效指标进行汇总，建立一个完整的关键绩效指标库，作为整个医院绩效评价的依据。下文将具体阐述医院关键绩效指标库的例子。

5. 确定科室KPI和PI

医院目标的实现需要各个科室的支持。因此，在获得医院关键绩效指标后，就应当考虑将这些指标通过承接和分解两种形式落实到具体科室，形成科室关键绩效指标，如图2-7所示。首先，要确认这些指标能否直接被相关科室承接。有些关键绩效指标是可以直接被科室承接的，如患者满意度、次均住院费用增长率等，这些关键绩效指标就可以直接确定为科室关键绩效指标。其次，对不能被直接承接的指标，则必须对这些指标进行进一步的分解。对关键绩效指标进行分解通常有两条主线：一是按照组织结构分解；二是按主要流程分解。

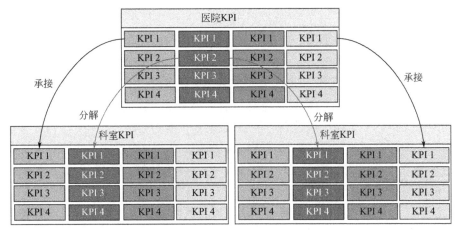

图2-7　科室关键绩效指标的确定

在一般情况下，医院关键绩效指标需要全部落实到具体的科室，否则必然会导致重要工作遭到忽视；科室关键绩效指标的确定过程通常也是通过在医院关键绩效指标库中进行指标选择而获得的。科室绩效指标通常包含关键绩效指标和一般绩效指标，比如医院消化科通过承接或分解医院关键绩效指标确定了科室的关键绩效指标，再补充来自于消化科职责和工作流程的一般绩效指标，就获得了该科室的绩效指标体系。

6. 确定员工KPI和PI

员工关键绩效指标的确定方式同科室级关键绩效指标的设计思路一样，是通过对科室关键绩效指标的分解或承接来获得员工关键绩效指标，如图2-8所示。同样，员工绩效指标体系还包括部分来自员工所承担职位的职责的一般绩效指标。

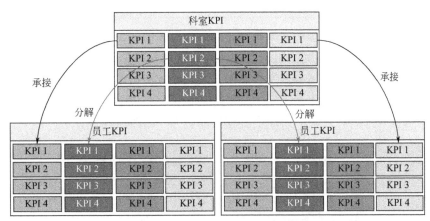

图2-8　员工关键绩效指标的确定

员工绩效指标同样包括关键绩效指标和一般绩效指标两类。所有科室关键绩效指标最终都需要有人来承担，这样确保医院战略能够有效指导员工的工作行为。不同的岗位承担关键绩效指的数量也有很大的差异，有的岗位承担的关键绩效指标数量多，有的岗位承担的关键绩效指标数量少，甚至有的岗位承担的全是一般绩效指标，没有关键绩效指标。

（三）指标权重与员工责任

设计良好的关键绩效指标是绩效管理成功的保障，它所提供的基础性数据是绩效改进的依据和绩效评价的标准。通常关键绩效指标对个人行为具有引导和规范作用。不同的指标类型以及同一指标被赋予不同的权重，都会对员工产生不同的影响。一个岗位的关键绩效指标的数量一般应该控制在5～10个之间。指标过少可能导致重要工作遭到忽略，指标过多可能出现指标重复现象，并且可能分散员工的注意力。每个指标权重一般不高于30%，但是也不能低于5%。指标权重过高可能导致员工"抓大放小"，而忽视其他与工作质量密切的相关指标；而且权重过高可能造成绩效评价的风险过于集中，万一该指标不能完成，则整个绩效周期的奖金薪酬都会受到很大的影响。指标权重太低则对评价结果影响力小，也容易产生无法突出重点工作的现象。为了便于计算，指标权重一般取5的倍数，得分也一般使用线性变化计算比例。

根据医院工作性质和工作内容的不同，可以将医院关键绩效指标分为服务类指标、管理类指标和发展类指标三种。服务类指标侧重于衡量利益相关者对医院及其所提供服务的态度；管理类指标侧重于衡量医院质量管理和财务管理等工作流程的效率和效果；发展类指标侧重于衡量支撑医院未来发展的各种无形资产的准备度。下面对每种类型的医院关键绩效指标的权重分配都举一个例子进行说明，如表2-2所示。

表2-2　医院关键绩效指标类别（示例）

指标类型	关键绩效指标	单位	权重	目标值	完成情况	最后得分
服务类指标	患者满意度	%	10%			
	……	……	……			
管理类指标	医院病床使用率	%	5%			
	……	……	……			
发展类指标	高层次医疗人才引进数量	人/年	5%			
	……	……	……			

在医院中，履行不同职能的员工对医院绩效所发挥的作用是不同的，由此决定了其对关键绩效指标的责任有所不同。由于前端科室直接与医院的客户（患者及其家属）打交道。因此，医院中的前端业务部门（护理类员工、临床类员工和医技类员工等）比后端职能部门（行政类员工和后勤类员工等）的服务类指标权重大；后端职能部门在一般情况下服务类指标权重偏小，管理类和发展类指标权重更大，如图2-9所示。

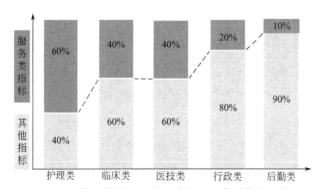

图2-9　关键绩效指标权重在医院中不同类别员工中的分配

（四）对关键绩效指标的评价

1. 关键绩效指标的优点

关键绩效指标作为一个战略性绩效管理工具，在绩效管理实践中得到了广泛应用。善于运用关键绩效指标对组织进行绩效管理，有助于发挥战略导向的牵引作用，形成对员工的激励和约束机制。具体来讲，关键绩效指标主要有以下优点：第一，关键绩效指标是基于组织战略的指标体系，有利于组织战略目标的实现。关键绩效指标来源于对组织战略的分解，通过分解战略找出关键成功领域，然后确定关键成功要素，最后通过对关键成功要素的分解得到关键绩效指标。因此，通过对关键绩效指标的有效整合和控制，使员工的绩效行为与组织战略目标的要求相吻合，有利于保证组织战略目标的顺利实现。第二，关键绩效指标是动态的指标体系，有利于绩效管理系统与组织战略保持动态一致性。关键绩效指标和目标值都是根据具体的实际情况来设定的，当组织环境或战略发生转变时，关键绩效指标也会相应地进行调整以适应组织战略的新重点，确保关键绩效指标对绩效管理系统的动态化牵引，从而保障绩效管理系统与组织战略保持动态一致性。第三，推行基于关键绩效指标的绩效管理，有利于组织目标与个人目标的协调一致。个人关键绩效指标是通过对组织关键绩效指标的层层分解而获得的，员工努力达成个人绩效目标就是获得组织需要的绩效产出的过程，也是助推组织战略目标实现的过程。因此，关键绩效指标有利于确保个人绩效与组织绩效保持一致，有利于实现组织与员工的共赢。

2. 关键绩效指标的不足

虽然关键绩效指标为管理者提供了一个新的思路和途径，为以后绩效管理思想和工具的发展提供了一个新的平台，也受到了理论界和实践界的肯定与认可，但随着管理实践的不断深入，关键绩效指标也暴露出某些不足和问题，主要体现在以下几个方面：第一，关键绩效指标的战略导向性不明确。关键绩效指标强调战略导向，但是具体的"战略"到底指的是公司战略、竞争战略，还是职能战略，在关键绩效指标里面并没有明确指出；虽然绝大多数人将这里的战略理解为竞争战略，但是同样没有提供可供选择的战略基本模板。另外，关键绩效指标没有关注组织的使命、核心价值观和愿景，这种战略导向是不够全面的，也缺乏战略检验和调整的根本标准；在面对不确定性环境的时候，或在战略需要调整和修正的过程中，使用关键绩效指标的局限性尤为明显。第二，关键成功领域相对独立，各个领域之间缺少明确的逻辑关系。关键成功领域是根据战略的需求，找出来的对战略有贡献的相关独立的领域，这就会忽略领域间横向的协同和合作，相互之间没有逻辑关系，并直接导致了关键绩效指标间缺乏逻辑关系。在管理实践中，关键成功领域没有数量的限制，不同的设计者可能提出不同的关键成功领域，最终就会导出不同的关键绩效指标。第三，关键绩效指标对绩效管理系统的牵引方向不明确。由于各关键绩效指标之间相对独立并且缺乏明确的因果关系，这可能导致关键绩效指标对员工行为的牵引方向不一致。由于关键绩效指标对资源配置的导向作用不明确，甚至出现指标间相互冲突，容易导致不同部门和不同员工在完成各自绩效指标的过程中，对有限的资源进行争夺或重复地使用资源，从而造成不必要的耗费和损失。第四，关键绩效指标过多地关注结果，而忽视了对过程的监控。科学高效的绩效管理系统不仅需要关注最终的结果，还需要对实现路径进行全面的关注，便于在过程中加强监控和管理，从而保障组织获得持续稳定的高绩效水平。

设计良好的关键绩效指标是医院绩效管理成功的保障，它所提供的基础性数据是绩效改进的依据和绩效评价的标准。绩效管理是管理者与医院员工双方就目标及如何实现目标达成共识的过程，以及引导员工成功地达到目标的管理方法。管理者给下属订立工作目标的依据来自部门的关键绩效指标，部门的关键绩效指标来自上级部门的关键绩效指标，上级部门的关键绩效指标来自组织级关键绩效指标。只有这样，才能保证每个职位都是按照医院要求的方向去努力。善用关键绩效指标考评组织，将有助于形成对医院员工的激励约束机制，并把战略置于绩效管理的核心，发挥战略导向的牵引作用。

二、关键绩效指标在医院绩效管理中的应用

关键绩效指标被广泛应用于我国现阶段医院绩效管理中。为达到促进公立医院遵循医疗卫生方针政策，维护人民群众的根本利益，保证卫生事业健康与可持续发展的目的，深圳市某公立医院于2015年通过关键绩效指标法，构建了其关键绩效指标评价体系。

（一）关键成功领域的确定

深圳市该公立医院以建立"卓越绩效的医院"为战略目标，以"不断提升综合竞争力"为医院努力的方向。在具体绩效评价指标体系构建的过程中，该院依据《关于加强公立医疗卫生机构绩效评价的指导意见》和《深圳市公立医院运营管理绩效评价指导意见》等文件精神，结合本医院战略目标、实际工作流程和特点，确定了"功能定位"、"公共服务"、"创新发展"、"成本效益"、"财务管理"和"社会满意"六个关键成功领域。

（二）关键绩效要素的确定

在确定了关键成功领域之后，该医院把关键成功领域层层分解为关键绩效要素，这些要素描述了每个关键领域包含的内容、关键措施及标准。其中，"功能定位"关键成功领域包含"医疗安全"、"分级诊疗"和"医疗服务质量"三个关键绩效要素；"公共服务"关键成功领域包含"疾病防控"、"应急医疗保障"和"对口支援"三个关键绩效要素；"创新发展"关键成功领域包含"教学工作"、"医学研究"和"人才建设"三个关键绩效要素；"成本效益"关键成功领域包含"运行绩效"和"费用控制"两个关键绩效要素；"财务管理"关键成功领域包含"资产管理"和"医保政策的执行"两个关键绩效要素；"社会满意"关键成功领域包含"诊疗秩序"和"患者满意"两个关键绩效要素。

（三）关键绩效指标的确定

为了便于对关键绩效要素进行量化评价和分析，该医院对这些要素进行了细分。在选择关键绩效指标的过程中，遵循了有效性、重要性和可操作性等基本原则，采用专家咨询等方法，把具备代表性的、能起到重要影响和决定因素的指标汇总起来，形成该医院组织层面的关键绩效指标体系。

综上所述，深圳市该公立医院在确定6个关键成功领域的基础上，分解得出了15个关键绩效要素，最终构建了由22个关键绩效指标组成的绩效评价指标体系，用以指导医院

绩效管理实践。具体如表2-3所示。

表2-3 某医院关键绩效指标汇总表（示例）

关键成功领域	关键绩效要素	关键绩效指标
功能定位	医疗安全	医院感染发生率
	分级诊疗	医院预约转诊量占医院门诊就诊量的比例
	医疗服务质量	病理检查与临床诊断符合率
		急危重症抢救成功率
		出院者平均住院日
公共服务	疾病防控	法定传染病漏报率
	应急医疗保障	重大医疗保障任务成功完成率
	对口支援	国内外各类医疗卫生援助任务成功完成率
创新发展	教学工作	开设教学课程数量/课时
	医学研究	论文发表数量
		成功申报课题数量
	人才建设	高层次医疗人才引进数量
		职称结构环比
成本效益	运行绩效	医生日均负担住院量（床/日）
		医院病床使用率
	费用控制	药品收入、检查收入和材料收入占业务收入比
		百元医疗业务收入成本
财务管理	资产管理	医院每百元医用设备业务收入占比
	医保政策的执行	医保信用等级评价达标率
社会满意	诊疗秩序	"一站式"导医导诊等综合服务平台建设数量
	患者满意	患者满意度
		患者投诉率

第四节 平衡计分卡

20世纪90年代，随着知识经济和信息技术的兴起，无形资产的重要性日益凸显，人们对以财务指标为主的传统绩效衡量模式提出了质疑。在此背景下，美国哈佛大学商学院教授罗伯特·卡普兰（Robert Kaplan）和RSI公司总裁戴维·诺顿（David Norton）针对企业的组织绩效评价创建了平衡计分卡（Balanced Scorecard，BSC）。经过两位创始人近二十余年锲而不舍的努力，平衡计分卡得以不断推陈出新，逐渐发展成为系统完备的战略管理理论体系，并被广泛应用于企业、政府、医院等各类组织的管理实践。

一、平衡计分卡的形成与演变

20世纪中后期，为了对环境变化和市场需求迅速作出反应，管理者需要全面掌握组织的经营业绩和运作情况，尤其是无形资产对价值创造的贡献。然而，传统的财务业绩衡量模式因其固有的滞后性，已无法满足管理实践的现实需要，从而为平衡计分卡的诞生提供了契机。1990年，美国毕马威会计师事务所（KPMG）的研究机构诺兰诺顿（Nolan Norton Institute）资助了一个名为"未来的组织业绩衡量"的研究项目，诺兰诺顿的CEO戴维·诺顿担任该项目的负责人，罗伯特·卡普兰则担任学术顾问。在项目结束后，卡普兰和诺顿总结了小组的研究成果，写成了一篇论文《平衡计分卡——驱动业绩的衡量体系》（The Balanced Scorecard：Measures that Drive Performance），发表于1992年1～2月的《哈佛商业评论》。该文的发表标志着最初用于衡量组织绩效的平衡计分卡正式问世。

平衡计分卡自问世以来，得到管理界人士的广泛认可，迅速风靡全球，成为近百年来最具影响力的管理理论之一，目前其应用领域也由企业组织逐步扩张至政府部门、非营利组织、准军事组织，乃至军事机关。卡普兰和诺顿经过20余年的努力，使平衡计分卡不断发展、丰富和完善，形成了一批极具价值的研究成果。平衡计分卡理论体系全面地阐述了组织获得高绩效的管理框架或基本原则：即描述战略、衡量战略、管理战略、协同战略以及整合战略（链接战略与运营）。这些理论成果集中反映了两位创始人的思想轨迹，也体现了平衡计分卡的理论演变脉络。

（1）初步构建理论体系。平衡计分卡与战略之间的联系在实践中得到进一步完善，并逐渐从一个改良的绩效衡量系统演变成一个核心的管理系统。1996年他们的第一本平衡计分卡专著——《平衡计分卡——化战略为行动》出版，标志着平衡计分卡从绩效衡量工具转变为战略实施的工具，也标志着平衡计分卡理论体系的初步形成。

（2）建立战略中心型组织。一些组织的高层管理者利用平衡计分卡把经营单位、共享服务单位、团队和个人围绕整个战略目标联系起来，并通过平衡计分卡的导入，使组织拥有了新的管理中心、新的协调机制以及新的学习模式，实现了整体价值大于各部分价值的总和。2000年，他们推出了《战略中心型组织——如何利用平衡计分卡使企业在新的商业环境中保持繁荣》，系统阐述了建立战略中心型组织的五个基本原则，为该理论的继续发展找到了新的支点。

（3）绘制战略地图以描述战略。战略地图（Strategy Map）将平衡计分卡由菱形结构改为四个矩形叠加的逻辑结构，将管理者的关注焦点从绩效指标转移到了绩效目标上，其中发现"目标应该通过因果关系连接"是平衡计分卡管理工具的重要突破。战略地图通过四个层面目标之间的因果关系来描述战略，为战略沟通和战略描述提供了一个可视化的工具，从而为人们提供了一个清晰、逻辑性强并且经得起考验的描述战略的工具。战略地图的提出是对最初提出的平衡计分卡的发展和升华，对管理实践的解释更明晰，指导作用更强。2004年，他们出版了《战略地图——化无形资产为有形成果》，创造性地解决了化无形资产为有形成果的技术路径问题，廓清了传统战略管理理论中存在于战略制定和战略执行之间的模糊地带。

（4）围绕战略协同组织。在管理实践中，协同的重要性日益凸显，但是很多大型组织协同不一致却普遍存在。要释放组织系统的全部潜能，获得"1+1＞2"的效应，必须在纵向上将组织、部门、团队和个人协调和整合起来，在横向上将组织中的业务单元、支持单元、外部合作伙伴等利益相关者协调和整合起来。2006年，他们推出了《组织协同——运用平衡计分卡创造企业合力》一书，阐述了一整套以战略地图和平衡计分卡为工具的治理框架，并为深入挖掘组织协同所产生的衍生价值提供了技术指导。

（5）连接战略和运营并对战略实施流程化管理。许多组织运用战略地图和平衡计分卡来明晰战略路径和协调组织行动，取得了卓越的经营业绩。但是，如何才能将持续的战略管理融入组织的经营活动以保持这一来之不易的卓越业绩，成为困扰高层管理者的难题。2004年，卡普兰和诺顿与美国平衡计分卡协会的同事成立了一个工作组，旨在研究如何才能使组织持续聚焦于战略执行。经过几年的研究，他们于2008年推出了《平衡计分卡战略实践》，描述了公司怎样以战略与运营进行连接的所有关键流程为突破口，实现战略与运营之间的无缝对接，从而使员工的日常工作能够支持战略目标的实现。

二、平衡计分卡的特点与功能

作为一个新的战略及绩效管理体系，平衡计分卡具有自身的鲜明特点和功能定位。了解这些特点及其功能，有助于在平衡计分卡的设计与实施过程中准确把握其内在本质，发挥这一管理工具的比较优势，从而设计出科学有效的绩效管理体系。

（一）平衡计分卡的主要特点

（1）始终以战略为核心。平衡计分卡以提升战略执行力为出发点，结合时代背景和环境特征针砭了当前组织在战略管理中的纰漏之处，先后探讨了如何对战略进行衡量、管理、描述、协同以及如何实现战略管理与运营管理的有效结合等难题。

（2）重视协调一致。为了实现化战略为行动的目的，平衡计分卡将协调一致提升到了战略的高度，认为协同不仅是创造企业衍生价值的根本途径，也是实现客户价值主张的必要保障，有必要形成一套严谨的协同机制以确保战略"落地"。

（3）强调有效平衡。平衡计分卡所强调的平衡，不是平均主义，不是为平衡而平衡，而是一种有效平衡。这种有效平衡是指在战略的指导下，通过平衡计分卡各层面内部以及各层面之间的目标组合和目标因果关系链，合理设计和组合财务与非财务、长期与短期、内部群体与外部群体、客观与主观判断、前置与滞后等不同类型的目标和指标，实现组织内外部各方力量和利益的有效平衡。

（二）平衡计分卡的功能定位

整体来看，平衡计分卡的功能随着理论体系自身的不断发展和完善而发生着变化。这种变化表现在它由最初的绩效评价工具逐渐转变为战略管理工具，其应用领域也由企业组织逐步扩张至政府部门、非营利组织、医院组织、准军事组织，乃至军事机关。

（1）战略管理工具。从平衡计分卡对于战略管理的突破性贡献来看，主要有三点：第一，通过绘制战略地图这一管理工具，实现对战略的可视化描述。卡普兰和诺顿说："战略地图创新的重要性丝毫不亚于最初的平衡计分卡本身。管理层找到了战略内在属性和外在力量的可视化表述方法。"可以说，对于战略的清晰描述填补了传统战略管理过程中战略制定和战略规划之间的模糊地带。第二，通过战略地图和平衡计分卡建立了战略协同的机制。协同效应是战略构成要素之一，但是以往的管理工具未能很好地实现组织战略协同。平衡计分卡将协同视为经济价值的来源，构建了一个逻辑严密、体系完整和机制健全的协同机制。第三，尝试通过战略地图、平衡计分卡以及仪表盘等工具将战略和运营进行连接，这是平衡计分卡的最新理论成果，尽管还存在有待完善之处，但是实现战略和运营无缝连接的宗旨是将战略转化为员工日常行为，确保战略"落地"的必然选择。

（2）绩效管理工具。1990年"未来的组织业绩衡量"项目组所创建的平衡计分卡模型，仅限于组织绩效的评价，没有涉及部门和员工个人的绩效。但是，"化战略为行动"这一新的定位形成以后，平衡计分卡在绩效评价方面的应用范围便覆盖了组织中的每个层级和个体。随着平衡计分卡理论的继续发展和丰富，绩效管理的计划、监控、评价和反馈环节都纳入了其理论范畴，涉及绩效目标的设置和评价指标的选择、绩效沟通和辅导、绩效监测和评估、绩效结果的反馈和应用等内容，平衡计分卡也因此成为一个以战略为核心的绩效管理工具。作为一个新的绩效管理工具，平衡计分卡不仅克服了传统财务绩效衡量模式的片面性和滞后性，而且相对于目标管理、关键绩效指标等绩效管理工具也在目标制定、行为引导、绩效提升等方面具有明显的管理优势，能够为组织绩效目标的达成提供有力保证。

（3）管理沟通工具。平衡计分卡是一个具有鲜明个性的有效的管理沟通平台，通常可以从如下三方面对其进行深入理解：第一，平衡计分卡具有一套层次分明、意义明确、表述清晰的统一的概念和术语。其中有些词汇是既有的管理专业术语，但是卡普兰和诺顿明确界定了其内涵或赋予其新的含义，例如，使命、愿景、战略、无形资产、人力资本等；有些词汇则是根据需要创造出来的，具有明确含义，例如，客户价值主张、企业价值主张、战略主题、战略工作组群、准备度等。这些词汇在统一的平衡计分卡框架内形成了一种新的语言，保证了信息沟通的统一和规范。第二，平衡计分卡是一个具有严密逻辑关系的管理工具。从沟通的角度看，逻辑上的清晰和严谨具有两方面作用：一是它能够将平衡计分卡的概念和术语有机地组合起来，形成一个语言体系；二是目标之间严密的因果和协作关系以及指标之间的关联关系能够明确界定组织各构成单元和个人所遵循的沟通渠道、沟通内容以及责任权限。第三，平衡计分卡建立了一套良好的沟通机制。这套机制包括领导者的沟通责任、战略沟通的七原则、员工的培训和教育、战略反馈和学习流程、结构化会议等，从而对沟通的渠道、传播媒介、沟通方式和频次以及沟通管理等内容作出了明确的界定。

三、平衡计分卡的框架与要素

对平衡计分卡的理解，有广义和狭义之分。广义的平衡计分卡是就理论体系而言，其本质是通过以战略为管理核心实现组织整体协同，从而提升战略执行力的管理体系，包括战略地图和狭义的平衡计分卡；狭义的平衡计分卡是就管理工具而言，它是与战略地图相对应的一种管理表格。本书从广义的视角出发，对平衡计分卡的内部构件及其组合原理进行全面的考察，即通过对战略地图和狭义的平衡计分卡的构成和逻辑结构的全面理解，系统理解平衡计分卡化战略为行动的全过程。

（一）战略地图及其基本框架

战略地图是对组织战略要素之间因果关系的可视化表示方法，是一个用以描述和沟通战略的管理工具。为便于理解和记忆，我们把通用的战略地图形象地比喻为一座四层楼房。房顶部分由使命、核心价值观、愿景和战略构成，房子的主体部分为四个楼层，从上往下依次是：财务层面、客户层面、内部业务流程层面、学习与成长层面，这四个层面是一个"2—4—4—3"框架，如图2-10所示。其中，"2"指的是两大财务战略，即财务层面的生产率提升战略和收入增长战略；"4"指的是四种通用的客户价值主张，即总成本最低战略、产品领先战略、全面客户解决方案、系统锁定战略；"4"指的是四类创造价值的内部业务流程，即运营管理流程、客户管理流程、创新流程、法规与社会流程；"3"指的是三种无形资产，即人力资本、信息资本、组织资本。

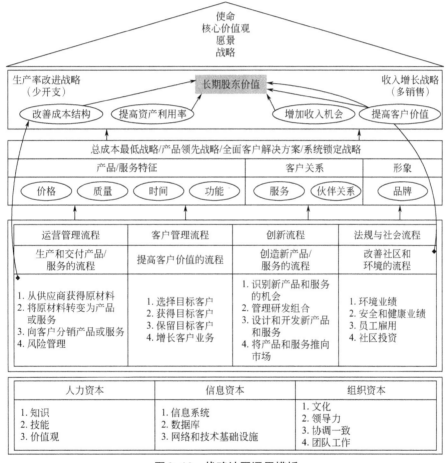

图2-10　战略地图通用模板

资料来源：改编自[美]罗伯特·S·卡普兰，戴维·P·诺顿.战略地图：化无形资产为有形成果.刘俊勇，孙薇译.广州：广东经济出版社，2005：9。

1. 使命和核心价值观

（1）使命。使命是指组织存在的根本价值和追求的终极目标，回答了"组织为人类作出什么样的贡献和创造什么样的价值"这一首要问题。使命是一个简明的、重点清晰的内部陈述，应该说明企业希望如何创造并向客户传递价值。使命及伴随它的核心价值观在一段时间内是保持相对稳定的。

（2）核心价值观。核心价值观是指组织中指导决策和行动的永恒原则，回答了"组织长期奉守的坚定信仰是什么"这一基本问题。公司的价值观体现了组织的态度、行为和特质。核心价值观源于领导人的个人信仰，是组织文化长期积累和沉淀的成果，为全体成员共同认可和遵从。

2. 愿景和战略

（1）愿景。愿景是指组织的发展蓝图，反映了组织对未来的期望，回答了"组织的中长期目标是什么"这一关键问题。愿景是一个简明的陈述，界定了组织的中长期目标（3～10年）。愿景是实现从使命和核心价值观的稳定性到战略的动态性的中间一环，它阐明了组织的方向，并帮助个人理解他们为什么及如何支持组织的发展。

（2）战略。战略是一种假设，是关于为或不为的选择，是组织在认识其经营环境和实现使命过程中所接受的显著优先权和优先发展方向，描述了组织打算为谁创造价值以及如何创造价值；而从组织过去发展历程的角度来看，战略则表现为一种模式。

3. 战略地图的四个层面

战略地图的主体框架由财务、客户、内部业务流程、学习与成长四个层面构成。前两个层面描述了组织所期望的最终成果，后两个层面则描述了如何实现最终成果的过程。战略地图四个层面的关系如图2-11所示。

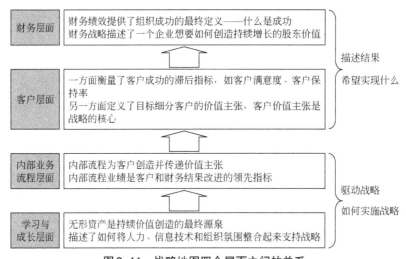

图2-11　战略地图四个层面之间的关系

（1）财务层面。财务层面用传统财务术语（如投资报酬率、收入增长和单位成本等）描述了战略的有形成果，提供了组织成功的最终定义（针对企业而言）。对于企业来说，平衡计分卡财务层面的最终目标是实现股东价值的持续提升。为了达成这一统领性目标，组织可以通过两种战略来改善财务业绩，即收入增长和生产率改进，如图2-12所示。

第一，收入增长战略。收入增长即"开源"，可以通过两种途径实现：一是增加收入机会，企业通过销售新产品或发展新的客户创造收入增长。二是提高客户价值，即加深与现有客户的关系，销售更多的产品和服务。第二，生产率改进战略。生产率改进即"节流"，也可以通过两种途径实现：一是改善成本结构，即企业可以通过降低直接或间接成本来改善成本结构，这可以使企业生产同样数量的产品却消耗更少的人、财、物等资源。二是提高资产利用率，即通过更有效地利用财务和实物资产，企业可以减少支持既定业务量水平所必需的流动资金和固定资本。相比而言，收入增长通常比生产率改进花费更长的时间。出于向股东显示财务成果的压力，企业通常倾向于支持短期而非长期行为，因此对组织发展的可持续性构成了威胁。为此，平衡计分卡强调在确定财务层面的目标时，必须同时关注收入增长战略和生产率改进战略，在竞争战略的指引下实现四种途径的有机组合，使企业能够在短期利益和长期目标之间保持平衡。

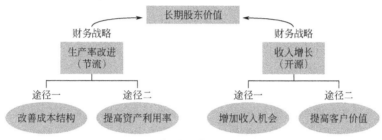

图2-12　平衡计分卡的两大财务战略

（2）客户层面。客户层面由组织在市场上的预期绩效成果和驱动绩效达成的客户价值主张构成。预期绩效成果代表了组织希望在既定的细分市场上所取得的最终业绩，通常表现为组织针对预期成长和获利能力最大的目标客户群确定的概括性目标和指标。客户价值主张是一种针对竞争对手的战略模式，是企业经过战略分析，在界定细分市场和目标客户的基础上，为客户提供的一整套有关产品与服务特征、关系和形象等方面的独特组合。差异化的客户价值主张不仅决定了战略所瞄准的市场群体，而且决定了企业如何使自己相对于竞争对手更具特色。因此，企业应当通过深入的市场调查，揭示不同的市场和客户群体及其对价格、质量、功能、形象、商誉、关系和服务的偏好，进而针对自己所选择的客户和细分市场确定客户价值主张。卡普兰和诺顿在前人研究的基础上总结出四种通用的客户价值主张：总成本最低、产品领先、全面客户解决方案以及系统锁定。战略的本质在于选择，因此，组织应当在综合分析环境因素以及自身情况的基础上，选择一种合适的客户价值主张，并将它转化为特定的目标、指标、目标值和行动方案，以便组织成员更深入地认识、更准确地把握体现差异化的战略要素，从而把客户价值主张落实到每个人的具体工作中。四种客户价值主张的内涵及相互间的区别如表2-4所示。

表2-4　四种通用的客户价值主张

类型 项目	总成本最低	产品领先	全面客户解决方案	系统锁定
价值定位	为客户提供可靠的、及时的、低成本的、有限选择的产品和服务	为客户提供高品质的、领先的、选择多样化的产品和服务	为客户提供全面的、定制化的产品和周到的、持续的服务	为客户提供需要高额转换成本的、标准化的产品、服务或交流平台
差异化因素	关注价格、时间、质量、功能和品牌	关注时间、功能和品牌	关注服务、伙伴关系和品牌	关注功能、服务、伙伴关系和品牌

续表

项目\类型	总成本最低	产品领先	全面客户解决方案	系统锁定
代表性企业	丰田、松下电器、西南航空、戴尔、麦当劳、沃尔玛	宝马、奔驰、耐克、索尼、英特尔	IBM、高盛、美孚石油	微软、苹果、思科、eBay、黄页、美国运通、威士、万事达
基本要求	具有很强的成本控制能力，善于调查大众消费偏好	具有很强的创新和产品研发能力，能快速将产品投入市场	善于客户关系管理，强调同客户建立长期的友好关系	拥有专利、许可协议或专有知识，能够创建行业标准并持续创新

（3）内部业务流程层面。流程是指一系列活动的组合，这一组合接受各种投入要素，包括信息、资金、人员、技术等，最后产生客户所期望的结果，包括产品、服务或某种决策结果。平衡计分卡的内部业务流程层面阐述了创造价值的少数关键业务流程，这些流程驱动着企业的两个关键的战略要素，即向客户生产和传递价值主张，降低并改善成本以实现生产率改进。根据创造价值时间的长短，内部业务流程又被划分为四类：运营管理流程、客户管理流程、创新流程、法规与社会流程。运营管理流程是指生产和交付产品/服务的流程；客户管理流程是建立并利用客户关系以提高客户价值的流程，它反映了组织选择、获得、保留目标客户并不断扩大客户规模的能力；创新流程是指开发新产品、新服务、新流程和新关系，它是提升客户获得率和增长率、创造客户忠诚和增加利润的必要条件；法规与社会流程主要是指改善社区和环境的流程，如遵纪守法、满足社会期望、建立繁荣的社区等。每类流程由若干个子流程构成，如图2-13所示。

运营管理流程	客户管理流程	创新流程	法规与社会流程
生产和交付产品/服务	提高客户价值的流程	创造新产品/服务的流程	改善社区和环境的流程
生产并向客户提供产品和服务	建立并利用客户关系	开发新产品、服务、流程和关系	遵纪守法 满足社会的期望 建立繁荣的社区
1. 从供应商获得原材料 2. 将原材料转变为产品或服务 3. 向客户分销产品或服务 4. 风险管理	1. 选择目标客户 2. 获得目标客户 3. 保留目标客户 4. 增长客户业务	1. 识别新产品和服务的机会 2. 管理研发组合 3. 设计和开发新产品和服务 4. 将产品和服务推向市场	1. 环境业绩 2. 安全和健康业绩 3. 员工雇用 4. 社区投资
短波	中波	长波	长期

图2-13　四类创造价值的内部业务流程

资料来源：改编自[美]罗伯特·S·卡普兰，戴维·P·诺顿. 战略地图：化无形资产为有形成果. 刘俊勇，孙薇译. 广州：广东经济出版社，2005：36。

（4）学习与成长层面。学习与成长层面描述了组织的无形资产及其在战略中的作用。所谓无形资产，是指没有实物形态，但能被所有者占有、使用并带来经济效益的非货币性长期资产。一切与企业生产经营有关，能为企业带来经济效益，不具备物质实体的资产，都属于无形资产。无形资产是组织价值创造的源泉，是任何一个持久转变的真正起点，其重要性容易被大家认可。但是，对如何定义、衡量和实现相关目标，人们的认识程度还较低，且常常难以达成共识。经过对大量实践案例的分析和总结，卡普兰和诺顿将无形资产划分为三种类型，即人力资本、信息资本和组织资本，如图2-14所示。

人力资本	信息资本	组织资本
执行战略所需的 知识、技能和才干等	支持战略所需的 信息系统、数据库、 网络和技术基础设施	执行战略所需的 动员和维持变革流程的 组织能力
有用性（战略能力）	有用性（战略信息）	有用性（变革议程）
1. 知识（工作所需的一般知识） 2. 技能（谈判/协商/项目管理） 3. 价值观（价值取向）	1. 信息系统 2. 数据库 3. 网络和技术基础设施	1. 文化 2. 领导力 3. 协调一致 4. 团队工作

图2-14　三种无形资产

资料来源：改编自[美]罗伯特·S·卡普兰，戴维·P·诺顿.战略地图：化无形资产为有形成果.刘俊勇，孙薇译.广州：广东经济出版社，2005：42。

第一，人力资本。在平衡计分卡中，人力资本被划分为知识、技能、价值观等三个方面。其中，知识是指完成工作所要求的一般背景知识，既包括具体的工作知识，也包括使具体工作适应环境的外围知识，如"了解客户"；技能是指弥补一般基础知识要求的技能，如谈判、协商和项目管理等技能；价值观是指在既定工作中能产生突出业绩的特性和行为，比如，有些工作要求团队合作精神，有些则要求以客户为导向。第二，信息资本。信息资本可以分为"硬件"和"软件"两个部分，即技术基础设施和信息应用程序。技术基础设施包括能有效地传递和利用信息应用程序的技术（如中央服务器和通信网络）以及管理专长。信息应用程序是由信息、知识和技能组成的程序包，它建立在技术基础设施之上，支持组织的内部业务流程。第三，组织资本。组织资本被定义为执行战略所要求的动员和维持变革流程的组织能力，通俗地说，就是将组织拥有的能力和技术协同起来以实现战略目标的能力。为了便于描述和衡量组织资本，平衡计分卡提供了一个仍处于测试阶段的框架，这个框架将组织资本划分为四个组成部分：文化、领导力、协调一致和团队工作。其中，文化是指对执行战略所需的使命、核心价值观和愿景的认知和内在化；领导力是指组织各层级中能够动员组织朝着战略方向发展的领导能力的可获得性；协调一致是指个人、团队和部门的目标与战略目标的结合以及激励政策对战略实现的有效性；团队工作则侧重于知识共享，即在整个组织中创造、组织、开发和分配知识。

综上所述，在明晰组织的使命、核心价值观、愿景和战略的基础上，形成了以战略为核心的、因果关系明确的框架体系，这四个层面从上往下层层牵引，从下往上层层支撑。具体来说，战略地图的四个层面先后回答了四个问题：财务层面回答的是我们如何满足股东的期望；客户层面回答的是我们如何满足目标客户的需求；内部业务流程层面回答的是我们必须做好哪些重点工作；学习与成长层面回答的是我们必须在哪些无形资产上做好准备。具体如图2-15所示。

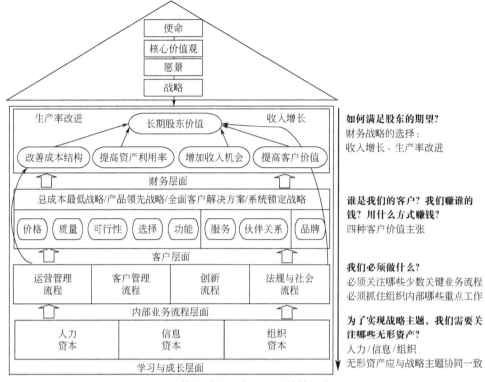

图2-15　战略地图四个层面回答的四个问题

（二）平衡计分卡的关键要素

狭义的平衡计分卡与战略地图一样，由财务、客户、内部业务流程以及学习与成长四个层面构成，是通过将战略地图四个层面的目标转化为衡量指标和目标值，并制定行动方案和预算计划的管理工具。需要特别注意的是，战略地图所制定的目标与平衡计分卡中的目标需要完全保持一致，这是平衡计分卡体系化战略为行动的重要体现。

平衡计分卡的表现形式是一张二维的表格，如表2-5所示。纵向是财务、客户、内部业务流程、学习与成长四个层面，横向是目标、指标、目标值、行动方案和预算。由于战略地图和平衡计分卡是相配套使用的，因此在战略地图开发出来之后，平衡计分卡四个层面的目标也就随之确定，也就是说制作平衡计分卡的过程实际上就是针对每个目标确定其指标、目标值、行动方案和预算。

表2-5　平衡计分卡（样表）

要素　　层面	目标	指标	目标值	行动方案	预算
财务					
客户					
内部业务流程					
学习与成长					

平衡计分卡具有完整的逻辑关系，具体体现在两个方面：一是四个层面及其目标之间在纵向上因果关系与战略地图是一致的，不再赘述。二是目标、指标、目标值、行动方案

和预算之间的横向推导关系。具体来说，目标是战略与绩效指标之间的桥梁，它说明了战略期望达成什么，即要想实现战略在各层面中要做好哪些事情；指标则紧随目标，用以衡量该目标的实现程度；目标值是针对指标而言的，说明了该目标在特定指标上的期望绩效水平；行动方案说明了怎么做才能实现预定的战略目标，制定行动方案要综合考虑目标、指标和目标值；预算则说明了实施行动方案所需的人、财、物等资源。由于指标是由目标推导出来的，而目标之间具有因果关系，因此指标之间也形成了一定的关联关系。从整体上看，平衡计分卡的逻辑关系呈现为一个由纵向因果关系、横向推导关系以及指标关联关系构成的网状结构，如图2-16所示。

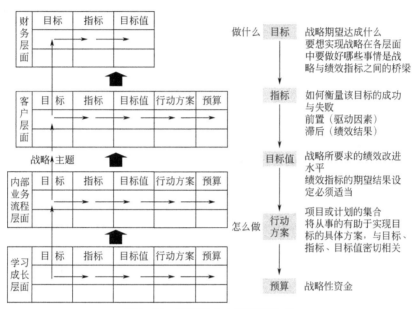

图2-16　平衡计分卡的逻辑关系

1. 目标及其类型

目标是组织在一定时期的特定绩效领域内所希望取得的理想成果，是战略的重要组成部分。目标指出了有效实施战略所必须做好的事情，是对组织使命、愿景和战略的展开和具体化，在战略所选择的比较宽泛的优先权与用于绩效评价状况的指标之间架起了一座桥梁，它们比战略的内容具体，但比绩效指标抽象。通过战略地图，组织的战略在组织、部门和个人三个层次均被具体化为一整套财务目标、客户目标、内部业务流程目标、学习与成长目标。这些目标围绕战略主题协同起来，形成若干个战略绩效领域，共同支撑组织战略的实现。下面从具体类型上对平衡计分卡中的目标进行分析。

（1）长期目标、中期目标、短期目标。从价值创造周期来看，平衡计分卡中内部业务流程层面的目标可以划分为长期目标、中期目标和短期目标。平衡计分卡的构成是以战略主题为基本单元的，而单个战略主题的确定主要是对内部业务流程层面中少数关键的流程进行组合，继而通过因果关系链与财务、客户以及学习与成长的目标进行连接，这就意味着内部业务流程中价值创造的长短波将决定不同战略主题在时间期限上的区分。不同时限战略主题的组合能够从整体上直接反映战略的意图，保证组织在短期利益和长远发展之间取得有效平衡，从而实现股东价值的持续增长。

（2）组织目标、部门目标、个人目标。从组织的纵向协同来看，平衡计分卡是通过分层进行承接和分解的方式，把战略转化为组织目标、部门目标和个人目标。根据组织不同层级的主要作用，这三类目标的侧重点有所不同。组织目标主要是创造企业价值，即把各个分散的业务单元和职能部门的不同工作协同起来，实现"1+1＞2"的功效；部门目标主要创造客户价值，即通过生产和提供产品和服务传递客户价值主张，从而创造企业利润；个人目标则是落实战略，即通过决策和执行具体落实战略行动方案和运营计划。

（3）共享目标、分享目标、特有目标。从组织的横向协同来看，平衡计分卡是按照分工与协作相结合的原则，把部门和个人的目标划分为共享目标、分享目标和特有目标。共享目标是指目标所确定的事项是一个整体，不可分解，需要不同部门或不同员工合作才能完成的目标。分享目标是指目标所确定的事项虽然是一个整体，但是可以分解，不同部门或不同员工根据各自的职责承担部分任务，按照各自所处的流程节点位置进行衔接和配合完成的目标。特有目标则是根据职责、权限的划分，由单个部门或员工独立完成的目标，通常不需要与他人进行协作。

2. 指标及其类型

指标是衡量目标实现程度的标尺，是对绩效因子或绩效维度进行提炼后形成的评判绩效状况的媒介。通常对单个指标进行评价所形成的结果只能反映绩效的某个方面，只有从工作的数量、质量、时间、成本、效率、效果等不同维度进行指标设计和组合，才能得到一个综合的评价结果，从而真实地反映目标的预期绩效与实际绩效的吻合程度。因此，在平衡计分卡中，指标也被划分为不同类别。

（1）财务指标与非财务指标。平衡计分卡在保留财务指标的同时，将非财务指标划分为客户类指标、流程类指标和无形资产类指标，从而形成一个基于目标因果关系链的有机指标体系。

（2）客观指标与主观判断指标。将指标分为定性指标和定量指标是管理实践中最为常见的做法。实际上，无论是定性指标还是定量指标，都能转化为数值形式，从而模糊了两者之间的界限。为避免这一现象，平衡计分卡将指标的定性和定量之分改为主观判断指标和客观指标之分。两者的区别在于，主观判断指标的评价建立在对数据和信息的综合分析之上，受制于评价者的知识、经验和主观感受，而客观指标的评价依赖于直接的数据。

（3）前置指标与滞后指标。平衡计分卡为了凸显价值创造过程中绩效结果和驱动因素之间的因果关系，将指标划分为前置指标和滞后指标，并力求在两者之间取得平衡。把前置指标纳入到组织绩效管理的体系中弥补了以往的绩效管理工具只重视滞后指标的片面性，使得那些对组织成功有利的、不容易发现和评价的行为能够得以衡量，如表2-6所示。

表2-6　滞后指标与前置指标的比较

项目	滞后指标	前置指标
定义	一段时期结束时的结果指标 通常具有历史绩效的特征	驱动或导致滞后指标绩效的指标 通常评价中间过程和活动的绩效
举例	市场份额 销售额 员工满意度	花在客户身上的时间 书面提议 缺勤率

项目	滞后指标	前置指标
优势	易于辨别和确认	起预测作用 允许组织根据结果随时调整
劣势	侧重于历史，无法反映现时活动 缺乏预测力	难以辨别和确认 许多新指标在组织中缺乏历史数据支持

（4）计分卡指标和仪表盘指标。计分卡指标涉及财务、客户、内部业务流程和学习与成长四个层面，通常是战略性的、结果性的、员工的日常行为不能直接影响的指标，多为聚焦于跨业务和跨职能的滞后指标。其更新频率往往是以月或年为周期，作用在于牵引组织将资源投入到有限的战略重点上，对关系组织战略成败的具有战略意义的目标进行衡量。而仪表盘指标主要涉及内部业务流程，通常是运营性的、过程性的、员工的日常行为可以影响的指标，多为聚焦于局部的部门、职能和流程的前置指标。其更新频率往往是以天甚至小时为周期，作用在于规范员工的具体行为和监测日常运营过程。计分卡指标和仪表盘指标之间通过目标的衔接相互连接在一起，形成一个有机的整体，而非主次有别的、互不关联的不同指标。

（5）评价指标和监控指标。组织的经营管理所涉及的指标可以说是成百上千，十分复杂。为了从这些名目繁多的指标中找出对战略成败最具影响的因素，平衡计分卡主张将绩效指标划分为评价指标和监控指标。评价指标，又称为战略指标，是指那些为了取得竞争优势而界定一个战略的指标，这类指标一般均需纳入绩效评价量表以便定期对目标进行衡量。监控指标，又称为诊断指标，是指那些可以监控组织是否按部就班地运转并在出现异常现象时需要立刻注意的指标。平衡计分卡中的指标多是帮助组织达成战略成功的战略性指标，而不是那些监控组织运行的诊断性指标。正是在此基础上，我们才能将平衡计分卡指标控制在极为有限的数量范围之内。

3. 目标值

目标值是组织所期望的绩效结果，一般用一个带有时间限制的、带有具体数值的表述，将目标和指标转变成在今后一段时期内所期望达成的状态，其作用在于确立既定目标在相应指标上的期望标准。如果说目标描述了实现战略所需做好的事项，指标显示了如何追踪和评价目标的实现程度，那么目标值则规定了衡量目标的指标应该做到何种程度。通过有时间限制和量化的目标值，我们就可以把笼统的、描述性的目标转变为明确具体的绩效任务。如同目标一样，目标值既提供了前进的方向，指明了需投入的资源规模和应有的努力程度，又能对员工产生内在激励的作用。但是，激励作用的形成取决于目标值设置的合理性。也就是说，目标值要具有一定的挑战性，员工必须经过一定的努力才能达成；同时，目标值也不宜过高，以免使员工望而生畏，产生过大的压力。如果目标值定得过高而使员工没有达成，必将会影响员工的绩效评价结果，从而对其薪酬和个人发展产生影响。久而久之，就会使员工产生焦虑，不满意感上升，进而导致员工流失。

4. 行动方案

战略行动方案是指有时间限制的、自主决定的项目或计划，旨在确定达成战略目标的途径，从而帮助组织实现目标绩效，应该与组织的日常运营计划和活动区分开来。一般来说，每个非财务目标至少有一个行动方案来支撑。行动方案的制定要兼顾目标、指标、目标值的要求，因为目标界定向度，指标描述维度，目标值说明力度，行动方案则将具有时间限制的、量化的目标值转化为具体的行动。至此，组织的战略经过目标、指标、目标值和行动方案的步步阐述，已经从一个静态的、笼统的战略思维转变成组织在某一个时间段内必须完成的若干个具体的计划或项目。不同目标的行动方案通过战略主题捆绑起来，形成一个整体性的行动方案组合，基于同一个战略主题的所有行动方案必须同步实施。需要注意的是，组织中存在数量众多、形式多样的行动方案，管理者必须对行动方案进行筛选、管理和评估，确保所选择的行动方案能够有效支撑战略目标并切实得到有效执行。

5. 预算和责任制

与行动方案密切相关的是预算和责任制，其中预算要解决的问题是为战略行动方案提供资金支持，责任制的目的则是明确战略行动方案管理和执行的责任人及其职责。在确定行动方案之后，组织需要为这些行动方案编制预算。平衡计分卡主张将组织的战略规划过程和预算制定过程结合起来进行，而不是作为两个完全独立的流程。利用平衡计分卡来驱动预算程序，可以使组织明确制定预算的根本目的是什么，确保组织将有限的资金分配给那些最重要的战略行动方案。在为战略行动方案提供资金保证的同时，组织应该建立起有关战略执行的责任机制。平衡计分卡要求组织根据管理层级、职责权限以及执行和管理跨业务和跨职能流程的需要，以战略主题为单元为相应的战略行动方案选择主题负责人和团队，以执行战略行动方案，并通过一系列管理会议来定期回顾战略行动方案的进程和效果。由此，组织的战略管理形成了一个包括计划、执行、监测、评价、调整和问责等诸环节在内的封闭循环，为战略的实现提供了清晰路线和有力保障。

四、医院组织的平衡计分卡

平衡计分卡最初是针对企业组织开发设计的，但随着平衡计分卡在企业组织获得的极大成功，也逐渐被医院等公共组织所采纳。卡普兰和诺顿认为，"虽然平衡计分卡最初的焦点和运用是改善营利性企业的管理，但是平衡计分卡在改善政府部门和非营利性组织的管理上效果更好"。由于公共组织结构复杂，涉及领域众多，在公共组织绩效管理实践中，更需要消除部门沟通的鸿沟，实现全面的协同。目前，已经有越来越多的公共组织开始或者已经着手实施平衡计分卡。全面引入平衡计分卡是提高公共组织绩效的有效途径，也是公共组织绩效管理的发展趋势。

关于平衡计分卡在公共部门的应用，卡普兰和诺顿提出了三点建议：其一，公共部门应当根据自己所承担的社会责任选择一个长期性的使命目标作为平衡计分卡的终极目标，例如"减少贫困"、"消除种族歧视"等；其二，公共部门需要拓展"客户"的内涵，根据既定战略来识别并选择真正的客户，进而提炼相应的客户层面目标；其三，将政府组织平衡计分卡框架调整为包含实际成本、价值创造和合法性支持三个层面。作为对完善公共部门平衡计分卡作出了较大贡献的学者，保罗·尼文（Paul R. Niven）对卡普兰和诺顿的公共部门平衡计分卡框架提出了六点修订意见：第一，使命位于平衡计分卡的最顶层；第二，战略依然是平衡计分卡的核心；第三，顾客层面得到提升；第四，没有财务层面，平衡计分卡不完整；第五，辨认驱动顾客价值的内部业务流程；第六，学习与成长层面为构建良好的平衡计分卡奠定基础。关于公共部门绩效指标体系，尼文还提出了两点建设性意见：第一，在前置指标和滞后指标的基础上，将投入指标、产出指标和成果指标嵌入了平衡计分卡框架中；第二，就各层面的指标选择问题提出了建议，例如客户层面主要衡量公共产品和服务的"准确性"、"易获取性"、"时间性"、"可选择性"、"效率"和"顾客满意度"等。此外，还有其他学者也进行了相关研究和探索。比如，Dodor和Gupta等人开发了政府组织平衡计分卡（GO-BSC），该模型自上而下分别是"财务状况"、"服务选民"、"内部运营"以及"学习与成长"四个层面。

由于我国与西方在公共组织环境等方面存在显著差异，西方学者所提出的公共部门平衡计分卡框架不能在我国直接应用，需要根据我国国情和实际情况进行模式重构。组织的使命、核心价值观、愿景和战略等方面的相关知识在公共部门和企业两类组织中，没有本质的差别。但是，财务绩效不是公共部门所追求的结果性目标，因此公共部门平衡计分卡在层面构成及其具体内涵上都与企业有相对较大的差异。

医院，尤其是公立医院，与企业组织相比差异巨大。因此，基于我国特殊的医院管理环境，在绘制符合我国医院实际的战略地图时，要对西方国家相关成果进行中国化转换之后才能用于我国医院的管理实践中。笔者在充分吸收国外研究成果的基础上，结合我国实际提出了我国医院战略地图的基本模板，如图2-17所示。在该模式中，使命、核心价值观、愿景与战略仍然处于顶层，它们是战略诠释和化战略为行动的指针。该模式的战略地图在层次上则由四层变为三层，分别包括"利益相关者层面"、"实现路径层面"和"保障措施层面"三个层面。"利益相关者层面"作为绩效结果层面，由平衡计分卡通用框架的"财务层面"与"客户层面"改造而成。由于"内部业务流程"一词与医院的沟通风格相悖，同时这一层面所描述的是驱动结果层面目标得以实现的因素，因此将创造医院价值的层面命名为"实现路径层面"。"保障措施层面"处于最底层，与原来的"学习与成长层

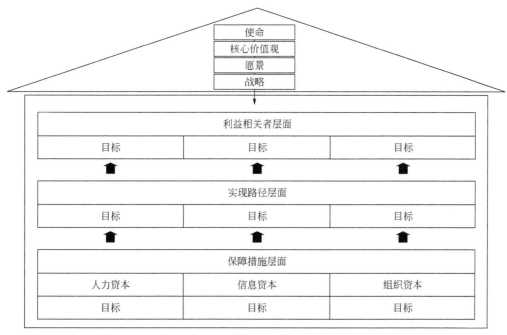

图2-17 我国医院通用战略地图模板

面"相对应。其中，原有的"人力资本"、"信息资本"和"组织资本"三个战略主题保持不变，从而为"实现路径层面"提供了无形资产的保障。这个模板仅仅是我国医院战略地图基本框架的一个素描，在医院具体的绩效管理实践中，还需要结合医院实际，进行针对性和具体化的设计。

平衡计分卡理论是集管理学之大成的一种新的管理平台，它一方面适应了管理实践的要求，另一方面弥补了传统绩效管理系统的不足。鉴于平衡计分卡在理念和工具上的先进性，很多公共部门也尝试将其引入各自的战略性绩效管理体系中，并取得了不同程度的成功。相关数据表明，平衡计分卡在医院管理领域已经得到了广泛应用。平衡计分卡提供了一个把医院日常活动与战略目标联系起来有效的途径，它从多个维度综合评价医院的绩效。随着信息化的进一步应用，未来平衡计分卡在医院绩效管理中的作用会更加突出，不仅能让管理者更加清楚医院业务流程的每个组成部分，而且可以及时快速地处理所面临的问题，以最小的成本减少可能会对医院绩效带来的负面影响。本书亦将在后面的相关章节中详细介绍平衡计分卡在医院绩效管理中的应用。

【关键词】

目标管理
标杆管理
关键绩效指标
平衡计分卡

【复习思考题】

1. 谈谈绩效管理工具和技术的发展和演变。
2. 目标管理的内涵是什么？如何认识和评价目标管理的历史地位？
3. 谈谈标杆管理的含义和类型以及实施步骤。
4. 关键绩效指标设计的理念和思路是什么？
5. 谈谈你对平衡计分卡的特点与功能的认识。
6. 谈谈你对平衡计分卡的框架与要素的认识。
7. 论述基于平衡计分卡的战略管理流程。
8. 医院平衡计分卡的通用模型。

第三章

医院绩效计划

为了确保医院绩效管理系统运转的有效性，医院管理者在进行绩效管理时需要严格按照绩效计划、绩效监控、绩效评价和绩效反馈这四个有序的环节来开展管理活动，既不能跳过某一环节，也不能打乱这四个环节的先后顺序。医院绩效计划是医院绩效管理的初始环节，是保证医院绩效管理作用发挥的首要一步。在新的绩效周期开始时，医院各级管理者与本医院下属员工一起，就员工在该绩效周期内要做什么、为什么做、需做到什么程度、何时应做完等问题进行充分的交流、讨论，促进相互理解、协商并达成协议。这个过程就是医院绩效计划。

第一节 医院绩效计划概述

一、医院绩效计划的内涵

计划是管理的重要职能之一，全面了解计划的内涵对理解医院绩效计划具有重要的意义。计划是指对未来的预想及使其变为现实的有效方法的设计，是对未来进行预测并制定行动方案。简言之，计划就是设立目标和编制方案。计划既是制定目标的过程，也是这一过程预期达成的目标，既涉及目标（做什么），也涉及达到目标的方法（怎么做）。计划的目的和作用在于给出行动的方向、减少变化的冲击、减少浪费和冗余、设立标准以利于控制等。现代组织处于急剧变化的环境中，组织发展所面临的宏观、微观环境无时无刻不在发生变化，组织要想生存和发展，比以往任何时候都更需要系统化的前瞻性思考。管理者必须具有远见并为未来做好准备，否则就会陷入难以预见和无法挽救的困境之中。

绩效管理系统通过绩效计划来连接战略与运营，使管理中的计划职能得以实现。绩效计划作为绩效管理的首要环节，也是谋划绩效管理的关键环节，在绩效管理系统中具有非常重要的作用。医院绩效计划是指当新的绩效周期开始的时候，医院管理者和其下属依据组织的战略规划和年度工作计划，通过绩效计划面谈，共同确定组织、部门以及个人的工作任务，并签订绩效目标协议的过程。医院绩效计划的制定是一个自上而下的目标确定过程。通过这一过程将员工目标、科室目标与医院目标结合起来。因此，医院绩效计划的制定也应该是一个员工全面参与管理，明确自己的职责和任务的过程，只有员工知道组织或者所在科室和部门对自己的期望是什么，他们才有可能通过自己的努力达到期望的结果。

二、医院绩效计划的类型

明确绩效计划的分类是理解绩效计划概念外延的有效途径。根据不同的分类标准，可以将绩效计划分为不同的类别。根据绩效层次的差别，可以将绩效计划分为组织绩效计划、部门绩效计划、个人绩效计划；根据不同人员在组织系统内人员岗位层次的不同，可以将绩效计划分为高层管理者绩效计划、部门管理者或团队领导绩效计划、一般员工绩效计划；根据绩效周期的差别，可以将绩效计划分为任期绩效计划、年度绩效计划、半年绩效计划、季度绩效计划、月度绩效计划、周计划甚至日计划等。各类绩效计划并不是独立的，而是相互影响、相互渗透、相互融合的。在医院绩效管理实践中，最普遍分类方式是根据医院绩效层次的差别，将其分为医院绩效计划、科室绩效计划以及员工绩效计划三种。

（1）医院绩效计划。医院绩效计划是对医院战略目标的分解和细化，医院绩效目标通常都是战略性的目标。医院绩效目标和绩效指标是整个绩效计划体系的指挥棒和风向标，决定着整个绩效计划体系的方向和重点。

（2）科室绩效计划。科室绩效计划的核心是从医院绩效计划分解和承接而来的科室绩效目标体系，是在一个绩效周期之内科室必须完成的各项工作任务的具体化。同时，科室绩效计划还需要反映与科室职责相关的工作任务。

（3）员工绩效计划。从广义上讲，个人绩效计划包含医院内所有人员的绩效计划，即医院高层管理者绩效计划、科室管理者绩效计划和员工绩效计划。医院高层管理者绩效计划直接来源于医院绩效计划，是对医院绩效目标的承接；科室管理者绩效计划直接来源于科室绩效计划，是对科室绩效目标的承接；员工绩效计划，是对科室绩效计划的分解和承接，同时也反映个人岗位职责的具体要求。从狭义的角度来说，个人绩效计划就是指医院中员工个人绩效计划。

三、制定医院绩效计划的原则

在制定绩效计划的过程中，无论是制定医院绩效计划、科室绩效计划还是员工绩效计划，都应该遵循一些基本原则，这些原则如下。

（1）战略性原则。在制定绩效计划体系时，必须坚持战略性原则，即要求在医院使命、核心价值观和愿景的指引下，依据战略目标和经营计划制定医院绩效计划，然后通过目标的分解和承接，制定出科室绩效计划和个人绩效计划。

（2）协同性原则。绩效计划体系通过以绩效目标为纽带形成全面协同系统。在纵向上，要求依据战略目标和经营计划制定的医院绩效目标、科室绩效目标和员工绩效目标是一个协同的系统。在横向上，业务部门和支持部门的目标也需要相互协同，特别是支持系统需要为业务部门达成绩效目标提供全面的支持。

（3）参与性原则。在制定绩效计划的过程中，医院管理者必须与其下属进行充分的沟通，确保医院战略目标能够被组织所有员工正确地理解。同时，医院管理者还需要认真倾听下属的各种意见，妥善处理各方利益，确保医院绩效计划制定得更加科学合理。总之，通过全员参与的绩效沟通，确保医院管理者和其下属都对绩效计划中绩效目标、绩效指标、绩效标准、行动方案等内容达成一致，以保障在签订绩效协议的时候，做出充分的承诺。

（4）SMART原则。在绩效计划的制定中，特别是在设置绩效目标和绩效指标时，需要遵循SMART原则，这一原则将在本书后面章节中作详细讲解。

四、医院绩效计划的基本过程

在医院绩效管理系统中，需要对医院绩效计划的基本过程做出明确的规定。医院绩效计划必须紧紧围绕医院的战略而制定，以确保其能够成为指导医院员工沿着医院战略目标的方向前进的灯塔。一般来说，医院的绩效计划过程包括三个阶段：准备阶段、沟通阶段、绩效计划的制定与确认阶段。

（一）准备阶段

医院的高层管理者首先要制定并明确医院的战略发展目标和规划、医院年度经营计划等，而后向下传递给各科室主任等中层管理者，而中层管理者需要在医院的总体战略方针的指导下明确各科室的年度工作重点、员工所在职位的基本情况及上一绩效周期的绩效评价结果等信息。同时，各级主管人员还需要向员工传达上述所有的信息，以及决定采用什么样的方式来进行绩效计划的沟通。

（二）沟通阶段

传统意义上的沟通仅仅是指上级对下级工作任务或命令的传达，是一个自上而下的单向交流。而绩效计划作为绩效管理中的重要组成部分，需要双向沟通的过程。如果医院员工能够成功地参与计划的制定，他们会认为自己成为决策制定过程中的一部分，而不再仅仅是被动接受命令或完成任务，员工工作的主观能动性将大大增强，有利于工作任务的完成。同时，与员工充分的沟通也会使其感觉受到尊重，从而在心理上产生巨大的满足感和自豪感。也就是说，员工参与自己绩效目标和标准的计划过程会形成一种心理承诺，加之在绩效计划中的正式承诺，将有利于员工在绩效周期中有效地执行计划。

在正式沟通之前，医院的管理者要为下属员工确定关键业务绩效领域，即员工为了完成整体医院战略目标指导下的部门的任务及自身职责范围内的工作所必须关注的重点工作。在确定了关键业务绩效领域之后，管理者需要在该领域内与员工共同商定需要达成的工作目标和行动方案。

到了正式的沟通阶段时，绩效计划会议是最主要的方式。在会议上，医院的管理者和员工主要通过对员工个人能力和科室内外部环境的分析，确定合适的目标，制定绩效计划，并就资源的分配、决策的权限、工作协调等可能遇到的困难进行讨论。召开绩效计划会议首先要创造一个良好的环境和轻松的气氛，尽可能减少外界环境和气氛带来的压力和干扰，尽量避免任何可能的中断。根据目标管理理论，上级与下级进行绩效计划沟通时的一个重要的方法就是多问少讲，要采用引导的方法，让员工自己为自己设立目标，而不是告诉他要做什么，让员工从被动的"要我做"向主动的"我要做"转变。

医院的管理者与员工的一次绩效计划沟通并不能解决所有问题，因此，每次沟通结束时，都应当总结本次沟通的进展，留出思考余地，约定下次沟通的时间。

（三）绩效计划的制定与确认阶段

在经过周密的准备、与员工进行了多次沟通之后，绩效计划就初步形成了，一个系统完整的绩效计划应该包含以下内容。

第一，员工的工作目标与医院的总体目标紧密相连，并且员工清楚地知道自己的工作目标与医院的整体目标之间的关系。

第二，员工的工作职责和描述已经按照现有的医院环境进行了修改，可以反映本绩效周期内主要的工作内容。

第三，管理者和员工对员工的主要工作任务、各项工作任务的重要程度、完成任务的标准、员工在完成任务过程中享有的权限都已经达成了共识。

第四，管理者和员工都十分清楚在完成工作目标的过程中可能遇到的困难和障碍，并且明确管理者所能提供的支持和帮助。

第五，形成了一个经过双方协商讨论的文档，该文档中包括员工的工作目标、实现工作目标的主要工作结果、衡量工作结果的指标和标准、各项工作所占的权重，并且管理者和员工双方要在该文档上签字。

在医院实际的管理实践中，情况瞬息万变，因此在绩效计划制定完成后，也需要根据现实情况进行修订，保证绩效计划有一定的灵活性是必要的。尤其当内外部环境发生变化时，必须调整或修改整个计划或者其中的一部分内容。

第二节　医院绩效计划准备

为了保障医院绩效管理系统具有战略导向性，医院绩效管理流程一般是从审视和重申医院使命、核心价值观、愿景和战略开始。通常，在制定医院绩效计划前，医院高层管理团队需要就医院使命和核心价值观达成一致，并对其愿景和战略有清晰的描述。为使读者易于理解，笔者将结合医院实例，对明晰医院使命、提炼医院核心价值观、描述医院愿景以及制定医院战略进行详细阐述。

一、明晰医院使命

（一）使命的内涵

使命是组织存在根本原因，概括了组织为人类所做出的贡献和创造的价值。使命就像是组织远航时的灯塔，指引着组织发展的方向，指导和鼓舞着组织成员不懈努力。使命就像启明星，是组织永远不可及的追求，虽然使命本身不变化，但是它却可以激发改变。"使命永远不可能完全实现"这一事实，恰恰激励着组织持久地追求。

有效的使命反映了员工对组织事业的重视程度，决定了他们的动机。使命的陈述应该避免着眼于组织的产品线或顾客，而应该为组织的生存寻找深层的根本原因。使命不等于经济目标，"利润最大化"并不能激励组织中各个层级的成员，并且不具有指导作用。正如管理学家吉姆·C·柯林斯（James C. Collins）所说："对于那些尚未认清真正核心目的的组织来说，'股东财富最大化'是一种现成的、标准的目的，但它实际上是一种无效的替代品。"

使命可以延续上百年，因此不能将其和具体的目标、战略混为一谈。目标和战略可以随着组织环境和发展的需要而改变，但是使命却恒久不变；目标和战略可以一步一步地实现，但使命却不可能完全实现。使命不仅仅锚定了组织发展方向，也是组织战略制定的根本指南，而且为组织配置资源提供了最高准则，为组织所有管理系统的协同提供根本依据。

（二）明晰使命的方法

使命如果经过适当的构思，可以成为基础广泛而长盛不衰的动力源泉；清楚地认识组织的使命，对组织持续健康发展具有根本性意义。需要注意的是，使命的主要作用是指引和激励，而不是一定需要造成不同。换言之，使命陈述的关键在于真实，不必独一无二，不在于与众不同。在管理实践中，很多组织都认识到使命的重要性，但是却不明确自身的真正使命是什么。例如，对迪士尼来说，"我们的存在，是为了替小孩制作卡通"，这必然是个差劲的使命宣言，既不引人入胜，也没有足够可延续百年的弹性，但是，"用我们的想象力，带给千百万人快乐"，就是一个让人动容和富有弹性的使命。

明晰使命的一种有效方法是提出下面这个问题："为什么不干脆把这个组织关闭，出售资产，获取利润？"然后致力寻找现在和百年后同样正确的答案。探询这一答案的做法是问5个"为什么"。从描述性的声明开始，"我们制造了甲产品"或者"我们提供乙服务"，然后问5次"那为什么是重要的？"在问了几个为什么之后，你会发现自己逐渐接近了公司的根本使命。例如，一家市场调研公司的管理层首先开了几个小时的会得出下列有关他们公司使命的陈述："提供可得到的最好的市场调研数据"。然后，需进一步追问："为什么提供可得到的最好的市场调研数据很重要？"讨论之后，他们的回答反映出公司使命的深层意义："提供可得到的最好的市场调研数据，是为顾客找到一种了解市场的途径，这种途径要比其他任何方法更好。"接下来的讨论让管理层意识到，他们的价值并不在于卖掉市场调研数据，而是在于为顾客的成功发挥作用。这一系列的自我发问帮助他们明确了公司的使命："通过帮助顾客了解他们的市场，为顾客的成功服务"。有了这个使命之后，公司在做产品决策时考虑的问题就不再是"这有市场吗"，而是"这对我们顾客的成功有用吗"。

具体操作时，可从职责和价值两个方面对组织的使命进行陈述。阐述职责就是界定组织归根到底是做什么的，即为何存在；阐述价值就是要表明做好这些事能够给社会带来何种益处，即存在的理由。这需要组织成员采用追问的方式不断寻找组织存在的深层次原因，并直接决定了使命的准确性和清晰度。例如，一家制药厂可以把"为人类医疗制药"作为其使命，其中"制药"是其职责，"为人类的医疗"是其价值。但是，该使命并未触及该组织使命的本质，因为随着技术的发展，公司很有可能创造全新的、不用传统的药物来改进人类医疗的方法。经过几番深入的讨论，最终形成的使命是"为人类健康致力于医疗的重大改善"，其职责由"制药"深入到"医疗的重大改善"，其价值由"为人类的医疗"清晰化为"为人类的健康"。

（三）使命的陈述

正确、有效的使命，在内容上，必须抓住组织存在的本质，能够起到指导和激励的作用；在语言上，必须精练、准确；在传播上，必须易于理解与沟通。几乎每一个卓越的组织都有一个指引着组织长期发展的、脍炙人口的使命。在我国，医院的业务范围和使命相对明确，笼统地讲都是为患者解除疾痛。由于各医院所处的环境、背景和文化不同，对上述内容的表述会有所差别，其中最关键的是各医院在各自区域内的定位和服务对象的差异，使各医院表现出区别其他医院的核心表征。下面列举几个医院的使命陈述，如表3-1所示。

表3-1　医院使命陈述实例

医院名称	使命陈述
中日友好医院	照护生命与健康
地坛医院	救死扶伤，守护健康
航天中心医院	保障航天事业，服务人民健康
广西壮族自治区人民医院	关爱生命，救死扶伤，促进健康，造福社会
北京清华长庚医院	成为您终生都可信赖的医疗服务团队
泰国BNH医院	提供健康守护，培养医学精英，创新临床研究，追求卓越管理

二、提炼医院核心价值观

（一）核心价值观的内涵

核心价值观是一个组织实现所肩负使命的过程中，必须长期坚持的深层的、根本的信仰和价值准则，也是指引组织决策和组织成员日常行动的永恒原则。经过组织文化长期积累和沉淀，高瞻远瞩的组织一般都提炼出了独特而明确的核心价值观，这些核心价值观一般源于组织创始人或最高领导者的个人信仰，并且是组织领导者长期倡导的、全体员工一致信奉的价值观念。

核心价值观是最为根本、深植在组织内部的，变动或妥协的机会极为稀少。组织真正的核心价值观只有几条，因为只有少数的价值观才是深植于组织内部的、最为根本的指导原则。核心价值观是促使组织长盛不衰的根本信条，不能将其与特定的文化或作业方法混为一谈，也不能为了经济利益或短期权益而自毁立场。

核心价值观应具有个性，防止趋同现象。价值观是对组织长期以来坚决奉行的决策和指导原则的理性分析，而不同的组织因其所处行业、服务对象、组织使命和员工素质等方面的差异，在价值观本身上是有所不同的，我们就是要把这种个性化的东西提炼出来，展现价值观的独特个性。但是，柯林斯认为价值观的功能在于引导和激励，因此，不必过于强调价值观的差异而忽视其核心功能。

（二）提炼核心价值观的方法

真正的核心价值观是在组织长期实践过程中沉淀下来的，经受实践考验的价值准则。因此，组织在提炼核心价值观时，必须保持绝对的自我诚实，即必须由"自我需要"来决定自己应该持有的核心价值观，而不能出于当时的环境、竞争需求或追逐管理时尚，也非来自对其他组织价值观的模仿；同时，需要强调核心价值观能够经受时间的考验，不能将组织的一般价值观也当成核心价值观。

阐明核心价值观的关键是怎样从个人的层次入手，逐渐上升到组织的层次。提炼组织核心价值观最通行的一种方法是在组织内部举行所有员工参与的关于核心价值观的大讨论。领导者应发动管理层和所有员工都参与到核心价值观的讨论中，共同对核心价值观和价值体系作出详细定义，员工讨论得越充分，核心价值观内容就越细致，员工就越能准确把握领导者和组织对他们的要求以及他们需要努力的方向。为了提炼组织的核心价值观，并区分组织真正坚守的核心价值观和应时而变的做法或谋略，通常采用追问一系列问题的形式。在提炼核心价值观的实践中，如下几个问题比较常见，特别是最后三个问题尤为关键。

（1）你在工作中持有什么样的核心价值观，即是你始终追求的，不管是否有益，你都会坚持？

（2）如果要你向你的孩子或其他亲人形容你在工作中持有什么样的核心价值观，并且希望在他们长大成人，出来工作时也坚守同样的价值观，你会怎么做？

（3）假设第二天一早醒来，你就拥有了一笔足够供你安度余生的钱，你还会继续坚守这样的核心价值观吗？

（4）你可以预见自己所坚持的核心价值观在100年后还会像今天一样有意义吗？

（5）如果有人指出你坚持的核心价值观中有几点将使你在竞争中有所不利，你还愿意坚持吗？

（6）如果将来你要在一个全新的领域建立一个组织，你会为这个新的组织注入什么样的核心价值观，而无须考虑这个组织从事的行业？

最后，对讨论结果进行深入分析和提炼，找出组织长期坚持的本质的东西，即找出那些长期指导组织实践、规范员工行为的，并且是实实在在的、可见可闻可感的基本信条。核心价值观在数量上一般严格限制在3～6条，如果超过6条，很可能是混淆了核心价值观和经营做法、管理谋略、文化标准，而不是组织长期坚持的根本价值准则。

（三）核心价值观的陈述

一个组织真正的和有效的核心价值观，要求在内容上必须真实反映组织长期坚持的基本信条，在语言表述上必须通俗易懂，在数量上必须严格控制。因此，核心价值观在陈述的时候，必须做到表达简单、清楚、直接而有力。例如，沃尔玛的第一条价值观是："我们把客户放在前面，如果你不为客户服务，或是不支持为客户服务的人，那么我们不需要你"。该价值观表达得非常明了，并且易于为员工所理解。而诸如"上善若水"、"厚德载物"、"达兼天下"、"恒心如一"之类的，则偏于晦涩，最终可能成为一句空洞的口号，很难转化为实际行动。

核心价值观是确定医院的行为指南，是医院的灵魂和员工行动的共同纲领，渗透在医院的每一个角落。下面列举几个医院组织的核心价值观，如表3-2所示。

表3-2　医院核心价值观陈述样本

医院名称	核心价值观陈述
中日友好医院	昌明进取，正道力行
地坛医院	医诚技精，求实创新
航天中心医院	自强、奉献、创新、超越
北京清华长庚医院	人本、济世、厚德、至善
兰州大学第二医院	尊重、关爱、真诚、奉献
江西省萍乡市人民医院	诚信、感恩、务实、奉献
深圳市第二人民医院	仁心仁术，阳光感恩

三、描述医院愿景

（一）愿景的内涵

愿景是组织勾画的发展蓝图和期望实现的中长期目标，是组织成员"发自内心的意愿"。愿景能够反映组织的使命和核心价值观，指引战略的制定，指导组织成员执行战略的行动，确保组织沿着正确的方向发展。

柯林斯和波勒斯认为，组织的愿景一般包括两个组成部分：一是组织在未来10～30年要实现的胆大包天的目标（Big Hairy Audacious Goals，BHAG）；二是对组织完成胆大包天的目标后的情景的生动描述。胆大包天的目标应该是简洁、可行并且鼓舞人心的，它是组织成员共同努力的目标，是团队精神的催化剂，能够激发所有人的力量，促使组织团结。而生动描述则是用憧憬的语言传达想要展现给世界的形象。比如亨利·福特对"大众化汽车"这个胆大包天的目标所进行的生动描述："我们要为大众生产一种汽车，这种汽车的价格很低，不会有人因为薪水不高而无法拥有它，人们可以在上天赐予的广阔空间里尽情地享受他们幸福的家庭生活……当我们实现这个目标时，每个人都将拥有一辆汽车。马会从马路上消失，汽车取而代之……我们将会给众多的人提供就业机会和令人满意的工资。"

卡普兰和诺顿认为，愿景应该表明组织最高层面的宏伟战略目标，并认为陈述愿景应该包含挑战性目标、市场定位、时间期限三个要素。其中，挑战性目标是指愿景应该与组织当前的定位有所区别。卡普兰和诺顿赞同柯林斯和波勒斯的观点，认为领导最重要的作用就是为组织设立宏伟、长期和大胆的目标，也就是说，一个优秀的领导者首先要承担起设定宏伟目标的责任，在组织内营造一种紧迫感，为所有员工设定挑战性目标并规定具体的时间期限和明确的评判标准。对于政府机构或非营利组织来说，愿景应该是与其使命相关的挑战性目标。市场定位是指愿景应该以市场为导向，对业务、顾客、竞争者、资源和能力做出综合分析和判断，明确组织将要参与的竞争领域和预期的市场表现。清晰的、准确的市场定位实际上表明了组织想要如何创造价值，能够为战略分析和决策提供指引。时间限制是指愿景表达的是组织的中长期目标，应具有明确的完成期限，其时间跨度一般为3～10年。

（二）愿景的陈述

卡普兰和诺顿与柯林斯和波勒斯在愿景的界定上总体上是相同的，但是在细节上也有较大的区别。他们都强调了宏伟目标的重要性，虽然对时限的界定和理解不一样，但是都强调愿景是组织中长期目标。卡普兰和诺顿的论述更加侧重在组织的使命、核心价值观、愿景和战略这个体系中，去理解愿景，注重操作性和实效性；柯林斯和波勒斯对胆大包天的目标进行生动描述就是强调愿景的激励性。美国学者保罗·尼文则认为一个清晰的、具有说服力的愿景陈述应该具有简洁、吸引所有利益相关者、与使命和价值观保持一致、可验证性、可行性和鼓舞人心等基本特征。

对愿景的准确陈述有助于一个组织获得竞争优势。但组织对愿景的陈述除了有一个清晰的、具有说服力的宏伟目标之外，通常还包括三个关键因素：挑战性目标、市场定位和时间期限。以北京市某医院为例，其于2013年确立自己的愿景是：到2020年，建成在北京市有一定学科优势和核心竞争力的现代化三级甲等综合医院，成为所在城区最佳区域医疗中心。这一愿景目标明确，即在五年内实现三个目标：①从二级医院发展为三级医院；②少数专科在北京市有核心竞争优势；③是所处城区内的最好医院。为使读者对愿景的陈述理解更加透彻，本书列举了几个组织愿景陈述的示例（表3-3）。愿景是一个组织的中长期目标，而且是一个具有很高挑战性的宏伟目标，或者说是一个胆大包天的目标，仅仅运用三因素框架对愿景进行陈述，还远远不够，还需要通过有效的管理技术或途径，将愿景与战略对接在一起，并通过战略的制定，绘制一幅完整的、详细的、可操作的宏伟蓝图。目前，最有效的方式就是通过绘制战略地图，实现愿景与战略的无缝对接，从而完成愿景的完整陈述。可以说描述愿景的最后一个环节是确定细化的愿景，而战略地图就是一个很好的细化愿景的工具。

表3-3 愿景陈述样本

美国肯尼迪政府空间计划	
在20世纪60年代结束之前，实现登陆月球，并安全返回地球（1961年）	• 挑战性目标：实现登陆月球并安全返回地球
	• 市场定位（竞争领域）：航空航天事业探月工程
	• 时间期限：在20世纪60年代结束之前
英国利兹大学	
到2015年，我们整合世界水平的研究、学术和教育，进入世界大学前50强	• 挑战性目标：进入世界大学前50强
	• 市场定位：整合世界水平的研究、学术和教育
	• 时间期限：到2015年
金鹤门业有限公司	
到2015年，成为中国木门行业的领导品牌（2008年）	• 挑战性目标：成为国内木门品牌的领导者
	• 市场定位：国内木门行业、产品领先
	• 时间期限：到2015年
东莞市科学技术博物馆	
到2015年，成为国内一流、国际知名的（专题）科技馆（2009年）	• 挑战性目标：国内一流、国际知名
	• 市场定位：专题科技馆
	• 时间期限：到2015年

四、制定医院战略

医院战略是医院使命、核心价值观和愿景的可视化蓝图和逻辑表现。医院绩效管理系统通过化战略为每个医院员工的日常行动，确保医院战略目标的实现。

（一）战略分析

战略制定本质上是一种战略选择。一个组织做出战略选择通常是在组织使命和核心价值观的指引下，基于愿景的具体陈述，然后通过战略分析来审视内外部环境，了解对组织的竞争和运营将会产生影响的各种因素，尤其是上一轮战略制定后发生的变化，以便组织做出正确的战略选择。在管理实践中进行具体的战略分析时，除了对组织使命、核心价值观和愿景进行回顾，另外，还需要重点进行详细的环境分析。

对外部环境和竞争态势的分析，不同的学者具有不同的观点和方法，相应的分析工具也颇多。占主导地位的理论有两类，其一是以产业分析理论为代表的企业竞争优势外生论，这一主张的代表人物是迈克尔·波特（Michael E. Porter），它通常把注意力集中在市场和产品上，试图从行业结构和市场机会识别和构建组织的竞争优势；其二是以能力理论为代表的企业竞争优势内生论，这一主张的代表人物有伯格·沃纳菲尔特（Birger Wernerfelt）、普拉哈拉德（C.K. Prahalad）和加里·哈默尔（Gary Hamel）等，它通常把注意力集中在企业所拥有的独特资源和能力上，试图探寻形成组织竞争优势的内在源泉。常用的环境分析工具包括PEST分析、SWOT分析、外部因素评价矩阵、五力模型、竞争者分析、利益相关者分析、价值链分析、组织资源分析等。其中，SWOT分析是最常用的分析工具之一，SWOT是英文strengths，weaknesses，opportunities和threats的缩写，即企业自身的竞争优势、竞争劣势，所面临的机会和威胁。SWOT分析架构是一个结构化的系统分析方法，它的重要贡献就在于用系统的思想将组织内外部环境分析中看似独立的因素相互匹配起来进行综合分析，使得组织的战略分析更加科学全面，SWOT分析的一般矩阵如图3-1所示。

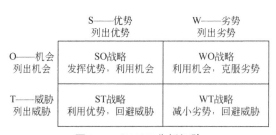

图3-1　SWOT分析矩阵

传统的SWOT分析框架在拥有直观、简单、系统等优点的同时，也存在一些缺陷，主要体现在如下两个方面。首先是指向不明。运用SWOT分析的效果关键在于是否能够准确界定组织的机会、威胁、优势和劣势。但是，SWOT分析框架未能为组织指明从哪些方面着手分析，而实践中许多管理者青睐于关注经营成果，这样就忽略了真正导致竞争差异化的价值驱动因素。其次是精度不够。SWOT分析采用定性方法，通过罗列"S、W、O、T"的各种表现，形成一种模糊的企业竞争地位描述，以此作出的判断难免带有一定程度的主观臆断。平衡计分卡是一种很好的化战略为行动的工具，能实现战略与运营的有效对接。

综合两种不同的研究视角和利用上述方法，我们可以在医院组织平衡计分卡的基础上改良SWOT分析，形成一个关于医院竞争和运营状况的整体框架。因此，采用适合医院的平衡计分卡模型来确定SWOT分析的结构，有一定的优势。北京市某医院是通州区一家三甲综合性医院，在对其内外部环境调研的基础上，我们可以借助平衡计分卡和SWOT对其进行战略分析，如表3-4所示。

表3-4　医院的平衡计分卡和SWOT矩阵分析（示例）

层面	优势（S）	劣势（W）	机会（O）	威胁（T）
利益相关者	1.城区居民普通疾病的首选就诊机构 2.城市健康的守护人 3.高市场占有率 4.较好的现金流 5.政府投资重点 6.良好的银行信誉	1.门诊环境拥挤 2.医疗空间不足 3.患者服务不尽满意 4.高端医疗比率增长缓慢 5.社区合作收入来源减少	1.城区人口结构的改变 2.市场份额的提升 3.加强医院的品牌建设和其他营销手段 4.所在城区快速发展 5.居民保健意识的增强和医疗消费增长 6.政府医疗投入增长 7.医疗保险覆盖率上升	1.医疗需求的多元化 2.医疗纠纷频发 3.行业竞争逐渐加剧 4.成本压力（劳动力和责任赔偿） 5.跑费漏费 6.医疗报销滞后 7.大量资本需求
实现路径	1.优先考虑患者安全和服务质量 2.健全的电子病历系统 3.全力推动临床路径 4.以患者为中心的医疗解决方案	1.诊疗流程设计待优化 2.学科优势不突出	1.区别竞争对手的诊疗服务 2.提高服务质量 3.拓宽预约服务渠道（电话、预约等） 4.和社区医疗相结合	1.客户驱动的健康计划 2.医疗补偿机制的改革 3.政府价格主导 4.技术障碍
保障措施	1.高质量的医疗专家和服务 2.低于行业水平的离职率	1.缺乏有竞争力的薪酬和福利制度 2.人文素质和组织文化建设待加强 3.绩效管理弱 4.人才培养和引进力度不够	政府规划和投入	1.专家短缺 2.高新技术引进少

通过战略分析将医院在制定战略时要考虑的一系列问题展示出来，战略分析的每一个部分都显示了潜在的战略意图。通过战略地图的框架可以引导医院做好战略选择，外部分析和内部分析所明确的问题都在其中，有助于保持延续性和抓住重点。

（二）战略描述

战略是一种假设，是关于为或不为的选择，因此在进行战略开发与调整的时候，首先需要对战略的构成有一定的了解。迈克尔·波特主要从竞争战略层面来探讨战略，他将战略分为三个层次：一是定位，即战略就是一种独特、有利的定位，关系到各种不同的运营活动；二是抉择，即在市场竞争中作出取舍；三是配置，即在组织的各项运营活动之间建立一种有效的联系。因此，一份完整的战略既要定义"战略是什么"，还应指出"如何实现战略"。具体如图3-2所示。

战略制定的结果是要形成医院的发展方向，形成区别于其他医院的差异化技术和服务优势。在这个环节，医院高层管理者可以借助外部咨询力量或者自身力量，其首要任务就是要确立是实行渐进式战略还是转型式战略。以北京市某医院为例，由于没有出现实施战略转型的特殊的内外环境激发因素，该医院首先将自己的战略确定为渐进式战略。综合运用多种战略制定的方法和工具后，该医院在确立渐进式的战略中，医院高层管理团队需要回答下列问题：

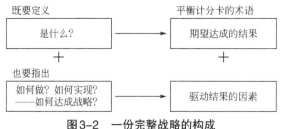

图3-2 一份完整战略的构成

1. 我们在什么领域内竞争？

医院将自己定位为区域医疗中心，首要目标是为本区居民提供最适宜的医疗服务，尤其要在区域内居民的常见病和多发病的诊治方面，提供高水平的医疗、预防和康复等服务。

2. 什么样的客户价值定位可以使我们在该领域与众不同？

由于地处北京市辖区，国内不同学科最高医疗水平的医院云集，随着跨区医疗限制的解除和医疗保险政策的日趋灵活，居民到北京城区内选择权威医院就诊变得很方便。要吸引和留住本区域内的患者，必须向他们提供每个人最需要的医疗服务，优质高效地解除每一名患者的个性化医疗需求。所以，该医院的客户价值主张定位为全面客户解决方案。

3. 什么样的关键流程会产生战略差异化？

全面客户解决方案对医院管理的要求比较高。医院必须准确地识别不同类型患者的医疗需求，通过便捷的个性化和人性化医疗服务、最优化的服务流程、高质量的诊疗技术水平、高效率和有竞争力的医疗成本等多种手段，为患者提供最适宜的医疗服务。

4. 战略需要什么样的人力资本能力？

要有效留住患者的最关键因素在于医院是否拥有能为患者手到病除解除疾痛的医生，所以高水平的医疗队伍是医院有效竞争的第一资源要素。根据医院战略定位的需要，该医院不可能拥有各专业的全国或北京市顶尖医生，但要求在本区域患者的多发病和常见病方面必须拥有高水平的医生，在优势的诊治领域能形成一定的规模优势。医院目前确定了急诊、微创与腔镜治疗、骨科、心血管内科、内分泌、肿瘤等几个方向的重点学科，力争在北京市乃至全国有一定的竞争力。

5. 战略所需的信息技术支持是什么？

医院信息系统建设是提高医院管理水平的利器，但建成有效的信息系统也不是一夕之功。需要与医院管理同步发展，不断优化。该医院的信息系统建设也定位为服务医院发展的大局，努力打造数字化医院，为提高管理效率提供助力。

哈佛商学院研究得出一个结论，无论战略形成的来源如何，一个好的战略表述都需要包含以下三项基本要素：①目标（Objective）：战略要达到的最终结果；②优势（Advantage）：组织达到目标所使用的方法；③范围（Scope）：组织想要经营的领域及市场。目标、优势和范围三项要素构成的战略框架常称为OAS（英文首字母）框架。以北京市某医院为例，按照OAS表述法，该医院将自己的战略确定为——把握新城建设发展机遇，加快基础建设步伐，加强学科建设和人才引进培养，持续推进资源整合和管理创新，为区域内患者提供最适宜的优质医疗服务，成为区域居民内首选的区域医疗中心。该医院的目标（O）是成为区域内居民首先的区域医疗中心；实现这一目标的方法即优势（A）包括加快基础建设、学科建设和人才引进培育，管理创新等；目标的范围（S）首先是所在城区。

明确战略表示的根本目的，就是要实现"化战略为每一个员工的日常行动"，这就要求我们对战略进行更加深入的阐述，通常也叫战略方向描述。在OAS框架的基础上，战略方向描述包含三个组成部分：①"战略目标"，即确定具体要实现的目标；②"要做好的事"，即确定如果要实现目标，必须采取哪些关键的行动。这些必须做好的事是下一步设计战略地图和行动方案的重要信息来源；③"首要衡量指标"，即确定如何衡量目标绩效。

以某营利性医院为例，其战略由七个战略主题支撑，即"增长、患者、个性化服务、安全与质量、流程优化、人才成长、组织与激励"，如图3-3所示。

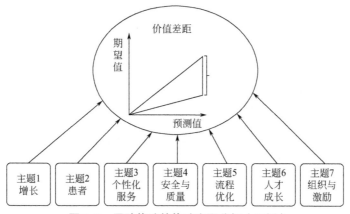

图3-3　医院战略的战略主题分解（示例）

其中，为患者提供最需要的个性化医疗服务这个战略问题，其战略方向可概括为准确评估患者的医疗需求，在自己诊治能力范围内，提供安全、价廉、有效和满意的就医体验，其具体的战略目标、要做好的事项、首要衡量的指标如图3-4所示。

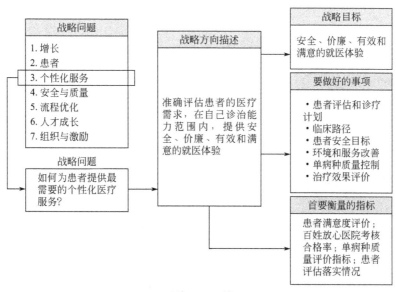

图3-4　医院战略方向描述（示例）

"个性化服务"主题突出全面客户解决方案和以出色的服务创造客户价值，使所在城区的居民认为他们是该区域最好的医疗服务提供机构。这里面的目标包括提高服务水平、持续优化服务流程、提供客户化的医疗解决方案、提供卓越就医体验等，贯穿了从保障措施、实现路径、利益相关者等各个层面，目标之间互相支撑，如图3-5所示。

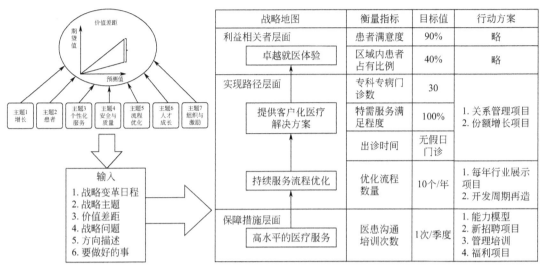

图3-5 "个性化服务"战略主题

需要进一步说明的是，一般来说，战略的生命周期在3～5年，而医院战略的稳定性通常更高，但在内外环境中的战略转型激发因素出现时，如医改重要新举措的出现、技术的更新、内部管理低效引起的被动局面等，医院必须及时进行战略转型。

第三节　医院绩效计划内容

医院绩效计划的制定是一项技术性很强的工作。医院绩效计划内容的完整性、系统性、科学性和可操作性对医院绩效计划环节乃至整个医院绩效管理系统都会产生非常重要的影响。本节将对医院绩效目标、医院绩效指标以及医院绩效评价指标体系设计等医院绩效计划的核心内容进行系统全面的介绍，并加以实例说明。

一、医院绩效目标

（一）医院绩效目标的内涵

在绩效管理系统中，绩效目标是指管理者与下属在使命和核心价值观的指引下，对愿景和战略进行分解和细化，具体体现为绩效主体在绩效周期内需要完成的各项工作。具体明确的绩效目标是实现组织纵向和横向协同的基础，也是实现组织、部门和个人协调一致的纽带和关键。目前对绩效目标的理解主要有两种：一种是将绩效目标理解为"绩效指标加上目标值"，比如"完成年度销售额300万元"；另一种则是将绩效目标理解为绩效的行为对象，具体表现为一个动宾词组，比如"增加团体客户总量"和"开发并维持战略伙伴关系"等。医院绩效目标通常讲的是在医院绩效管理某一时段、某一过程或者某一方面的总体工作要求，如医院的硬件建设、医院的年度工作目标、学科建设目标等，具有一定的整体性、层次性、关联性和时效性的特征。医院绩效目标往往由上级主管部门或院长及其医院管理层与下级进行充分沟通后设定，它主要反映的是医院在一方面、一阶段或一过程中要做什么。在本书中，我们把医院绩效目标界定为一个动宾词组，比如"提高医疗质量"、"营造舒适的就医环境"和"完善医院信息系统"等。

（二）医院绩效目标的来源

管理者在设定目标时，一般应根据上一级部门的目标并围绕本科室或部门的总体目标、业务重点、策略目标和关键绩效指标，制定本部门的工作目标计划，以保证部门朝着组织要求的总体目标发展。然后，管理者根据下属职位应负责任或关键指标，将部门目标层层分解到具体责任人。根据医院的具体情况，医院绩效目标大致有以下四个主要来源。

（1）医院战略目标。各部门科室或员工个人目标首先来源于组织战略，只有这样才能保证每个员工都朝着组织要求的方向努力，医院的战略目标才能真正得以落实。

（2）岗位职责。岗位职责描述的是一个岗位在组织中所扮演的角色，即这个岗位对组织有什么样的贡献或产出。岗位职责依附于岗位，相对比较稳定，除非该岗位本身从根本上发生变化。而医院绩效目标是对在一定条件下、一定时间范围内所达到的结果的描述，也就是说，医院绩效目标有一定的时间性和阶段性。

（3）医院内部需求。员工是组织的关键资源，没有员工组织就不能发挥其功效。因此，在制定医院绩效目标的时候，应充分考虑医院员工的自身需求，在满足员工需求的基础上充分挖掘员工的潜力。

（4）患者的需求。医院的职责在于治病救人，尤其是公立医院不能以营利为首要目标。尽管目前很多医院都致力于提高绩效从而增加医院的盈利，然而盈利目标的实现必须建立在为患者提供更好医疗服务的基础上。换言之，医院建立的所有目标都必须以患者为中心，充分顾及患者需求，而不能在忽视患者需求的基础上盲目制定目标。如有些医院为了提高门诊量，盲目缩短每位患者的就诊时间，显然违背了患者的基础需求。

（三）医院绩效目标制定的SMART原则

在医院绩效管理实践中，医院绩效目标的制定通常应该遵循以下五条基本原则，通常简称为SMART原则，其具体含义如下。

（1）绩效目标应该是明确具体的。"S"（Specific）指的是绩效目标应该尽可能地细化、具体化。组织绩效目标和部门绩效目标必须细化和具体化到每个人的绩效目标上，即必须落实到具体的岗位和人员，或能对应到具体的个人。而每个人的情况各又不相同，比如岗位、权责、资源条件和经验能力等不同，因此绩效目标应该明确、具体地体现每位员工的具体工作。只有将这种要求尽可能表达得明确而具体，才能够更好地激发员工实现这一目标，并引导员工全面地实现管理者对他的绩效期望。因此，医院的各项绩效目标要明确描述出员工在每一项工作职责下所需完成的具体任务，避免模糊不清的绩效目标。

（2）绩效目标应该是可衡量的。"M"（Measurable）是指目标要能够衡量，就是可以将员工实际的绩效表现与绩效目标相比较，也就是说，绩效目标应该提供一种可供比较的标准。设定绩效目标，是为了激发每个人的潜力，为实现组织目标而共同努力。因此，目标必须可以衡量，才能够为人们的行为提供及时有效的反馈，并且在绩效评价的时候才能进行量化。绩效目标的可衡量特征与绩效评价指标和绩效标准的可衡量特征是密切相关的，这三者的可衡量特征决定了绩效评价和反馈在绩效管理中的可能性。医院的医疗服务的数量、质量、时间等可以用客观量化指标进行衡量，比如患者满意度提高10%、门诊量增加20%等，这些绩效指标可衡量性的前提就是医院绩效目标应该是可衡量的。

（3）绩效目标应该是可达到的。"A"（Attainable）是指目标通过努力就能够实现。在制定目标的时候，通常是比现实能力范围稍高一点的要求，强调"蹦一蹦，够得着"，因此，在绩效目标制定过程中，管理者和下属需要充分沟通，共同制定具有很强可行性的绩效目标。如果管理者为了追求高绩效，盲目利用行政手段和权力，强加给下属很高的绩效目标，这就可能造成下属心理上的抗拒，并且在目标不能达成的时候首先想到的是推卸责任，而不是付出艰苦卓绝的努力去实现目标。因此管理者在制定目标的时候，需要考虑目标的可实现性。实际上，所谓目标切实可行，不仅强调不应该制定过高的不切实际的目标，还强调应该根据员工的工作潜力制定具有一定挑战性但通过努力可以实现的目标。过高的目标会使员工失去信心和动力，而目标太低则无法使员工发挥应有的水平。切实可行是在两者之间找到一个最佳的平衡点，即一个员工通过努力可以达到的可行的绩效水平。

（4）绩效目标应该与战略有关联。"R"（Relevant）指绩效目标体系要与组织战略目标相关联，个人绩效目标要与组织绩效目标和部门绩效目标相关联。与战略相关联原则要求在制订绩效目标时，应对组织战略有清晰明确地界定，同时在分解和承接过程中，要避免错误推理而制造出看似漂亮，但对组织战略无贡献甚至适得其反的绩效目标。

（5）绩效目标还应该有时限性。"T"（Time-based）就是指完成目标需要有时间限制。这种时间限制实际上是对目标实现方式的一种引导，要求根据工作任务的权重、事情的轻重缓急，确定完成绩效目标的最后期限，并确定项目进度安排，据此对绩效目标进行有效的监控，以便在出现问题的时候，能及时对下属进行绩效辅导。比如，到2020年12月31日，医疗服务投诉率降低15%。绩效目标的时间限制通常是与绩效周期联系在一起的，不同的绩效目标完成的绩效周期不一样。在目标确定的情况下，管理者的要求和下属的工作能力等方面的情况是确定时间限制的最重要因素。对于被授予权限较大的员工来说，制定他们的绩效目标时行为引导可能会少一些，但时间限制在任何情况下都是必不可少的。另外，我们往往会根据需要制定分阶段的分目标，不论是整个绩效计划中的总目标，还是分阶段的分目标，都应受到时间的限制。

（四）医院绩效目标的制定步骤

制定绩效计划的最重要的内容就是制定绩效目标。在制定医院绩效目标的过程中，医院管理者需要特别重视医院绩效目标的制定过程，通常包含如下几个步骤。

第一，成立一个由医院高层领导参与的战略规划小组，负责拟订和描述医院的愿景，在医院高层领导之间达成共识后，确定医院的战略目标。对一个成熟的组织来说，则是直接根据组织的愿景和战略，结合组织的年度工作计划，制定组织的绩效目标。医院愿景、战略目标的制定在上一节已做了相关阐述，这里不做赘述。

第二，每位医院高层领导与其分管科室的管理者组成小组，提出各科室的目标，然后基于科室目标和科室工作计划，制定科室绩效目标。在制定部门绩效目标时，医院管理者需要注意科室绩效目标和医院绩效目标的纵向协同和不同科室之间的横向协同。

第三，科室管理者与员工就部门目标分解和实现方式进行充分沟通，形成每个人的绩效目标。在这一过程中，上级需要统筹协调每个人的工作内容，保证本科室的目标能够实现。同时，也要避免像传统的目标制定过程那样仅仅是从上到下的制定过程，应该在制定各级目标时保证每个员工都有充分的发言权，并鼓励下级人员积极参与绩效目标的制定。通过保证基层员工的绩效目标与科室绩效目标的协同性和一致性，来确保员工、科室和医院目标的协同性和一致性，进而保证通过绩效系统化医院战略为每个医院员工的日常行动。

二、医院绩效指标

（一）医院绩效评价指标的概念及构成

所谓评价指标，就是评价因子或评价项目。在评价过程中，人们要对被评价对象的各个方面或各个要素进行评估，而指向这些方面或要素的概念就是评价指标。只有通过评价指标，评价工作才具有可操作性。总的评价结果的优劣往往需要用各个评价指标结果综合体现。

绩效评价指标一般包括四个构成要素。①指标名称：指标名称是对评价指标的内容做出的总体概括。②指标定义：指标定义是对指标内容的操作性定义，用于揭示评价指标的关键可变特征。③标志：评价的结果通常表现为将某种行为、结果或特征划归到若干个级别之一。评价指标中用于区分各个级别的特征规定就是绩效评价指标的标志。④标度：标度用于对标志所规定的各个级别包含的范围做出规定，或者说，标度是用于揭示各级别之间差异的规定。换言之，医院绩效指标是医院绩效目标的分解，通常对医院绩效管理的目标的主要因素进行可量化的分解落实，并形成若干子系统。因此，指标在医院绩效管理中几乎是最重要、最基本的环节，它是医院管理任务的化身和落实，也是医院各部门和员工工作任务完成情况和工作结果表示的参照系，表3-5是一个简单的例子。

表3-5　医院绩效指标举例

指标名称	医务人员协作性				
指标定义	在与同事一起工作时表现出来的合作态度				
标志	S	A	B	C	D
标度	合作愉快	肯合作	尚能合作	偶尔合作	我行我素

（二）医院绩效指标的基本要求

医院绩效指标是医院绩效计划中的关键内容。在设计绩效评价指标时，应从以下基本要求出发。

第一，内涵明确、清晰。要对每一个绩效评价指标规定明确的含义，避免不同的评价者对评价指标的内容产生不同的理解，从而减少评价误差的产生。绩效评价指标的表达应明确、清晰，用于定义评价指标的名词应准确，没有歧义，使评价者能够轻松地理解它的含义，不会有模棱两可的感觉。在必要的时候，可以通过不同的方式对评价指标做出详细的定义，以统一评价者对每一个评价指标的理解。特别对于医院来说，有些指标势必具有较强的专业性和特殊性，因此，对于绩效评价指标的明确清晰的要求要相对严格一些。

第二，独立性。评价指标之间尽管有相互作用或相互影响、相互交叉的内容，但每一个评价指标一定要有独立的内容、独立的含义和界定。

第三，针对性。评价指标应针对某个特定的绩效目标，并反映出相应的绩效标准。因此，应根据岗位职能所要求的各项工作内容及相应的绩效目标和标准来设定每一个绩效评价指标。

第四，易于衡量。评价绩效指标应当利于以最有效的方式来提供关于绩效的必要信息。设计绩效指标时应当将成本、准确性和所需数据的可获得性等问题考虑在内。

（三）医院绩效指标的设计

许多医院绩效管理制度不理想的主要原因之一就是评价指标的设计不科学，因此，要对医院绩效指标体系的设计给予足够的重视，要充分体现战略定位和战略目标的要求，保证个人努力方向和医院发展目标相一致，充分考虑到医院的岗位构成复杂性、绩效群体性和行为指标难以量化等特性，以科学的理论、方法作指导，制定各级绩效指标体系。在设计医院绩效指标时，要遵循合理的指标构建逻辑。首先，在医院战略的指引下确立医院绩效指标的设计原则；其次，明了医院绩效指标的确立依据；再次，顺着由医院—科室—员工的设计思路确立每个层级的绩效指标；最后，确立指标体系的权重分配。

1. 医院绩效指标的设计原则

医院绩效计划是医院绩效管理中的首要环节，只有制定出符合医院管理实际的绩效评价指标才能实施高效的管理，有效达成战略目标。医院绩效评价指标的选择遵循以下原则。

（1）实现社会公益性原则。医院的社会公益性责任包括医疗学术研究和提升区域医疗服务质量，突出危重症抢救能力和对大型事故及群体伤的救治。而医院在保证社会公益性责任的同时也必须加强成本管理，优化工作流程，减少浪费，实现资源的优化配置和有效利用，增强自我持续发展能力。

（2）坚持差别化评价原则。通过对医院整体战略目标的分解，结合临床科室、医技科室、职能科室等不同类别科室、岗位的工作特点和工作流程，制定评价指标，充分体现科室的工作特征和工作对象的需求，定期评价，并以此为依据进行绩效激励。

（3）坚持 SMART 原则。评价筛选出每个维度中代表性强、独立性好、能定量、易获得的指标作为医院绩效评价指标。把握SMART原则，即绩效指标应该是明确具体的（S）、可衡量的（M）、可达到的（A）、与战略有关联的（R）以及有时限性的（T）。

（4）坚持可持续发展原则。医院绩效指标体系不是简单的目标分解，更要体现医院战略发展的意图。为了实现医院战略目标，就要保证学科带头人能力和学科梯队建设并重；创新管理体制，保证人才引进、绩效管理等先进理念能够顺利实施。

2. 医院绩效指标体系的确立依据

医院绩效指标的设置必须有一定的确立依据。如果以平衡计分卡构建医院绩效指标体系，那么基于平衡计分卡的医院绩效指标体系初步框架的确立，主要依据有以下五个方面。

（1）基于国内外经验与现行政策。通过查阅网络数据库，了解近几年国内外医院绩效评价的原理、方法及应用，医院绩效评价的指标体系的建立及研究情况等。借鉴国内外企业及卫生系统中常用绩效评价指标，结合国家相关部门印发的《公立医院绩效评价指标体系（试行）》等文件中关于医院绩效评价的指标，归集能反映每一维度关键成功因素的具体指标，从指标的实用性原则出发，同时考虑到医院数据收集的难易程度及数据的完整性和重要性，剔选出相关适宜指标，初步建立平衡计分卡指标体系。

（2）基于医院功能定位和使命。在我国，医院一直是作为国家公共卫生医疗机构的主体而存在，肩负着社会基本医疗保障和公共卫生服务的职能，承担着救死扶伤、防病治病的社会责任，是实现政府保护居民健康、维持社会稳定政策目标的重要基础。尤其是大型公立医院，主要承担着医疗服务和社会功能。医疗服务是大型公立医院的首要功能，就是要努力解决全体公民的基本医疗保障问题，医疗服务功能包括提供普通门诊和住院医疗服务，承担大量的急危重症、疑难杂症和罕见疾病的诊治，并提供包括门诊和住院在内的医疗服务，此外，它们还接受二级医院的转诊。医院的社会功能是一个国家的政府与社会赋予它的使命和任务，反映了医院在整个卫生体系乃至整个社会经济中的功能定位和作用，是一个国家卫生政策价值取向的集中反映。大型公立医院的社会功能包括：提供限价门诊和济困病房等形式的惠民服务；参与大型突发公共卫生事件的紧急救治；承担医学教育，完成培养各种高级医疗专业人才的教学，并承担省级以上科研项目的任务和前沿领域的医学科学研究；承担支边、支农等政府指令性任务，对下级医院进行业务技术指导和培养人才；提供预防、保健、康复、健康教育等公共卫生服务，并参与和指导一级和二级预防工作。大型公立医院是具有全面医疗、教学、科研能力的医疗预防技术中心。其使命是在有限的差额拨款下，促使医院实现最大的社会效益，让最大多数老百姓享受到基本的医疗服务，并在此基础上，努力创造经济效益。

（3）基于新医改需要。2014年《关于公立医院改革试点的指导意见》指出："公立医院改革试点要坚持公立医院的公益性质，把维护人民健康权益放在第一位，实行政事分开、管办分开、医药分开、营利性和非营利性分开，推进体制机制创新"。随着政府对公立医院的职责归位，将通过改革公立医院管理体制、运行机制、补偿机制，加强对公立医院的管理，来促使和保证公立医院的公益性质，引导和规范公立医院的行为。因此，新医改回归公益性的要求应当在医院绩效管理体系中有所体现。

（4）基于相关专家咨询意见。可以通过专家咨询会议等途径，就指标的重要性和可操作性进行打分，并对初步构建的指标体系提出相应意见，根据专家打分情况和意见建议对指标体系进行增删。

（5）基于预调查结果。如果医院绩效管理系统的设计者依据平衡计分卡的思路设计该医院的绩效指标，则可以从平衡计分卡层面的视角构建一个初步指标体系，再有针对性地进行相关的调查，并依据预调查结果对所建立的平衡计分卡指标体系进行初步筛选。

3. 医院绩效指标的确定

医院在制定绩效指标时，应重点关注对提升医院绩效水平和实现医院战略目标起主导作用的绩效指标，这是有效开展和实施医院绩效管理的一个重要前提。绩效指标的获取来源主要包括两条途径：其一是医院的战略目标，通过将战略目标层层分解，可以得到医院每一个部门或每一个岗位的目标，而绩效指标便可以从这些分目标中提炼获得；其二是医院的岗位职责范围，通过进行工作分析、总结概括而得出的医院岗位职责范围，充分正确地解释了医院各岗位应履行的职责、要求的上岗条件和提供服务的目标，这就为绩效指标的选取提供了一条十分便捷的途径。

医院在选取绩效指标的过程中，应摒弃传统上那种单纯由医院管理者决定绩效指标设置的做法，绩效指标并不是由上级强行决策分配给下级的，它的整个制定过程实际上是一个由医院管理者和员工共同讨论、共同协商、共同决定的大众参与过程，是双方达成一致意见的最终体现，也是医院内部相关人员对职位工作绩效要求的共同认识。医院制定绩效指标体系的过程可以以平衡计分卡作为其理论模型，按照平衡计分卡所涵盖的财务、顾客、内部业务流程、学习与成长四个层面，或者照平衡计分卡中国化模式的利益相关者、实现路径、保障措施三个层面分层次地设置绩效指标，然后由各主管部门与责任部门共同商定各项指标的具体评分规则，以及确认各项指标的权重。对于构建绩效指标体系的具体步骤可以采取下述程序。

（1）在认真学习有关理论的基础上，借鉴国内外相关研究的部分成果，深刻理解医院绩效管理的内涵，收集与平衡计分卡内容相符合的绩效指标，然后对其进行分析研究，去粗取精，作为参考。

（2）根据医院绩效管理的目的和要求，以平衡计分卡模型为基础，确定院一级绩效指标的名称和数量，选取后的指标应遵循SMART原则，而且对于可能出现的指标重叠、指标相互包含等问题要多加注意，在尽量保持指标体系完备的前提下，对起不到绩效评价关键作用的指标要进行删除，而对那些共同反映绩效某一方面的指标要进行科学的合并。

（3）在绩效指标体系初步确认后，邀请与医院绩效管理相关的各方面专家和学者进行咨询，可采取专家座谈法等针对设计好的绩效指标体系进行修改或补充，从而进一步完善绩效指标体系。

（4）在医院绩效指标体系完善后，构建医院绩效指标表，标明各项指标的具体计算方法以及需要特别说明的注意事项，为医院管理者开展绩效管理提供重要参考。

在明确设计步骤之后，医院可依据平衡计分卡理论设计绩效指标体系。以传统平衡计分卡为例，在财务层面，公立医院由于受到公益性、非营利性等条件的限制，不能把医院的最终目标放在追求最大经济利润上，但是医院本身的经营也需要耗费一定的成本和资源，不计成本的经营职能最终导致医院运转不畅、大量亏损，甚至于破产关门。因此，医院在设计财务层面的战略主题时，应当把利润目标控制在一定范围内，降低药品收入在医院收入中所占的比例，提高服务性收费所占比例，强调成本控制，争取以最小的投入获得最大的经济效益和社会效益。在顾客层面，医院可以把顾客群分为外部顾客和内部顾客，顾客主要指来医院就诊的患者，内部顾客是相对于医院的管理者来说的，指的是医院的员工，医院在设计这个层面的战略主题时，可以立足于确定服务群体、市场细分、患者满意度、就诊环境改善等方面。在内部业务流程层面，医院可以把战略主题定位在选择内部业务流程和相应的衡量方法上，主要针对医院治疗和护理过程中的质量控制、工作流程简化和衔接、科室间的协调与配合、规范工作制度和程序等方面进行设计和制定。在学习与成长层面，医院可结合可持续发展的理论和方针，把战略主题定位在市场反应灵敏性、建立医院学习型组织、不断进行医院理论创新和技术创新等方面，其关键因素包括人力资源的培养、合理激励机制的形成、文化品牌建设等。

4. 医院绩效指标的权重设计

（1）影响医院绩效指标权重的因素。医院绩效指标的权重是指在衡量绩效目标的达成情况过程中，各项指标的相对重要程度。在设计绩效指标体系过程中，不同的指标权重对员工行为具有牵引作用，确定各项指标的权重是一项非常重要的工作，也是一项具有较高技术要求的工作。决定医院绩效指标权重的因素很多，其中最主要的因素包括以下三类。

第一，绩效评价的目的是影响指标权重的最重要的因素。前面曾谈到，以绩效评价为核心环节的绩效管理是人力资源管理职能系统的核心模块。因此，绩效评价的结果往往运用于不同的人力资源管理目的。显然，针对不同的评价目的，应该对绩效评价中各个评价指标赋予不同的权重。但是，关于权重的这种规定并不需要明确到每个绩效指标。通常的做法是，将绩效指标分为工作业绩指标和工作态度指标这两个大类（也就是通常所说的两个评价维度），然后根据不同的评价目的，规定这两个评价维度分别占多大的比重。

第二，评价对象的特征决定了某个评价指标对于该对象整体工作绩效的影响程度。例如，责任感是评价员工工作态度时常用的一个指标。但是对于不同种类的员工来说，责任感这一评价指标的重要程度各不相同。对于一个保安人员来说，责任感可能是工作态度指标中权重最大的指标，而对于其他类型的员工，责任感的权重可能就不那么大。

第三，组织文化倡导的行为或特征也会反映在绩效评价指标的选择和权重上。例如，以客户为中心的文化较为重视运营绩效和短期绩效，而创新型文化更为关注战略绩效和长期绩效，因此在指标选择和权重分配上两者会各有侧重。

无论是组织绩效指标、部门绩效指标，还是个人绩效指标，每一个绩效指标一般都需要赋予一个合适的权重系数。

（2）权重设计方法。绩效指标确定之后，还需针对不同层级和职位设计相应的指标权重。绩效指标权重系数的具体设定，除了明确权重的决定因素之外，还需要掌握具体的设计权重的方法。主要的权重设计方法有如下几种。

第一，专家经验判定法。专家经验判定法是最简单的权重确定方法。它是决策者个人根据自己的经验和对各项绩效指标重要程度的认识，对各项绩效指标的权重进行分配。有时决策者也会召集相关人员和专家学者共同讨论，听取大家的意见，共同商定权重的大小。也可以让多个专家为每个绩效指标打分，然后取专家赋值的平均值为权重。这种方法基本上是基于个人的经验决策，往往带有片面性。对于比较简单的绩效评价工作，这个办法花费的时间和精力比较少，容易被接受。但在实际的应用过程中，应注意不同利益主体之间观点的平衡，避免决策专断的行为。

第二，权值因子判断表法。权值因子判断表法是指由评价人员组成评价专家小组，由专家组制定和填写权值因子判断表，然后根据各位专家所填写的权值因子判断表来确定权重的方法。这种方法的实施一般包括：组成评价的专家组、制订绩效指标权值因子判断表、专家填写权值因子判断表、对各位专家所填写的权值因子判断表进行统计、得出绩效指标权值等步骤。

第三，层次分析法。层次分析法是对人们的主观判断进行形式的表达、处理与客观描述，通过判断矩阵计算出相对权重后，进行判断矩阵的一致性检验，克服两两相比的不足。层次分析法确定指标权重一般包括建立树状层次结构模型、确立思维判断定量化的标度、构造判断矩阵、计算权重等步骤。

第四，加权平均法。传统确定绩效指标的方法是将绩效指标人为地划分为一定比例，这种方法在管理实践中常常出现权重分配不完全的现象。采用加权平均法来确定绩效指标权重的方法，具体包括如下三个步骤：首先，将所有指标划分为三类并赋予不同的权重系数，即全局性指标的权重系数为5，局部性指标的权重系数为3，事务性指标的权重系数为1；其次，每个指标的满分赋值为100分，考核主体依据考核标准进行打分，经权重系数加权，得到每个指标的加权得分；最后，对所有指标加权得分进行求和，并根据指标数量对权重进行求和，取两者的商即为最终评价得分。计算公式如下：

$$\bar{x}=\frac{x_1f_1+x_2f_2+\cdots+x_kf_k}{f_1+f_2+\cdots+f_k}=\frac{\sum_{t=1}^{k}x_tf_t}{\sum_{t=1}^{k}f_t} \qquad (\text{可简记为 } \bar{x}=\frac{\sum x_tf_t}{\sum f_t})$$

这一思路的特点是所有指标的满分赋值相同，所有情形下同一指标的权重系数相同。其优点在于，指标的权重结构统一、简单，便于进行指标设计与管理；被考核对象的得分不受指标数量及其权重结构的限制，突破了组织指标设计时经常遭遇的容量问题；指标赋值和权重系数的统一，便于对不同组织、岗位的绩效进行比较分析，也有利于指标权重分配保持一致性。当然，这一思路也有其难点，即如何科学划分指标类型。也就是说，哪些指标是全局性的，哪些指标是局部性的，哪些指标是事务性的。全局性、局部性和事务性的判定标准是什么？实际上，这些问题的根源存在于考核内容本身，其破解之道依赖于考核内容的设计思路和质量。

三、医院绩效标准

（一）绩效标准的概念

绩效标准又被称为绩效评价标准，描述的是绩效指标需要完成到什么程度，反映组织对该绩效指标的期望达到的绩效水平。通常，每个绩效指标都应该设定相应的绩效标准，便于管理者在绩效监控和绩效评价中判断绩效指标的完成情况。对绩效标准的理解还需要重点关注如下两个方面的内容。

1.最低绩效标准和优秀绩效标准

最低绩效标准是指对某个被评价对象而言必须达到的最低绩效水平。这种标准是每个被评价对象经过努力都必须达到的水平，主要是用于判断被评价者的绩效是否达到组织的基本要求，其评价结果主要用于决定一些非激励性的人事待遇，如基本的绩效工资要求等。优秀绩效标准是指对被评价对象未做要求和期望，但可以达到的高绩效水平，通常只有一小部分员工付出很大努力才能够达到。优秀绩效标准通常不设上限，只设优秀的基准线。执行优秀绩效标准主要是为了确定一些激励性的人事待遇，例如额外的奖金、分红、职位的晋升。

2. 绩效标准要求稳定性和动态性的平衡

绩效标准的制定过程是管理者和员工充分沟通后共同确定的，标准一旦确定，在外部环境没有发生重大变化的时候，应该保持标准的稳定性。不能因为领导个人的喜好和意志的变化对绩效标准随意调整，否则会降低绩效系统的权威性。但是由于管理和技术的大幅进步、外部环境的急剧变化或竞争突然加剧等情况导致原来制定的绩效标准不适应新形势的时候，就需要及时对绩效标准进行动态调整或修正。比如，某医院因为引进了先进的医疗技术和设备，从而实现了患者治愈率和满意度的大幅提升，原来的卓越标准就有可能变成了基本标准，这就要求对原来的绩效标准进行及时调整。

（二）绩效标准的表现形式

在绩效管理实践中绩效标准具体表现为如下两种形式：一种表现为一个区间值，另一种表现为一个数值，即目标值。

1. 作为区间值的绩效标准

绩效目标描述的是实现战略所必须做好的事项；绩效指标强调的是从哪些方面衡量绩效目标，具体来说就是追踪和评价目标实现程度的晴雨表。绩效标准则指各项绩效指标分别应该达到什么水平才符合组织的期望。绩效标准是绩效指标"晴雨表"的具体体现，在绩效管理实践中，通常反应为绩效评价结果在某个特定区间为达到绩效标准。比如，某医院在门诊次均费用下降率这个指标上，具体的绩效标准为"5% ～ 10%"，这个标准就体现为一个区间值，其他指标的衡量标准也表现为一个区间，如表3-6所示。绩效标准通常需要特别注意可行性，与整个绩效计划体系协调一致，并直接面向绩效管理各环节。

表3-6　某医院的绩效计划（示例）

绩效目标	绩效指标	类型	绩效评价标准
严格控制医疗费用	门诊次均费用下降率	数量	5% ～ 10%
	住院次均费用下降率	数量	5% ～ 10%
……	……	……	……

虽然绩效标准可以分为最低标准和优秀标准两大类，但是通常是用一个连续的绩效等级来衡量具体的绩效指标完成情况。要具体说明的是，评分标准和等级描述实际上共同构成了绩效评价过程的标尺。评分标准的划分通常有四种方式：第一种是量词式，即采用带有程度差异的形容词、副词、名词等词组表示不同的等级水平，例如，好、较好、一般、较差、差。第二种是等级式，即运用一些能够体现等级顺序的字词、字母或数字表示不同的评价等级，例如，优、良、中、差；甲等、乙等、丙等、丁等以及1、2、3等。第三种是数量式，即用具

有量的意义的数字表示不同的等级水平，可细分为离散型和连续型两种，如表3-7和表3-8所示。第四种是定义式，即通过语言描述的方式界定评分标准和等级。相对于前面三种评价尺度而言，定义式的评价标尺比较复杂，要求设计者针对每一个绩效指标的不同绩效等级进行具体描述，不仅要求语言高度简练，而且要具体、准确、具有很强的针对性。尽管设计难度大，但是它能够有效地提高评价的客观性，更好地实现评价的行为引导作用，因此在绩效评价中得到了越来越广泛的运用。表3-9是定义式标尺的一个例子。

表3-7　　　　离散型评价标尺

绩效指标	指标定义	标度（尺度）				
医院员工计划能力	能够有计划、有步骤地完成领导交给的工作，使本业务领域的工作与整个部门或所在工作团队的工作目标相匹配	0分	3分	6分	9分	12分

表3-8　　　　连续型评价标尺

标志（尺度）绩效指标	5-4.5分	4.4-4分	3.9-3.5分	3.4-3分	3分以下
医务人员协作性	很好	尚可	一般	较差	极差

表3-9　　定义式评价标尺（示例）

对象	要素定义	分等级说明				
		S	A	B	C	D
医院管理层	是否重视工作目标的树立并在工作中对团队目标完成情况进行监控，能否使员工了解目标的重要性，并通过鼓励参与目标制定激发其工作热情	重视工作目标的树立并在工作中对团队目标的完成情况进行监控，让员工参与目标的制定，团队人员的工作热情很高	重视工作目标的树立并在工作中对团队目标的完成情况进行监控，让员工参与目标的制定，目标基本上切实可行，员工的工作热情较高	了解目标重要性，但不善于制定目标，所制定的工作目标不能为一部分员工所接受，在目标实施过程中有一定困难	在日常工作中有一定的计划性，但往往无明确的长期或阶段性目标，常常"走一步算一步"，员工也难以确定自己的阶段性工作目标	工作完全没有计划性，总是在上级或其他同事的要求下被动地组织本团队的工作
医院普通员工	是否重视工作目标的树立，积极参与个人工作目标的确定，个人目标是否符合团队工作目标的要求，是否能在工作中按照预定的目标落实每一项工作	重视工作目标的树立，积极参与个人工作目标的确定，个人目标符合部门或团队的工作目标，并能够在工作中按照预定的目标落实每一项工作	了解工作目标的重要性，参与个人工作目标的确定，个人目标基本符合部门或团队的工作目标，工作中能按预定的目标落实每一项工作	重视工作目标的树立，但不善于制定目标，不能将自身的目标与部门或团队的目标很好地结合	在日常工作中有一定的计划性，但缺乏长期的或阶段性的工作目标，在领导的要求下被动地展开工作	工作完全没有计划性，每天都在被动地完成上级领导交给的工作

2. 作为一个数值的绩效标准

将绩效标准设定为一个具体的数值，有利于对绩效的判断形成一个明确的标准。在平衡计分卡中，通常使用一个具体的目标值作为衡量绩效指标是否达成的标准。目标值是组织所预期的特定指标的未来绩效状态，通常决定了组织为实现既定目标的资源投入程度和员工努力程度。将目标值设定为一个具体的数值，要求在最低标准和优秀标准中取一个平衡点，即兼顾目标值实现的挑战性和可行性。由于目标的设置和指标的选择在某种程度上带有一定的价值判断成分，员工即使有不认同的地方也不至于激烈反对。但是确定目标值和行动方案的过程更多地依赖历史数据和客观条件，而且与员工的个人利益紧密相关，这更容易产生分歧和争议。这要求通过目标值引导员工行为，既有利于组织绩效目标的达成，也能得到员工认同和信服。设定科学合理的目标值对于组织绩效的影响非常明显，但它的确是一个艰难的过程。在管理实践中，深入理解具体设计步骤和方法对目标值的设定非常关键。

（1）目标值设定的步骤。目标值的设定可以分为两个主要步骤：一是将整体的价值差距分解到每个战略主题；二是在每个战略主题内，根据战略地图因果关系分别设置目标值。

第一步，分解价值差距。目标值设定源于愿景描述，由于愿景是一个宏伟而大胆的挑战性目标，因而在现实和理想状态之间必然产生价值差距。管理层常通过执行战略来缩小这种价值差距，具体做法是把价值差距分解到不同的战略主题。每个战略主题都会以一种独特的方式创造价值，并且它所创造的价值累加起来应该能弥合整体的价值差距。每一个主题的目标值都反映了该主题在支持和实现战略各组成部分过程中的影响力。以某营利性医院为例，将该医院现状与战略之间的价值差距分解到每个战略主题，在每个战略主题内，根据战略地图的因果关系来分别设置目标值，用3～5年的时间去实现，如图3-6所示。

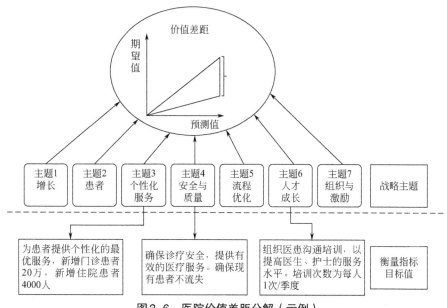

图3-6　医院价值差距分解（示例）

第二步，运用因果逻辑关系设定目标值。这一步就是将每个战略主题的目标值进一步分解到主题内的战略目标。在具体设定目标值时，每个目标值的设定应该与主题中其他战略目标的目标值形成因果关系。战略地图四个层面的目标之间具有因果逻辑关系，这条因果关系链提供了清晰的自下而上的战略可行性验证，从而提高目标值设定的科学性和可行性。比如某营利性医院的患者服务战略主题在利益相关者层面设定了"收入增长率50%"的挑战性目标。为实现这一目标值，该医院还设置了"新增门诊和住院患者"这一子目标，目标值为20%，这个增长将为实现总体目标做出贡献。然后在实现路径层面通过优化内部流程来实现服务水平提高30%。实现服务水平提高需要进一步在保障措施层面提供医患沟通能力，因此可以设定减少20%的患者流失率的目标值。运用因果关系模拟设定目标值的具体流程如图3-7所示。

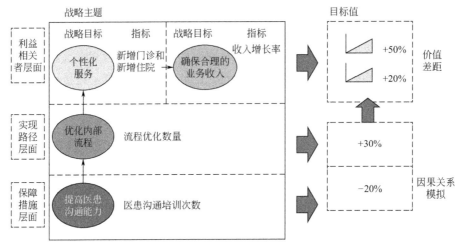

图3-7　运用因果关系模拟设定医院目标值（示例）

（2）运用标杆法设定目标值。目标值的数据确定在最初阶段主要依赖管理者的经验判断，随着有关历史数据的不断积累，目标值的数据将变得日益精确。尽管经验判断或多或少会带有主观色彩，但还是有一些客观数据可以参考，通常的做法是设定标杆目标值，也就是说，在设定目标值时可以考虑采用绩效指标的外部标杆。运用标杆法设置目标值就是一个对标的过程，即通过对比标杆找差距来设置目标值。参考公共数据、医疗行业协会的数据或者查询医院数据库，医院可以确定它要达成的各项指标的绩效水平。如果医院的状况和那些对标的外部医院具有相似性，那么这些数据就形成了医院目标值的参考值。但是在运用标杆法设置目标的时候，需要认真考虑外部标杆产生的条件及其与医院内部的实际情况是否具有可比性，应该避免将与自身情况差异巨大的外部优秀实践作为标杆。

四、医院行动方案

（一）行动方案的概念

行动方案是指为实现具体的目标值而制定的有时间限制的、自主决定的项目或行动计划，旨在确定达成绩效目标的途径，其最终目标是为达成组织战略目标服务。行动方案是目标、指标和目标值落地的具体实现路径，其完成质量会受到时间限制和成本制约，同时还受组织管理系统的影响。除企业财务目标之外，所有的非财务目标通常都应该配置具体的行动方案。行动方案之间的逻辑关系也受到绩效目标之间的逻辑关系的影响。在确定行动方案过程中，应该着重关注行动方案是否能帮助管理者和员工都达到规定的绩效标准，并确保各类行动方案如何配合与协同，从而有利于达成组织战略目标。

组织层面的行动方案通常都是战略行动方案。战略行动方案与组织日常运营活动不同，也是有时间限制的自主决定的项目或计划的集合，其直接目标是促进组织绩效目标的达成，最终目标是实现组织战略目标。在管理实践中，将长期战略规划与短期行动方案连接起来，实现战略执行力和协同性，有利于组织战略的顺利"落地"，但如何将两者紧密联系起来则成了管理者面临的重大挑战。

（二）行动方案的制定

绩效目标、绩效指标和目标值确定之后，管理者和员工就需要谋划如何才能达成这些目标值了，因此制定行动方案就成当务之急。

首先，实现组织战略目标是战略行动方案的要义所在，许多企业虽然制定了各种行动方案，但其中很多方案都对组织战略目标贡献非常有限，甚至很多部门都各自为政，为争夺有限的资源而恶性竞争。在确定战略行动方案的过程中，需要实现行动方案之间系统相互协同，共同助推战略目标的达成。高层管理者的时间和注意力对战略行动方案的制定和执行都极为珍贵。高层管理者应该通盘谋划各个战略性行动方案的制定，尽量实现各个行动方案之间的相互协同、相互支持。员工对工作熟悉程度有利于目标值的顺利达成，因此，管理者还应该调动员工对实现目标值的积极性和主动性，通过员工充分参与激发员工内在潜力，以便制定科学合理、执行力强的行动方案。

其次，通常每个非财务指标都需要配置相应行动方案，来确保预定目标值的顺利达成。在行动方案确定之后，还应该评估目前的方案是否能够帮助他们实现这些目标值，如果存在问题，是否需要增加新的行动方案予以配合。以某营利性医院"个性化服务"战略主题为例，其战略性行动方案组合如图3-8所示。

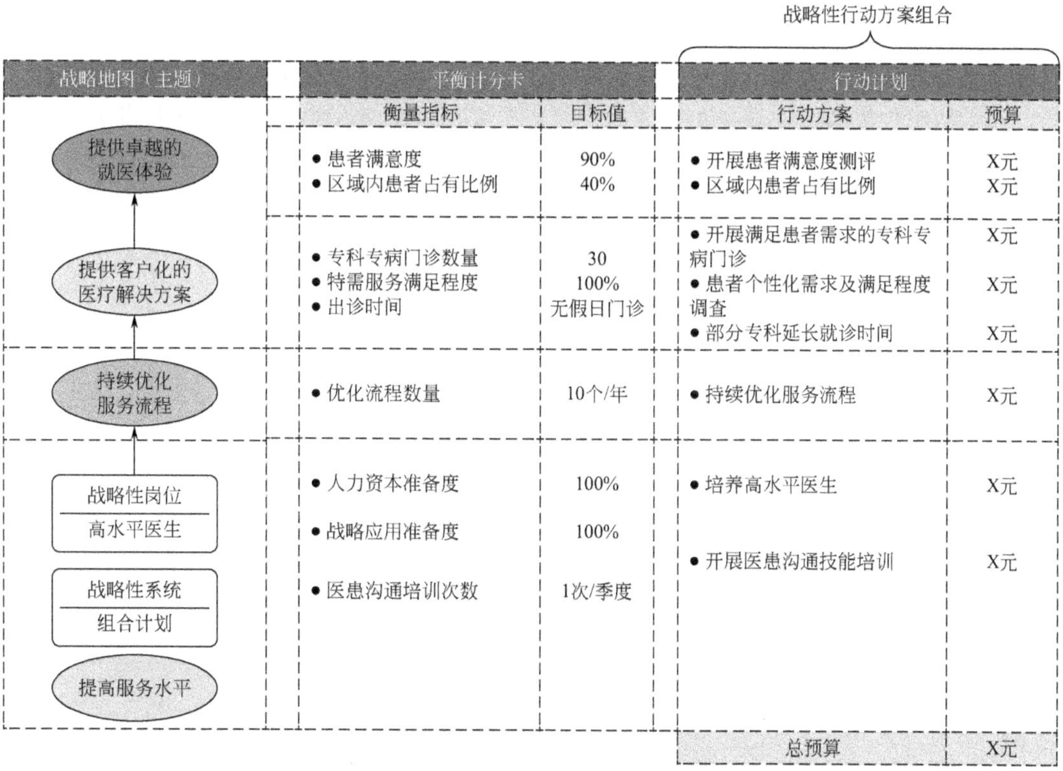

战略地图（主题）	平衡计分卡		行动计划	
	衡量指标	目标值	行动方案	预算
提供卓越的就医体验	● 患者满意度 ● 区域内患者占有比例	90% 40%	● 开展患者满意度测评 ● 区域内患者占有比例	X元 X元
提供客户化的医疗解决方案	● 专科专病门诊数量 ● 特需服务满足程度 ● 出诊时间	30 100% 无假日门诊	● 开展满足患者需求的专科专病门诊 ● 患者个性化需求及满足程度调查 ● 部分专科延长就诊时间	X元 X元 X元
持续优化服务流程	● 优化流程数量	10个/年	● 持续优化服务流程	X元
战略性岗位 高水平医生	● 人力资本准备度	100%	● 培养高水平医生	X元
战略性系统 组合计划	● 战略应用准备度 ● 医患沟通培训次数	100% 1次/季度	● 开展医患沟通技能培训	X元
提高服务水平				
			总预算	X元

图3-8 医院战略性行动方案组合（示例）

该营利性医院"个性化服务"战略主题的战略性行动方案由八个方面的子策略构成，具体如下：

（1）开展患者满意度测评。采用问卷调查、电话随访等多种测评手段，借助信息化平台，结合必要的"第三方调查"手段，开展多角度、全方位的满意度测评，了解服务、技术、管理等各方面待改进的地方。

（2）区域内多发病诊治患者数量追踪统计。通过区卫生行政部门的统计平台，了解区域内其他医疗机构疾病诊治情况和患者诊治数量，了解区域内多发病的患者诊治比例和竞争能力。

（3）开展满足患者需求的专科专病门诊。针对患者需求相对集中的病种，结合自身优势，开展专科、专病门诊。

（4）患者个性化需求及满足程度调查。有选择性地开展患者需求调查，并对本医院满足这些需求的能力进行评价。

（5）部分专科延长就诊时间。以患者需求为导向，对正常工作时间内不能满足患者需求的专科门诊，采取延长就诊时间的做法。

（6）持续优化服务流程。以提高工作效率、缩短患者等候时间为目标，持续改善工作流程。

（7）培养高水平医生。采用多种培训手段，提高现有人力资源的诊治能力。

（8）开展医患沟通技能培训。经常开展有针对性的医患沟通技能培训，并在实际工作中推行有效的医患沟通。

（三）行动方案的评估

行动方案是企业资源配置的指南，在各种行动方案确定之后，还应该进行及时评估，以剔除不合理的现有方案，并开发新的替代方案。通常组织管理者在各种行动方案汇总之后，应该按照规范的流程进行正式评估，对正在执行的行动方案和新提议的行动方案的优先级进行排序并得出量化的分数，以筛选出高质量的行动方案。每个组织都应该设计适合组织实际的评价流程和标准。比如，某医院就按照战略匹配度与收益（50%的权重）、资源需求（30%的权重）以及组织能力和风险（20%的权重）三个标准对其行动方案的进行了排序，如图3-9所示。

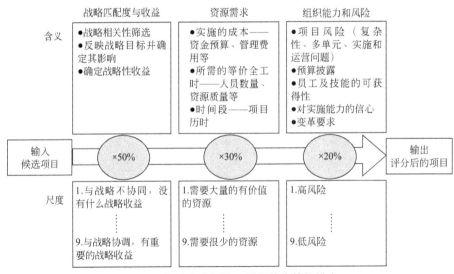

图3-9　行动方案评估：进行优先等级排序

资料来源：改编自[美]罗伯特·S·卡普兰，戴维·P·诺顿. 平衡计分卡战略实践. 上海博意门咨询有限公司译. 北京：中国人民大学出版社，2009：92。

其中，对每个标准都进行含义说明，并划分为九个等级，每个等级赋予1～9九个不同分值。三个标准的得分分别乘以相应权重，加总之后就可以得到行动方案的总分，然后医院就可以根据每个方案的得分进行优先排序。将相关标准细化后，医院可以将上文中的各项战略性行动方案进行评分，具体如表3-10所示。

表3-10 医院战略性行动方案评分表（示例）

行动方案	评分			
	战略匹配度与收益（50%）	资源需求（30%）	组织能力和风险（20%）	总分[排序]
开展患者满意度测评	9	5	9	7.8 [2]
区域内多发病诊治患者数量追踪统计	8	1	9	6.1 [7]
开展满足患者需求的专科专病门诊	8	3	8	6.5 [6]
患者个性化需求及满足程度调查	9	3	7	6.8 [5]
部分专科延长就诊时间	9	3	8	7 [4]
持续优化服务流程	9	5	8	7.6 [3]
培养高水平医生	9	5	9	7.8 [2]
开展医患沟通技能培训	9	9	9	9 [1]

第四节 医院绩效计划制定

制定和执行兼具科学性、合理性和操作性的医院绩效计划是医院绩效管理活动中非常重要的内容。将医院战略转化为每个员工的日常行为就是通过制定医院绩效计划来实现的。如何确保医院、科室和个人三个层次的绩效计划都与医院战略保持一致，使医院内每个员工的工作行为、方式和结果都为实现医院战略目标服务就显得尤为重要。

一、医院绩效计划体系的总体设计

医院绩效计划有很多不同的形式，但任何形式的医院绩效计划都应该包含目标、指标、目标值和行动方案等核心内容。制定医院绩效计划的过程都应该按照医院绩效层次来进行，通过对医院战略的层层分解、细化、承接，最终落实到员工绩效计划之中，而医院的使命、核心价值观、愿景和战略则应该贯串于整个医院绩效计划制定过程的始终。医院绩效计划体系的制定通常包括以下三个步骤：第一步，设计医院战略地图并制定医院平衡计分卡，其核心是确定医院层次的绩效目标体系。第二步，通过对医院绩效目标的分解或承接，制定医院各科室的战略地图和平衡计分卡，其核心是设计科室的绩效目标体系。第三步，通过对科室绩效目标的分解或承接，制定员工平衡计分卡，其核心是设计员工绩效目标体系。具体设计思路如图3-10所示。

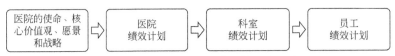

图3-10 医院绩效计划体系的设计思路

二、医院绩效计划

医院绩效计划是在医院的使命、核心价值观、愿景和战略的指引下，站在宏观管理的视角对医院在一定时期内要完成的各项目标及其绩效标准等内容的明确阐述，是对医院战略的分解和细化，清晰地说明了医院要做什么、做到什么程度以及怎么做等内容。为了便于读者理解和学习，本书以北京市某医院为例，系统说明医院层面的绩效计划如何制定。

（一）绘制医院战略地图

在医院战略制定和绩效计划制定的实践中，通常遇到的障碍是医院战略由不同的科室提出，很难组成一个有机的整体，而战略地图提供了综合的战略模型，有利于将规划的各组成部分整合为有机的整体。同时，战略地图也使战略的表达变得更加直观。在医院绩效计划的准备阶段确立了医院的使命、核心价值观、愿景和战略之后，将医院的近期工作重点按照不同层面、不同战略主题清晰地描述出来，形成医院的战略地图，如图3-11所示。

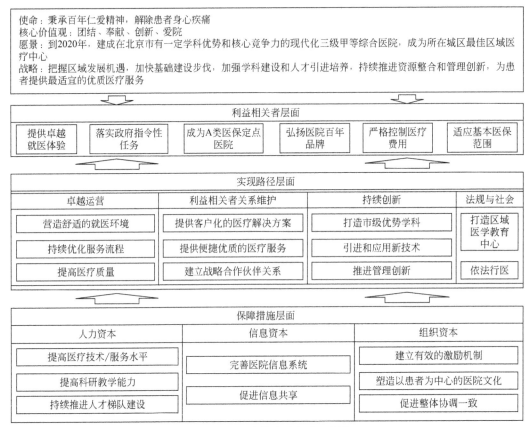

图3-11 医院战略地图（示例）

（二）构建医院平衡计分卡

医院战略地图完成后，医院的整体战略变得更加清晰，方便了广大医院员工理解。针对医院战略地图中的每一个目标，选择至少一个指标来加以衡量，并设置恰当的目标值，制定具体的行动方案等内容，形成医院的平衡计分卡，即医院的绩效计划，如表3-11所示。

表3-11　医院平衡计分卡（示例）

层面	目标	指标	目标值	行动方案
利益相关者层面	提供卓越就医体验	患者满意度	＞90%	略
		区域内患者占有比率	＞40%	略
	落实政府指令性任务	政府指令性任务完成率	100%	略
	成为A类医保定点医院	医保评价指标达标率	全部达标	略
	弘扬医院百年品牌	品牌美誉度	90分	略
	严格控制医疗费用	门诊次均费用下降率	5%～10%	略
		住院次均费用下降率	5%～10%	略
	适应基本医保范围	医保目录外药品占比	＜10%	略
		医保目录外卫生材料占比	＜10%	略
实施路径层面	营造舒适的就医环境	环境评价综合指数（绿化面积覆盖率/停车位/环境卫生达标率等）	100分	略
	持续优化服务流程	优化流程的数量	5个/年	略
	提高医疗质量	医疗差错事件减少率	20%	略
		治愈率	80%	略
		好转率	90%	略
	提供客户化的医疗解决方案	专科专病门诊新增数量	10个/年	略
		新增特需医疗开展数量	3个/年	略
		出诊时间延长	1h/年	略
	提供便捷优质的医疗服务	患者就医等候时间减少率	＞10%	略
		平均住院日	＜12天	略
		术前等待时间	＜3天	略
	建立战略合作伙伴关系	双向转诊的数量/门诊量	＞20%	略
		新增合作社区医院的数量	＞1个/年	略
	打造市级优势学科	北京市优势学科数量	＞3个	略
	引进和应用新技术	新技术新项目引进数量	＞5项/年	略
		新技术新项目效果评价	良好	略
	推进管理创新	创新项目数量	＞3项/年	略
	打造区域医学教育中心	大学教学医院评分	合格	略
		专科医师教育基地评估结果	合格	略
	依法行医	违法行医查处次数	0	略

层面	目标	指标	目标值	行动方案
保障措施层面	提高医疗技术/服务水平	医生、护士技术能力评价	合格	略
		继续医学教育达标率	100%	略
		医患沟通培训次数	>4次/年	略
	提高科研教学能力	发表论文的数量	>600篇/年	略
		成功申报课题的数量	>30项/年	略
		开设教学课程数量/课时	5课程/200h	略
	持续推进人才梯队建设	职称结构环比（改善率）	>5%	略
		高学历人员比例（硕士以上）	>5%	略
	完善医院信息系统	应用软件开发数量	3项/年	略
	促进信息共享	信息共享项目个数	3项/年	略
	建立有效的激励机制	员工认同度	100%	略
	塑造以患者为中心的医院文化	文化认知度	100%	略
	促进整体协调一致	部门协作满意度	>90%	略

三、科室绩效计划

在医院层面的绩效计划制定完成以后，需要进一步向下分解和落实，将医院层面的绩效目标通过承接、分解等方式落实到医院中和各个科室，形成科室层面的绩效计划。由于医院科室有业务和职能之分，各自承担的职责和任务各不相同，因此，本书将从业务科室和职能两个科室类别去探讨各自的绩效计划制定。在医院绩效目标向科室分解的过程中，需要主要目标自上而下的纵向协同。医院绩效目标的纵向协同有三类：承接、分解和独有。

（1）承接目标。如果某个医院层面的任务直接由某个科室负责，那么在设计科室绩效计划时，要将该绩效目标及其衡量指标等相关内容从医院绩效计划直接纳入到科室绩效计划当中，保持绩效目标、绩效指标等内容表述一致，这类目标就叫承接目标。

（2）分解目标。如果某个医院层面的任务需要多个相关科室共同完成，那么在设计科室绩效计划的时候，要将该任务拆分成几个相关的绩效目标纳入到科室绩效计划当中，医院层面和科室层面的绩效目标、绩效指标表述不一致，但是具有显著的相关性，这类目标称为分解目标。

（3）独有目标。由于各个科室的工作职责不同，在设计科室绩效计划时要考虑到科室的独特性。有一些绩效目标在医院层面的绩效计划中是没有出现的，而在科室绩效计划中根据科室的工作职责出现了，这类目标就叫做独有目标。

（一）业务科室绩效计划

医院往往是由多个业务科室组成，医院整体层面的战略是关于如何将各个业务科室的战略整合起来以创造协同优势，如果各个业务科室独立运营，就无法实现这种协同优势。医院战略地图清晰地显示出了协同优势的来源，管理者再将这张战略地图纵向分解到业务科室,这样,各业务科室的战略就能够反映与自身战略相关的战略目标,同时还反映与医院层面以及其他业务科室相关的战略目标。医院的战略地图已在上文中详细描述,如何以此分解到各业务科室呢?以下以北京市某医院消化科作为临床科室代表进行阐述。医院消化科的战略地图,见图3-12。

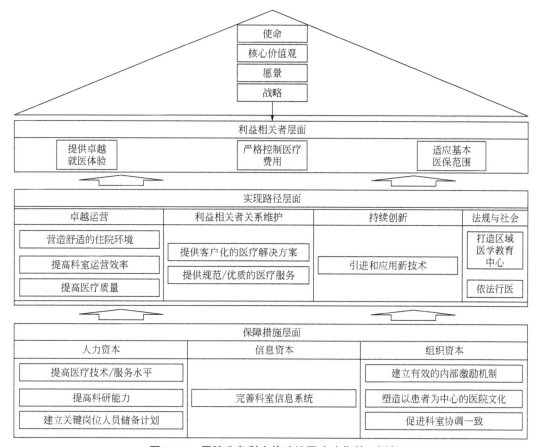

图3-12 医院业务科室战略地图(消化科示例)

绘制了业务科室战略地图后,接下来的任务是设计业务科室的平衡计分卡。将战略地图的目标进一步明确,并与指标、目标值和行动方案联系起来,形成业务科室的平衡计分卡,即业务科室层面的绩效计划,如表3-12所示。

表3-12 医院业务科室平衡计分卡(消化科示例)

层面	目标	指标	目标值	行动方案
利益相关者层面	提供卓越就医体验	患者满意度	>90%	略
		患者投诉降低率	5%～10%	略
		区域内本专业主要疾病诊治比例	>40%	略
	严格控制医疗费用	门诊次均费用下降率	5%～10%	略
		住院次均费用下降率	5%～10%	略
	适应基本医保范围	医保目录外药品占比	<10%	略
		医保目录外卫生材料占比	<10%	略

层面	目标	指标	目标值	行动方案
实施路径层面	营造舒适的住院环境	病房环境达标率	100%	略
	提高科室运营效率	医生人均门诊量	30人次/天	略
		医生人均出院患者数	30人次/月	略
		病床占有率	90%～95%	略
	提高医疗质量	医疗差错发生次数	0	略
		治愈率	80%	略
		好转率	90%	略
		三日确诊率	95%	略
	提供客户化的医疗解决方案	专家门诊数量	2次/周	略
		专科专病门诊数量	2次/月	略
	提供便捷优质的医疗服务	患者就医等候时间减少率	5%～10%	略
		平均住院日	12天	略
	引进和应用新技术	新技术新项目引进数量	1项/年	略
		新技术新项目应用效果评价	优	略
	打造区域医学教育中心	首医教学医院评分	合格	略
		专科医师教育基地评估	合格	略
	依法行医	违法行医查处次数	0	略
保障措施层面	提供医疗技术/服务水平	医生、护士技术能力评价	合格	略
		继续医学教育考核达标率	100%	略
		医患沟通培训考核合格率	100%	略
	提高科研能力	发表论文的数量	10篇	略
		成功申报课题的数量	2个	略
	建立关键岗位人员储备计划	关键岗位人员储备计划覆盖率	100%	略
	完善科室信息系统	升级改造计划完成情况	合格	略
	建立有效的内部激励机制	员工认可度	100%	略
	塑造以患者为中心的医院文化	文化认知度	100%	略
	促进科室协调一致	部门内部协作满意度	>90%	略

（二）职能科室绩效计划

在医院管理实践中，医院管理者往往将职能部门和后勤支持部门人员看做是酌量性费用中心，也就是说作为费用部门，他们的目标是尽可能缩减其运营费用。这样可能导致的结果是支持部门的战略和运营没能与医院战略及其他业务科室协同。成功的战略执行要求支持部门能够协同医院和业务科室的价值创造战略。支持部门应该与业务科室达成服务水准协议，以界定他们应该提供的服务。根据服务水准协议开发支持部门的战略地图和平衡计分卡，这样才能使每一个支持部门界定和实施其战略，支撑业务科室成功实施其战略。医院最能反映这些需求的职能部门包括人力资源部门（人事处/科）、绩效管理部门（绩效办）、质量管理部门（质量科）、财务部门（处/科）、信息部门（信息中心）、医教研等业务管理部门等。以北京市某医院财务科为例，其战略地图如图3-13所示。

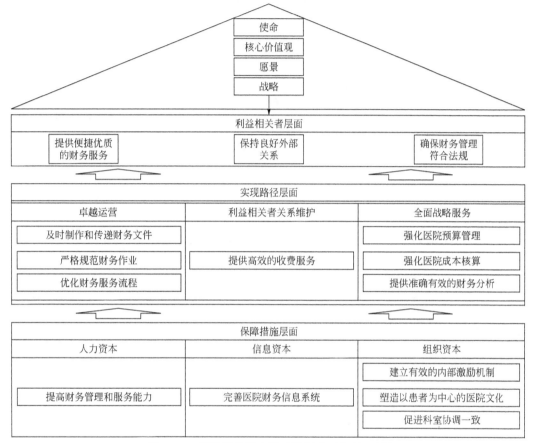

图3-13　医院职能科室战略地图（财务科示例）

绘制了职能科室战略地图后，接下来的任务是设计职能科室的平衡计分卡。将战略地图的目标进一步明确，并与指标、目标值和行动方案联系起来，形成职能科室的平衡计分卡，即职能科室层面的绩效计划，如表3-13所示。

表3-13　医院职能科室平衡计分卡（财务科示例）

层面	目标	指标	目标值	行动方案
利益相关者层面	提供便捷优质的财务服务	医院领导认可度	>95%	略
		其他部门满意度	>90%	略
		患者投诉次数	0	略
	保持良好外部关系	关键需求满足程度	100%	略
	确保财务管理符合法规	财务审计合规性	100%	略

层面	目标	指标	目标值	行动方案
实施路径层面	及时制作和传递财务文件	财务报表的及时性	<1天	略
	严格规范财务作业	违规行为次数	0	略
	优化财务服务流程	优化流程数量	2个/年	略
	提供高效的收费服务	收费差错次数	5‰	略
	强化医院预算管理	部门预算达标率	90%	略
	强化医院成本核算	核算准确率	>98%	略
	提供准确有效的财务分析	被采纳的合理化建议数量	>3件/年	略
保障措施层面	提高财务管理和服务能力	中高级职称比例	20%	略
		窗口服务培训次数	2次/年	略
	完善医院财务信息系统	升级改制计划完成情况	达标	略
	建立有效的内部激励机制	员工认可度	90%	略
	塑造以患者为中心的医院文化	文化认知度	95%	略
	促进科室协调一致	部门内部协作满意度	>90%	略

四、员工绩效计划

无论是医院绩效目标还是科室绩效目标，最终都必须落地到医院中的不同层级的员工身上。在制定完医院和科室的战略地图及平衡计分卡之后，需要将医院和科室的战略地图和平衡计分卡转化为医院中各层级员工的平衡计分卡，从而确保能将医院战略化为医院内部所有员工的行动。

由于医院员工在医院中所处的位置不同，医院员工个人绩效计划的开发要分层次进行。第一个层次，在开发医院层面的战略地图和平衡计分卡的基础上，通过对目标的承接和分解，并补充医院整体没有但是医院领导个人职责规定的各项目标，确定院长、副院长等医院领导者的个人平衡计分卡。第二个层次，通过对医院层面目标的承接和分解，结合科室自身独有职能，开发医院科室的战略地图和平衡计分卡，然后按照承接、分解和补充等形式确定科室管理者（科室主任/科长/处长等）和科室内普通员工的平衡计分卡。该过程如图3-14所示。

本书以北京市某医院财务科科长的个人绩效计划为例进行说明。医院职能科室员工与业务科室员工一样，结合本科室的战略地图和岗位工作职责，开发员工个人的平衡计分卡。医院财务科科长在院长以及分管副院长的领导下，全面主持医院的财务管理工作。具体负责建立医院相应的财务管理制度；进行成本核算；及时编制各项财务收支预算；提供

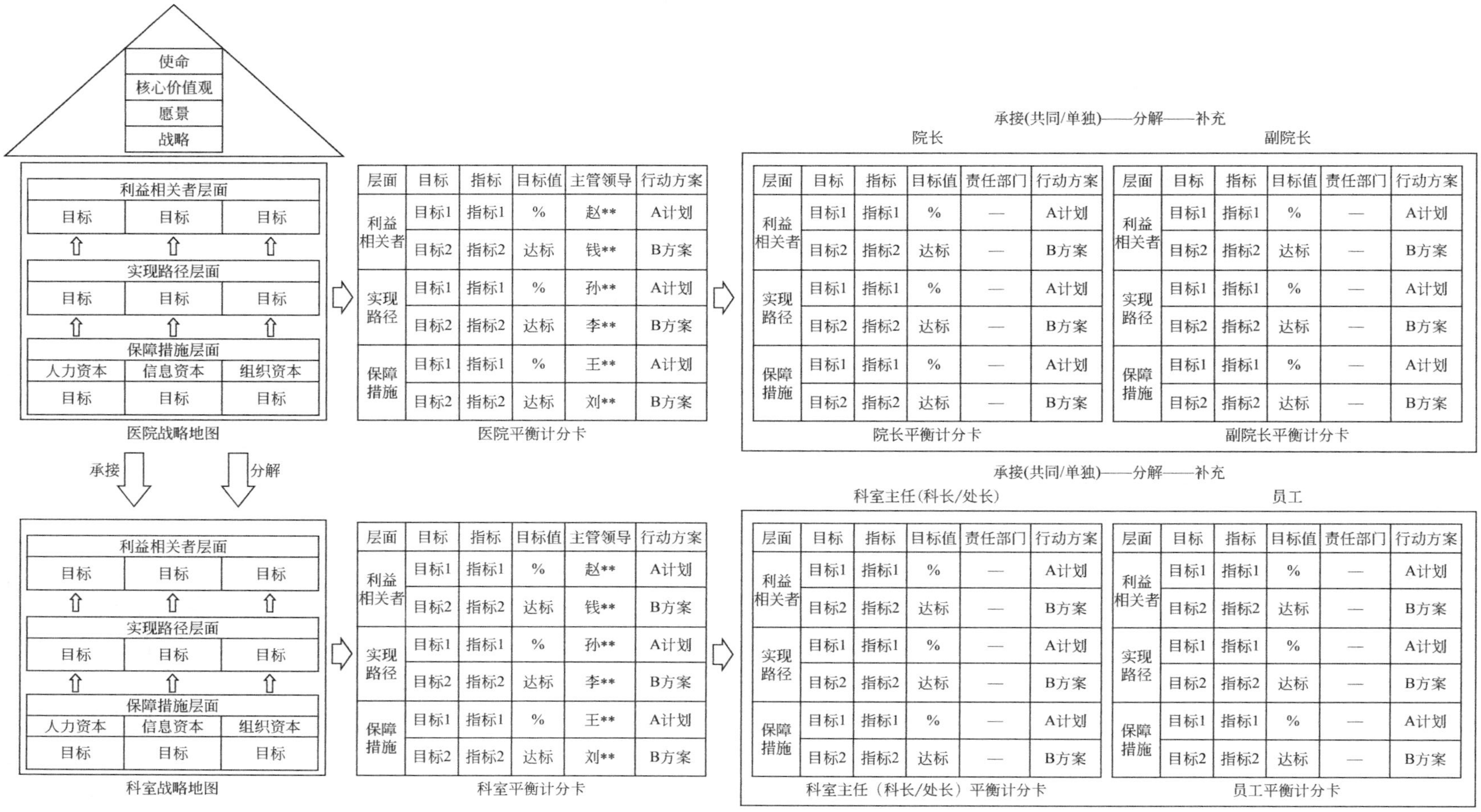

医院员工绩效计划分层次开发模型各组成部分：

使命 / 核心价值观 / 愿景 / 战略

医院战略地图
- 利益相关者层面：目标
- 实现路径层面：目标
- 保障措施层面：组织资本（目标）、信息资本（目标）、人力资本（目标）

科室战略地图
- 利益相关者层面：目标
- 实现路径层面：目标
- 保障措施层面：组织资本（目标）、信息资本（目标）、人力资本（目标）

医院平衡计分卡

层面	目标	指标	目标值	%	主管领导	行动方案
利益相关者	目标1	指标1	达标	%	赵**	A计划
	目标2	指标2	达标		钱**	B方案
实现路径	目标1	指标1	达标	%	孙**	A计划
	目标2	指标2	达标		李**	B方案
保障措施	目标1	指标1	达标	%	王**	A计划
	目标2	指标2	达标		刘**	B方案

院长平衡计分卡

层面	目标	指标	目标值	%	责任部门	行动方案
利益相关者	目标1	指标1	达标	%	—	A计划
	目标2	指标2	达标		—	B方案
实现路径	目标1	指标1	达标	%	—	A计划
	目标2	指标2	达标		—	B方案
保障措施	目标1	指标1	达标	%	—	A计划
	目标2	指标2	达标		—	B方案

副院长平衡计分卡

层面	目标	指标	目标值	%	责任部门	行动方案
利益相关者	目标1	指标1	达标	%	—	A计划
	目标2	指标2	达标		—	B方案
实现路径	目标1	指标1	达标	%	—	A计划
	目标2	指标2	达标		—	B方案
保障措施	目标1	指标1	达标	%	—	A计划
	目标2	指标2	达标		—	B方案

承接（共同/单独）—分解—补充

科室平衡计分卡

层面	目标	指标	目标值	%	主管领导	行动方案
利益相关者	目标1	指标1	达标	%	赵**	A计划
	目标2	指标2	达标		钱**	B方案
实现路径	目标1	指标1	达标	%	孙**	A计划
	目标2	指标2	达标		李**	B方案
保障措施	目标1	指标1	达标	%	王**	A计划
	目标2	指标2	达标		刘**	B方案

科室主任（科长/处长）平衡计分卡

层面	目标	指标	目标值	%	责任部门	行动方案
利益相关者	目标1	指标1	达标	%	—	A计划
	目标2	指标2	达标		—	B方案
实现路径	目标1	指标1	达标	%	—	A计划
	目标2	指标2	达标		—	B方案
保障措施	目标1	指标1	达标	%	—	A计划
	目标2	指标2	达标		—	B方案

员工平衡计分卡

层面	目标	指标	目标值	%	责任部门	行动方案
利益相关者	目标1	指标1	达标	%	—	A计划
	目标2	指标2	达标		—	B方案
实现路径	目标1	指标1	达标	%	—	A计划
	目标2	指标2	达标		—	B方案
保障措施	目标1	指标1	达标	%	—	A计划
	目标2	指标2	达标		—	B方案

承接（共同/单独）—分解—补充

图3-14 医院员工绩效计划分层次开发模型

财务决策支持等事项。根据医院财务科的战略地图、平衡计分卡和财务科科长个人的岗位职责,设计了财务科长的个人平衡计分卡,即其个人绩效计划,如表3-14所示。

表3-14 医院员工平衡计分卡(财务科科长示例)

职位名称		财务科科长	职位编号		略
姓名		略	直接上级		副院长
主管工作		略			

层面	目标		指标	目标值	行动方案
利益相关者层面	提供便捷优质的财务服务		医院领导认可度	>95%	略
			其他部门满意度	>90%	略
	确保财务管理符合法规		内部审计合规性	符合法规	略
实施路径层面	优化/细化财务管理制度		制度评审合格率	>95%	略
	严格规范财务作业		违规行为次数	0	略
	加强收费窗口管理		收费差错次数	5‰	略
			患者投诉次数	0	略
	加强与相关部门的沟通		部门沟通平均频次	2次/月	略
	强化医院预算管理		部门预算达标率	>90%	略
	强化医院成本管控		医院服务成本环比	下降5%	略
	提供准确有效的财务分析		被采纳的合理化建议数量	>3件/年	略
保障措施层面	组织	提高财务管理和业务水平	中高级职称比例	20%	略
			窗口服务培训次数	2次/年	略
		完善医院财务信息系统	升级改制计划完成情况	达标	略
		建立有效的内部激励机制	员工认可度	90%	略
		塑造以患者为中心的医院文化	文化认知度	95%	略
		促进科室协调一致	部门内部协作满意度	>90%	略
	个人	提高业务技术水平	个人技术能力评价	合格	略
		提高团队建设和管理能力	部门绩效分数	良好	略

本人签字		直接上级签字	
行政人事部盖章		评价日期	

为了便于进行医院绩效评价实践，在医院员工平衡计分卡的基础上，选取评价指标，加入权重、评价周期和评价主体等因素，形成医院员工的绩效评价量表，如表3-15所示。

表3-15 医院员工绩效评价量表（财务科科长示例）

职位名称		财务科科长		职位编号			略		
姓名		略		直接上级			副院长		
主管工作				略					

层面	指标	目标值	权重（%）	评价周期	评价主体	绩效目标完成情况	打分	得分
利益相关者层面	医院领导认可度	>95%						
	其他部门满意度	>90%						
	内部审计合规性	符合法规						
实施路径层面	制度评审合格率	>95%						
	违规行为次数	0						
	收费差错次数	5‰						
	患者投诉次数	0						
	部门沟通平均频次	2次/月						
	部门预算达标率	＞90%						
	医院服务成本环比	下降5%						
	被采纳的合理化建议数量	＞3件/年						
保障措施层面	中高级职称比例	20%						
	窗口服务培训次数	2次/年						
	升级改制计划完成情况	达标						
	员工认可度	90%						
	文化认知度	95%						
	部门内部协作满意度	>90%						
	个人技术能力评价	合格						
	部门绩效分数	良好						

本人签字		直接上级签字	
行政人事部盖章		评价日期	

【关键词】

医院绩效计划
医院绩效目标
医院绩效指标

医院绩效指标体系

SMART 原则

【复习思考题】

1. 谈谈医院绩效计划的内涵。
2. 谈谈医院绩效计划制定的步骤。
3. 制定医院绩效计划主要做哪些准备?
4. 医院各级管理人员个人绩效计划如何开发?

第四章
医院绩效监控

医院绩效监控是医院绩效管理的第二个环节，是连接医院绩效计划和医院绩效评价的中间环节，也是耗时最长的一个环节。在医院绩效管理系统中，医院管理者需要根据前面制定的医院绩效计划，与下属进行定期或者不定期沟通，对绩效计划的执行情况进行监控，针对存在的问题与计划执行者进行充分交流，并提供必要的绩效辅导，为医院绩效目标的顺利达成提供有力保障，这个过程就是医院绩效监控。在绩效监控阶段，医院的管理者需要做好以下几件事：与员工持续沟通、对员工进行辅导与咨询、收集绩效信息。本章将针对以上医院管理者需要做好的三件事情进行相关介绍。

第一节　医院绩效监控概述

一、医院绩效监控的内涵

管理的基本职能包括计划、组织、领导和控制。不能简单地将绩效监控与管理学中"控制"的概念等同起来，更不能将其简单视为一个束缚下属手脚的贬义词。绩效监控是为了达成组织战略目标和实现竞争力的全面提升，对绩效计划实施情况的全面监控的过程，涉及管理学的组织、领导、控制等基本职能。关于绩效监控的内涵，也有不少学者进行了探索和研究，但是主要是从员工个人绩效和战略绩效两个方面进行探索。比如，有学者认为绩效监控指的是在绩效评价期间内管理者为了掌握下属的工作绩效情况而进行的一系列活动；也有学者认为绩效监控体系是为决策层提供决策依据，为其更好地监控组织战略与运营提供有力支持和保障，同时也为个人业务与管理部门的业绩评价提供依据。综合上述观点，本书认为医院绩效监控是指在绩效计划实施过程中，医院管理者与员工通过持续的绩效沟通，采取有效的监控方式对员工的行为及绩效目标的实施情况进行监控，并提供必要的工作指导与工作支持的过程。

二、医院绩效监控的关键点

医院绩效监控的目的是为了确保医院、科室及员工绩效目标的达成。为了深入理解医院绩效监控的外延和内涵，医院管理者还需把握以下几个医院绩效监控的关键点。

（1）医院绩效监控旨在通过提高个体绩效水平来改进科室和医院整体的绩效。医院绩效监控的重点是医院管理者对员工的绩效计划实施情况的全面监控，即通过对员工工作行为及结果的全面监控，来实现科室和医院绩效的持续提升，绩效监控的最终目的是实现医院战略目标。

（2）医院绩效监控是一个持续沟通的过程。医院绩效监控是医院管理者为了掌握员工的绩效情况而进行的一系列沟通活动。一个优秀的医院管理者必须通过与员工持续的沟通，以观察、预防和解决绩效周期内可能存在的问题，从而更好地完成医院绩效计划。医院绩效监控的优点就是通过持续的绩效沟通，随时发现医院绩效计划执行过程中出现的问题并及时加以调整。

（3）医院绩效辅导和绩效信息收集是医院绩效监控的重要任务。医院绩效监控的工作重点是在发现问题或潜在危机之后，提供及时的医院绩效辅导，清除医院绩效计划执行过程中可能出现的障碍。另外，医院绩效监控和医院绩效评价决策都需要建立在准确、有效的绩效信息之上，因此，准确记录并定期汇总医院员工工作中的关键事件和绩效数据是医院绩效监控的重要任务之一。

三、医院绩效监控的方法

选择合适的医院绩效监控方法对绩效进行全面监控，确保医院战略目标的顺利实现已经成为医院管理者的共识。医院管理者需要了解每种医院绩效监控方法的优缺点，并能针对具体情况选择一种或多种监控方法，从而确保医院各层次绩效目标和医院战略的顺利达成。目前，最常用的医院绩效监控的方法有书面报告、绩效会议和走动式管理三种。

（一）书面报告

书面报告是绩效监控中最常用的一种方法，主要指下级以文字或图表的形式向上级报告工作进展的情况。书面报告可以分为两种类型：一类是定期的书面报告，比如工作日志、周报、月报、季报、年报等；另一类是不定期的书面报告，主要是对绩效管理实践中，对绩效影响重大的工作所做的各种专项报告，可以根据工作进展的情况做具体的安排。

书面报告能提供大量、全面的绩效信息，也可以在管理者与下属无法面对面沟通的时候进行及时的监控。在具体使用该方法的时候，需要注意以下三点：首先，汇报内容需要做到重点突出；其次，尽量通过绩效信息平台做到绩效信息的共享；第三，与其他方法组合使用，确保信息双向的沟通并避免汇报内容的形式化。

（二）绩效会议

绩效会议是指管理者和下属就重要的绩效问题通过召开会议的形式进行正式沟通的绩效监控方法。为了使绩效会议能达到预期目的，管理者需要注意绩效会议的目的、过程以及基本技术等关键点。

召开绩效会议的目的主要包括以下几个方面：对绩效实施情况进行例行检查；对工作中暴露的问题和障碍进行分析和讨论，并提出必要的措施；对重大的变化进行协调或通报；临时布置新任务。

虽然绩效会议形式有差别，但是一般都包含如下几个基本步骤：会议准备、确定议程、进行会议沟通、达成共识、制定行动方案等。通常需要做好会议记录，并将会议记录及时反馈给所有与会者。

为了达到有效监控的目的，管理者在召开绩效会议时要注意以下几点：营造平等和谐的氛围；给予下属充分的表达机会，充分挖掘下属的积极性；会议目的具体、明确，不开无谓和冗长的会议等。

（三）走动式管理

有效的绩效监控需要建立在对绩效计划执行情况充分了解的基础上，但是对远离一线的管理者，特别是对于高层管理者，仅仅通过下属的汇报，往往不能准确掌握绩效计划执行情况，还需要进行实地调研，与绩效计划执行者进行面对面的沟通。走动式管理是管理者进行绩效监控的有效方式之一。

走动式管理是美国管理学者彼得斯（Thomas J. Peters）与沃特曼（Robert H. Waterman）在《追求卓越》一书中提出的，是指高层管理者为了实现卓越绩效，利用时间经常抽空前往各个办公室走动，以发现更丰富、更直接的员工工作问题，并及时了解所属员工工作困境的一种策略。走动式管理不是说管理者到各部门随便走走，而是通过非正式的沟通和实地观察，尽量收集第一手绩效信息，发现问题或潜在危机，并配合情境做最佳的判断。同时，走动式管理也是对下属汇报的绩效信息再核查的过程，带着问题到工作实践中去分析原因和排除障碍。

在使用走动式管理进行绩效监控的时候，管理者需要注意以下几点：第一，需要走进基层和一线，接触工作实际，通过现场的观察和沟通来了解下属的工作进度、实际困难和潜在能力，并获得他们的信任与尊重；管理者需要通过对下属工作的全面观察和沟通，敏锐地捕捉重要的绩效信息。第二，不一定每次走动都能获得重要的信息，但是管理者经常走动，能够对重大的绩效事故的防范有很大的帮助，不必等到事故发生之后再焦头烂额地处理。第三，走动式管理不仅是一种有效的绩效监控方法，还是一种情感管理、现场管理方法。在使用走动式管理的时候，管理者需要思考如何实现管理方法和领导艺术的有效融合，有效提升组织绩效，从而使组织获得持续的竞争优势。

第二节　医院绩效沟通

在整个医院绩效管理过程中，医院管理者和员工之间都需要进行有效的绩效沟通。医院绩效沟通的效果在一定程度上决定着医院绩效管理的成败。医院绩效监控也是医院绩效沟通最集中的阶段，因此本书将在本章中系统全面地介绍医院绩效沟通。

一、医院绩效沟通的概念

（一）医院绩效沟通的内涵

医院绩效沟通是医院管理者和员工为了实现绩效目标而开展的建设性、平等、双向和持续的信息分享和思想交流。其中，医院绩效沟通中的信息包括有关工作进展情况的信息、员工工作中的潜在障碍和问题的信息及各种可能的解决措施等。对医院绩效监控过程中的医院绩效沟通概念的理解，需要特别注意以下几个方面。

（1）医院绩效沟通是一种建设性的沟通。医院绩效沟通是以解决问题为目的的沟通，是在不损害人际关系的前提下进行的。建设性沟通技巧是每一名管理者都需要掌握的重要的沟通技巧。许多管理者仅仅关心员工能否通过沟通理解自己的意图，并不真正关心员工的感受。在这种情况下，沟通往往是非建设性的，并不能取得应有的成效。研究表明，员工与管理者之间的良好关系会产生较高的工作绩效。管理者与员工之间不良的关系不仅成为双方沟通的一大障碍，而且往往就是不良的沟通方式带来的恶果。因此，为了实现医院的战略目标，医院管理者应该坚持医院绩效沟通的建设性。

（2）医院绩效沟通是一种平等的沟通。沟通最本质的目的就是思想的传递，为了让对方真正了解自己的想法，信息发出者应该通过了解听者的需要和可能的反应，决定自己要使用的沟通手段和方式。思想顺利传递的基础是沟通主体在心理上地位的平等，"己所不欲，勿施于人"。双方坚持换位思考，从对方的立场出发思考问题，就能够找到最佳的沟通方式。管理者无法通过沟通影响他人的重要原因之一在于，他们误解了沟通的本质。信息只有在心理上坚持平等，才有利于信息形成沟通的环路。否则管理者高高在上，信息传递通常不顺畅，即使有信息传递，信息本身的准确性和及时性也会受到影响。

（3）医院绩效沟通是一种有效的沟通。医院绩效沟通是一个封闭的环路，医院管理者必须准确地知道计划执行的情况，员工要及时将医院绩效计划执行的情况向上级反映，并且传递的信息要能被双方充分理解。沟通更重要的意义在于传递想法而非传递信息本身，让发出的信息（语言或行为）被接受者充分理解才是真正有效的沟通。我们都有这样的体验：我们请某人做某事，而他却没有反应。这个时候，我们的第一反应就是更大声地重复一次，甚至会嚷嚷："难道你没有听见吗？"人们往往会将沟通失败归咎于听力的问题，而事实也许并非如此。理解双向沟通的重要性，我们可以从沟通过程模型（图4-1）中看出，在这个模型中，7个环节任何一个环节出问题，都可能导致沟通的失败。

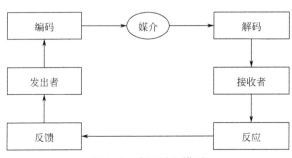

图4-1　沟通过程模型

从图4-1所示的沟通过程模型中可以看出，信息的编码、沟通媒介（渠道）的选择和信息的解码是沟通取得成功的关键环节。整个沟通过程从信息的发出开始，到得到来自接收者的反馈为止，不断循环。之所以强调反馈阶段，是因为沟通的目的就是为了传达信息（更进一步就是传达思想），接收者接收信息的情况能够说明沟通的目的是否得以实现。因此，接收者的反应是沟通过程模型中的重要一环。结合上面的模型，我们认为，有效的沟通过程包括以下七个方面的基本要素。

第一，沟通的目的。沟通的目的就是整个沟通过程所要解决的最终问题。这是统领整个沟通过程的灵魂。

第二，信息源（发出者）。信息源就是指做出沟通行为，将信息向外传达的人。

第三，信息本身。有多少信息、有哪些方面的信息需要传达，取决于沟通的目的和信息源的意志。发出者应该充分考虑其他要素的情况，例如考虑接收者的接收能力和沟通环境的特征等，在此基础上决定如何组织信息。

第四，媒介。媒介的存在方式包括书面、口头语言、肢体语言等。更具体地说，有面对面的会谈、电子邮件、录像等方式。媒介的选择是沟通过程中的一个重要因素。

第五，接收者。接收者就是通常所说的听者。听者听的愿望（或者说接收信息的愿望）是积极的、消极的还是中性的，都会影响整个沟通过程的效果。

第六，反馈。从沟通过程模型中可以看出，接收者的反应是沟通过程的一个要件。这种反应传递到信息源处就形成了反馈。反馈是接收者向发出者传递信息的方式。发出者应根据反馈的情况调整下一步的沟通方式，以更好地实现沟通的目标。

第七，环境。沟通的环境因素影响着发出者编码与接收者解码的方式。在管理环境中，这种环境因素不仅包括沟通的物理环境，还包括企业文化和管理者的管理风格等。

在研究医院绩效沟通问题时，掌握沟通过程模型的构成和运作原则是非常重要的。在解决各种沟通问题时，我们可以通过分析沟通过程模型中的每一个要件，准确地找出问题所在。因此，沟通过程模型为我们提供了一个研究有效沟通的理论框架。

（4）医院绩效沟通是一种持续的沟通。医院绩效沟通贯穿于整个医院绩效管理的四个环节，在医院绩效监控中持续时间最长，但是却最容易受到忽视。在医院绩效计划执行过程中，医院管理者和员工需要持续地就相关工作进展情况、潜在障碍和问题、解决问题的措施以及医院管理者帮助员工的方式等信息进行沟通，特别在障碍发生前就能识别和指出相应问题，并能通过沟通找到解决方案。医院绩效沟通的中断会导致医院管理者与员工之间产生各种各样的摩擦，使医院绩效管理成为员工与医院管理者之间不断争执和冲突的重要原因。因此，充分了解医院绩效沟通，掌握医院绩效沟通的技巧成为每一名医院管理者必须掌握的管理技能之一。

（二）医院绩效沟通的目的

从医院绩效沟通的概念中可以看出，医院绩效沟通就是指医院管理者与员工在共同工作的过程中分享各类与绩效有关的信息的过程，其目的是医院管理者通过沟通实现员工绩效的改善和提升。医院管理者是医院绩效沟通的设计者和主导者，对医院绩效沟通具有决定性的影响。为了提高医院绩效沟通的质量，医院管理者必须深入地理解沟通和医院绩效沟通的重要性。

1. 沟通的重要性

20世纪60年代末期，亨利·明茨伯格（Henry Mintzberg）提出了著名的管理者角色理论。他指出，管理者在日常管理活动中扮演着10种不同却高度相关的角色：挂名首脑、领导者、联络者、监听者、传播者、发言人、企业家、混乱驾驭者、资源分配者、谈判者等。有人将这10种角色进一步组合成三个方面：愿景设计者、激励者和推动者。无论为了实现哪类角色，沟通的重要性都是不可忽视的。明茨伯格认为，管理者首先是愿景设计者，必须把自己设定的愿景转化为下属共同的愿景。这就要求管理者具有高超的沟通技巧。其次，管理者要通过愿景激励员工的工作积极性，就要使员工的目标与管理者设计的愿景相融合。管理者作为激励者的角色进一步强化了沟通的重要性。最后，管理者还要通过大量的沟通活动推动组织愿景的实现。因此，管理者在完成愿景设计者、激励者和推动者三方面角色的过程中，都需要充分发挥沟通的作用。

此后，弗雷德·卢森斯（Fred Luthans）和他的助手从另一个角度考察了"管理者究竟在做什么"这个问题。他们提出的问题是：在组织中提升最快的管理者与在组织中总成绩最佳的管理者从事的工作相同吗？他们对管理工作强调的重点相同吗？卢森斯和他的助手对450名管理者进行了研究。他们发现，这些管理者都从事以下四种活动。

（1）传统管理。决策、计划和控制。

（2）沟通。交流信息、处理各类书面文件等。

（3）人力资源管理。激励、惩戒、协调冲突、人员配备和培训。

（4）网络联系。社交活动、政治活动和外界交往。

普通管理者、成功管理者和有效管理者三类不同的管理者在这四项活动的时间分配上表现出不同的特征，如图4-2所示。在这里，成功的管理者是指为那些在组织中晋升速度最快的人，而有效的管理者指的是那些工作业绩的数量最多、质量最高，下属对他的满意度和承诺度最高的管理者。从组织的角度出发，我们最关注的就是有效的管理者在四类活动中的时间分配情况。研究表明，有效的管理者花费了最多的时间（44%）用于沟通。即使对于普通的管理者和成功的管理者，沟通在这四类工作中也处于占用时间第二多的位置。可见，沟通是一项十分重要的管理活动。

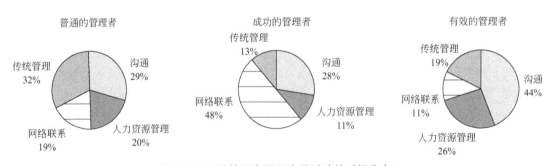

图4-2 不同管理者用于沟通活动的时间分布

资料来源：[美]斯蒂芬·P·罗宾斯.管理学，第7版.孙健敏等译.北京：中国人民大学出版社，2004：12。

2. 医院绩效沟通的重要性

在传统的工作环境中，工作场所和工作内容都相对固定，员工往往只需要根据既定的绩效计划，按照明确的流程按部就班地工作，就能够达到其职责要求，从而完成相应的绩效任务。员工掌握必要的知识和技能对获得高绩效相对而言更加重要，而绩效沟通对绩效的影响还不是非常明显。

但是，在信息化、网络化和全球化时代，科技迅猛发展、信息日益膨胀、工作生活节奏加快等因素深刻地影响了人们的行为，组织战略以及生产和经营模式的调整周期也越来越短，职位说明书的更新速度也越来越快，在某些行业中，人们甚至发现为某些职位制定明确、翔实的职位说明书几乎已变得不再可能。这种情况在绩效管理中的直接表现就是必须保持绩效计划的弹性，确保员工的工作实践与实际情况的要求保持一致。面对变化的工作环境，医院管理者与员工间持续有效的绩效沟通就显得日益重要。如果缺乏必要的沟通，在医院管理者计划调整或增加临时任务时，员工可能产生不满甚至抵触情绪，从而影响绩效目标的达成。

二、医院绩效沟通的内容

对于医院管理者和员工来说，医院绩效沟通的主要目的通常都是提高员工的工作绩效，但是双方通过医院绩效沟通所要了解的信息内容却是不同的。

对医院管理者而言，他们需要得到有关员工工作情况的各种信息，以帮助他们更好地协调员工的工作。当员工工作中出现问题的时候，医院管理者应该及时掌握情况，以避免不必要的麻烦和浪费。另外，他们还需要了解工作的进展情况，以便在必要的时候向上级汇报。如果不能掌握最新的情况，医院管理者可能会面临许多不必要的麻烦。在一些情况下，医院管理者还应该有意地收集一些医院绩效评价和医院绩效反馈时需要的信息。这些信息将帮助医院管理者更好地履行他们在医院绩效评价中担负的职责。

对员工而言，他们也需要有关信息。通过与医院管理者之间的医院绩效沟通，员工可以了解到自己的表现获得了什么样的评价，以便保持工作积极性，并且更好地改进工作。另外，员工还需要通过这种沟通了解医院管理者是否知道自己在工作中遇到的各种问题，并从中获得有关如何解决问题的信息。当工作发生变化时，员工能够通过医院绩效沟通了解自己下一步应该做什么，或者应该主要做什么。总之，这些信息应该能够帮助员工自己更好地完成他们的工作，应对工作中遇到的各种变化和问题。

因此，我们可以简单地认为，医院绩效沟通的目的就是保证在任何时候，每个人都能够获得改善工作绩效所需要的各类信息。为了进行有效的医院绩效沟通，医院管理者首先要确定双方之间应沟通的具体内容。我们可以通过回答以下两个问题来确定沟通的具体内容。

（1）作为医院管理者，为了更好地履行职责，我必须从员工那里获得什么信息？

（2）作为员工，为了更好地完成工作职责，我需要哪些信息？

通过对这两个问题的回答，医院管理者能够更好地明确医院绩效沟通的内容，这是确定医院绩效沟通内容的一个非常实用的思路。通过医院绩效沟通，医院管理者和员工还应该能够回答以下问题。

（1）工作进展情况如何？

（2）绩效目标和计划是否需要修正？如果需要，如何进行修正？

（3）工作中有哪些方面进展顺利？为什么？

（4）工作中出现了哪些问题？为什么？

（5）员工遇到了哪些困难？医院管理者应如何帮助他们克服困难？等等。

上面的问题只是给我们提供了一个思路。在具体情况面前，我们还要充分考虑到工作中面临的种种变化。值得注意的是，甚至双方之间应就什么问题进行沟通，也应该成为双方沟通的话题。

三、医院绩效沟通的方式

医院绩效沟通是一个充满细节的过程。医院管理者与员工的每一次信息交流都是一次具体的沟通。总的来说，医院绩效沟通可以分为正式的医院绩效沟通和非正式的医院绩效沟通两大类。正式的医院绩效沟通是组织管理制度规定的各种定期进行的沟通。非正式的医院绩效沟通则是医院管理者和员工在正式规章制度和正式组织程序以外所进行的有关绩效信息的沟通形式。

（一）正式的医院绩效沟通

通常正式的沟通方式主要包括正式的书面报告和医院管理者与员工之间的定期会面两种形式。其中，医院管理者与员工之间的定期会面又包括医院管理者与员工之间一对一的会面和有医院管理者参加的团队会谈。

1. 正式的书面报告

很多医院管理者都要求员工定期上交工作汇报，以了解员工的工作情况和遇到的各种问题，并要求员工提出建设性意见。书面报告最大的优点就是简单易行，而且能够提供文字记录，避免进行额外的文字工作。为了让员工更好地完成书面报告，医院管理者应该让员工有机会决定他们应该在报告中写些什么，而不应由医院管理者一厢情愿地决定。当双方就这个问题达成一致后，医院管理者可以设计出一个统一的样表，以方便员工填写。这种表格的形式非常多，但通常需要包括工作目标的进展情况、工作中遇到的问题、建议和意见等栏目。另外，书面报告的形式在很大程度上还要取决于员工的文化水平；对不同文化程度的员工，工作报告的要求往往也不同。

但是，在很多情况下员工不欢迎书面报告，他们将这项工作视为额外的负担，只是应付了事。大多数情况下，他们只是浪费了大量的时间，仅提供了一大堆毫无意义的信息。这主要是由于很多组织没有将书面报告与其他沟通方式结合起来，使这种书面沟通成为一种单向的信息流动；由于医院管理者和员工缺乏面对面的沟通的机会，这种单向流动使大量的信息变成摆设。因此我们往往通过将书面报告与其他沟通方式结合使用来克服这个问题。例如，当医院管理者通过报告中提供的信息了解到工作进程中发生的某个问题时，就可以到工作现场指导员工解决这个问题，或通过面谈与员工进行交流，共同寻求解决问题的途径。

2. 定期会面

书面报告毕竟不能够代替医院管理者与员工之间面对面的口头沟通。为了寻求更好的解决问题的途径，医院管理者与员工之间的定期会面是非常必要的。这种面对面的会谈不仅是信息交流的最佳机会，而且有助于在医院管理者与员工之间建立一种亲近感。这一点对于培育团队精神、鼓励团队合作是非常重要的。

（1）一对一会谈。定期会面最常见的形式就是医院管理者与员工之间一对一的会面。在每次会面的开始，医院管理者应该让员工了解这次面谈的目的和重点。例如，医院管理者可以说这样的开场白："今天我想和你谈一谈你的工作进展情况。上次会谈中谈到的问题是否得到了解决，是否又有什么新的问题……"由于是一对一的会谈，医院管理者应该将会谈集中在解决员工个人面临的问题上，以使会谈更具实效。例如，让员工了解医院整体战略方向的变化非常重要，但更关键的是要让他明确各种变化对于他个人的工作产生了什么影响。也就是说，应该将问题集中在调整员工的工作计划、解决员工个人遇到的问题上。

大多数医院管理者都会犯的一个错误就是过多地"教训"而忘记倾听。医院管理者应该更多地鼓励员工进行自我评价和报告，然后再进行评论或提出问题。如果问题是显而易见的，就应该鼓励员工尝试着自己找出解决问题的方式。另外，医院管理者应该在面谈的最后留出足够的时间让员工有机会说说他想说的问题。员工是最了解其工作现场情况的人，从他们的口中了解情况是非常重要的。

在面谈中，医院管理者还应该注意记录一些重要的信息。特别是在面谈中涉及一些计划性的事务时，更应如此。例如，对于工作计划的变更、答应为员工提供某种培训等，都应该留有记录，以防止过后被遗忘。

（2）团队会议。书面报告和一对一会谈的一个共同缺陷就是涉及的信息只在两个人之间共享。由于很多医院实际工作都是以团队为基础开展的，有时这两种方式都不能够实现沟通的目的。这时，就需要采用一种新的方式——有医院管理者参加的团队会议。医院管理者参加的团队会议应该精心设计交流内容，避免不恰当的内容造成无效沟通而浪费时间和在团队成员之间造成不必要的摩擦或矛盾。在团队的工作环境中，团队成员之间在工作中相互关联并发生影响。每个成员都能够不同程度地了解和掌握其他成员的工作情况，而且每个成员都能够通过解决大家共同面对的问题提高个人乃至团队的绩效。因此，群策群力是解决问题的最好方式之一。

需要注意的是，涉及个人绩效方面的严重问题不应轻易成为团队会谈的话题。任何人都有犯错的时候，这种公开的讨论是最严厉的惩罚。不同的文化背景决定了人们对这种情况的承受能力和接受能力。通常情况下，这种针对个人的绩效警告应该在私下进行。

团队形式的会议意味着更多的时间和更大的复杂性。而且，要确定一个适合所有人的开会时间有时也是件不容易的事情。对于较小的团队，这种问题还比较容易解决。如果涉及的团队较大，会议就不能过于频繁。有时可以采用派代表参加的方式解决这个问题。

团队会谈更要注意明确会议重点，控制会议的进程。医院管理者可以要求每个人都介绍一下工作的进展和遇到的困难，以及需要管理者提供什么帮助才有利于工作更好的完成等。我们可以使用一些结构化的问题提纲和时间表来控制进程。例如，医院管理者可以要求每个参会人员谈一谈工作的进展情况、遇到的问题以及可能的解决方法。如果找到了问题并能够很快地解决，就应立即安排到个人，以确保问题得到及时解决。如果不能在规定的时间内找出问题的解决方法，可能的解决方式是：计划开一个规模更小的小组会或要求某个人在规定时间内草拟一份方案等。不能由于个别难以解决的问题而影响整个会谈的进度，毕竟这种团队式会谈的时间是十分宝贵的。只有充分利用每一分钟，才能够使会谈发挥最大的效益。因此，强调时间限制是十分重要的。

与一对一的面谈相同，团队式的会谈也应该做好书面的会议记录。参会成员可以轮流做这项工作，并及时向参会人员反馈书面记录的整理材料。

为了有效利用以上两种定期会面的绩效沟通形式，应当特别注意以下两个方面的问题。

第一，不论是一对一的面谈还是团队式的会谈，会谈形式最大的问题就是容易造成时间的无谓耗费。如果医院管理者缺乏足够的组织沟通能力，这种面谈就可能成为无聊的闲谈，也可能变成人们相互扯皮、推卸责任的场所。因此，掌握一定的沟通技巧对医院管理者而言是非常必要的。这一点我们将在本节后面详细讲解。

第二，沟通频率是医院管理者需要考虑的另一个重要问题。从事不同工作的员工可能需要不同的沟通频率，甚至从事同一种工作的人需要的交流次数也不尽相同。医院管理者应该根据每个员工的不同情况，安排医院绩效沟通（书面的或口头的）的频率。对于团队会谈，医院管理者更应该充分考虑所有团队成员或参会人的工作安排。

在医院管理实践中，医院各种形式的团队会议很多，但如何把会议开好，提高会议效率和质量，是改革公立医院会议制度的一个课题。我们可以笼统地把与医院日常运营相关的会议分为两类：运营回顾会和战略回顾会。运营回顾会审视科室和职能部门的绩效情况并找出存在的问题，战略回顾会则重点讨论各单元平衡计分卡上的指标和行动方案，评估战略执行的进程和障碍，这两种会议解决的是不同的问题。在实践中，要将运营会议和战略回顾会分开，避免因短期运营和策略性问题的讨论冲淡战略性问题的讨论。

其一，运营回顾会。医院管理者经常需要关注的问题是运营是否受控？运营回顾会的典型特点是基于科室和职能层面的，将员工的专业知识和经验集中起来解决各部门的日常问题，比如患者服务、质量和安全、工作效率、财务运营等。这类会议的特点是简短、高度集中、数据驱动和行动导向，运营回顾会的召开应与运营数据产生的频率一致。

业务科室运营回顾会：每月一次回顾运营仪表盘，包括科室工作效率、质量和安全、成本效益、科教等方面的综合运营回顾会议，以解决短期出现的问题，比如患者投诉、效率或效益下降、服务或质量水平降低、设备故障、关键岗位缺人等。

职能部门运营回顾会：每周或每两周一次。对本部门管理和年度计划落实情况进行总结，分析存在的问题和提出解决办法。

其二，战略回顾会。医院每月安排各种主题的战略回顾会议，包括质量、服务、效率、人才成长、财务、科教等专题会议，讨论相关战略主题执行得如何。每次会议深入讨论1～2个主题，由战略主题责任人（往往是院长或分管院长）主持，把领导团队聚到一起来回顾战略的进程，确保每一个战略主题和战略目标每季度至少有一次得以深入细致地检验和讨论。战略主题责任人在会议之前发布平衡计分卡指标和行动方案的数据，会议重点集中于对上一次战略回顾会议后所出现的问题进行讨论并制定行动计划，深入讨论该主题的每一个目标、指标和行动方案的落实情况，包括战略执行是否按规划进行，执行过程中存在的问题，问题出现的原因，并提出建议措施以纠正并指定达成目标绩效的责任人。如果把战略和解决问题看做是一个完整的循环：计划—实施—检验—调整（PDCA），那么战略回顾会议就是战略执行的检验—调整部分。

很多医院开展的战略主题回顾往往会有医院质量和绩效月例会，其主要内容是回顾每月质量自查和监管的数据，分析和发现出现的质量和安全问题，包括医疗投诉、医院感染控制、医疗制度规范的执行情况、病历书写等方面，对突出问题提出解决办法，并由相关职能部门马上落实。

（二）非正式的医院绩效沟通

医院管理者与员工之间的医院绩效沟通并不仅仅局限于采取正式会面或书面的形式。事实上，医院管理者和员工在工作过程中或工作之余的各种非正式会面为他们提供了非常好的沟通机会。

非正式的医院绩效沟通的最大优点在于它的及时性。当员工在工作中发生问题时，医院管理者可以与之进行简短的交谈，从而促使问题得到及时解决，毕竟问题并不总是发生在计划会面的前一天。对于各种亟待解决的问题，必须采取更加灵活的沟通方式——非正式医院绩效沟通。非正式的医院绩效沟通没有固定的模式。有的医院管理者喜欢每天都花一些时间在临床现场或者医院食堂等公共场所与员工交谈。并不是所有的医院管理者都必须或可能做到这一点，但是医院管理者四处走动并与员工进行非正式交谈的确是一个好的管理手段。

有的医院管理者感到，自己非常愿意通过这样的沟通促进团队或科室的工作业绩，但是员工好像都不愿意把那些医院管理者希望了解的情况告诉之。这时，医院管理者应该注意检讨一下自己的态度。在大多数情况下，问题出在医院管理者一方。医院管理者应该注意学习各种各样的沟通技巧，成为一个合格的倾听者。不论对于正式沟通还是非正式沟通来说，这都是医院绩效沟通得以顺利进行的重要条件。

随着通信与网络的发展，人们的沟通更加便捷，受地域限制越来越少。这为医院管理者和员工进行深入的医院绩效沟通提供了条件。在这种情况下，非正式的医院绩效沟通也可以是书面形式的，但是医院管理者可以更快捷地给予反馈信息，从而通过微信群等虚拟网络达到员工与医院管理者之间"面对面"交流的效果。

四、医院绩效沟通的原则

实现高效的医院绩效沟通并不是一件简单的事情，医院管理者和员工都需要为医院绩效沟通做充分的准备，既要掌握基本的沟通技巧，又要遵循基本的沟通原则。以下三项基本的医院绩效沟通原则对规范沟通行为、提高沟通效果具有重要作用。

（一）对事不对人原则

人们在沟通中存在两种导向：问题导向和人身导向。所谓问题导向，指的是沟通关注问题本身，注重寻找解决问题的方法；而人身导向的沟通则更多地关注出现问题的人，而不是问题本身。医院绩效沟通的对事不对人的原则要求沟通双方针对问题本身提出看法，充分维护他人的自尊，不要轻易对人下结论，从解决问题的目的出发进行沟通。

人身导向的沟通往往会带来很多负面的影响。但是，人们在遇到问题时往往会非常直接地将问题归咎于人，甚至常常导致一定程度的人身攻击。因此，人身导向的沟通往往只是牢骚，而不能为解决问题提出任何积极可行的措施。另外，如果将问题归咎于人，往往会引起对方的反感和防卫心理。在这种情况下，沟通不但不能解决问题，还会对双方的关系产生破坏性影响。人身导向的沟通不适用于批评，同样也不适用于表扬。即使你告诉对方"你好优秀啊"，如果没有与任何具体的行为或结果相联系，也可能会被认为是虚伪的讽刺而引起对方的极度反感，这一点往往被人们忽视。

（二）责任导向原则

所谓责任导向，就是在医院绩效沟通中引导对方承担责任的沟通模式。与责任导向相关的沟通方式有两种——自我显性的沟通与自我隐性的沟通。典型的自我显性的沟通使用第一人称的表达方式；而自我隐性的沟通则采用第三人称或第一人称复数，如"有人说"、"我们都认为"等。自我隐性的沟通通过使用第三者或群体作为主体，避免对信息承担责任，从而逃避就其自身的情况进行真正的交流。如果不能引导对方从自我隐性转向自我显性的沟通方式，就不能实现责任导向的沟通，不利于实际问题的解决。

另外，通过遵循责任导向的定位原则，人们通过自我显性的沟通方式，能够更好地与对方建立联系，表达合作与协助的意愿。"我想这件事可以这样……"，"在我看来，你的问题在于……"等说法都能够给人这样的感受。与此相对应的是，人们往往通过自我隐性的沟通方式逃避责任。这往往给人一种不合作、不友好的感受。在建设性沟通中，人们应该使用责任导向的自我显性的表达方式，与沟通对象建立良好的关系。

因此，当员工使用自我隐性的沟通方式时，医院管理者应该在给员工说话的权利的同时，使用要求对方举例的方式引导员工采用自我显性的沟通方式，使员工从旁观者立场转变为主人翁立场，并自然而然地为自己的行为承担责任。

（三）事实导向原则

在前面对事不对人的原则中我们谈到，建设性沟通应该避免轻易对人下结论的做法。遵循事实导向的定位原则能够帮助我们更好地克服这种倾向。事实导向的定位原则在沟通中表现为以描述事实为主要内容的沟通方式。在这种方式中，人们通过对事实的描述避免对人身的直接攻击，从而避免对双方的关系产生破坏性作用。特别是在医院管理者向员工指出其缺点和错误的时候，更应该恪守这一原则。在这种情况下，医院管理者可以遵循以下三个步骤进行描述性沟通：首先，医院管理者应描述需要修正的情况。这种描述应基于事实或某个特定的、公认的标准。例如，可以说"这个月你受到了3次患者的投诉"等。这种描述能够在很大程度上避免员工的抗拒心理。但是，仅仅描述事实是不够的。在描述事实之后，还应该对这种行为可能产生的后果作一定的描述。例如，可以说"患者表示无法接受这样的医疗服务态度"等。在这里，医院管理者应该注意不要使用过于严厉的责备的口吻，否则员工会将精力集中于如何抵御攻击，而不是如何解决问题。最后，医院管理者可以提出具体的解决方式或引导员工主动寻找可行的解决方案。当然在现实中，并不是所有情况下都应该遵循这三个步骤。上面的例子是针对指出员工工作中的问题而言的。总之，在可能的情况下，用事实根据来代替主观的判断，能够最大限度地避免对方的不信任感和抵御心理。以事实为导向的定位原则能够帮助我们更加顺利地进行建设性沟通。

五、医院绩效沟通的技巧

医院绩效沟通是技术要求相对较高的一种沟通，在具体的沟通实践中，医院管理者需要运用各种各样的沟通技巧和方法。这些技巧五花八门，散见于各种各样的管理培训教程、沟通技巧教程中，这些技巧和方法很多都能应用于医院绩效沟通之中。

（一）积极倾听技巧

沟通是一个双向的过程。从表面上看，这种双向性表现在沟通双方不仅要通过沟通的过程向对方传递信息乃至想法，而且需要通过沟通过程得到所需的信息。从前面谈到的沟通过程模型中可以看出，双向性沟通的更深层次的含义在于，信息发出者并不是单向地发出信息，还需要根据接收者的反应接收到相应的反馈，从而调整沟通的内容和方式。

很多管理者经常会忽视积极倾听的意义，尤其是在与员工进行沟通时，他们往往会失去应有的耐心。这种做法将严重影响沟通的质量，甚至影响管理者与员工之间的良好关系。同时，医院绩效沟通中的任何一方都应该具备积极倾听的技巧，以充分获取信息，使整个沟通的过程得以顺利进行。

积极倾听通常能够帮助管理者更好地解决问题。每个人在形成对某种事物或观念的正确判断之前，往往只有一些朴素的、模糊的认识，仅仅通过自己的思考很难得到充分的信息。在这种情况下，积极的倾听能够帮助我们获取信息，整理思路，从而更好地解决问题。管理者常常面临这样的情况：当他们发现工作中存在的问题时，往往会形成自己的看法。有的管理者过于武断，将自己的看法视为当然的正确观点。这种先验意识阻碍了他们与员工之间进行有效的沟通，因为先验意识使管理者难以接受与自己观点相左的看法，从而无法进行积极的倾听。

有的时候，管理者并没有意识到自己的行为阻碍了沟通的有效进行。沟通的实践表明，传递信息不仅可以通过口头或书面语言，还可以通过肢体语言。例如，当员工走进科室主任的办公室，开始讲述今天在工作中遇到的问题时，科室主任一边嘴里"嗯、嗯"着，一边还在翻看手中的材料。这时，管理者就使员工接收到了这样的反馈信息：他手中的材料才是有意义的事，他并不关心我要谈的问题。可想而知，这样的沟通无法达到应有的效果。

因此，积极倾听的技巧是每一名管理者必须具备的管理技能之一。有学者将积极倾听的技巧分为以下五种。

第一，解释。倾听者要学会用自己的词汇解释讲话者所讲的内容，从而检验自己是否完全理解了对方的想法。例如：

讲话者：我觉得很压抑，因为我自愿加班加点，尽了最大努力，按时完成了项目，可是好像人人都不赞同我。

听者：看上去你很失望，你没有得到足够的支持。

讲话者：是的，正是这样，并且……

第二，向对方表达认同。当有人表达某种情感或很情绪化时，对对方的感受表示认同能够帮助对方进一步表达他的想法。例如：

讲话者：我真是烦极了。这项预算非常不精确，他们希望我严格管理，我花费了大量的时间来熟悉它们、发现错误，却耽误了我的正常工作。

听者：是的，这真是够烦的。

讲话者：就是啊！关键是我还有好多其他的事要做，而且我的大脑需要休息。

听者：听起来你确实烦恼极了，该怎么办呢？

讲话者：我想建议……应该……就好了。

第三，简要概括对方表达的内容。将对方所说的内容进行简要的概括，表明确实了解了对方所要表达的内容，并促使对方进一步说明他的观点，将谈话推向更进一步的话题。例如：

讲话者：你不在时发生了许多事情。李撞了车，需要好几天才能治好；王患了流感；张扭伤了脚。此外，我们的一份重要文件还莫名其妙地丢失了，我正在做一个替代的文件。这一切真是糟透了，你回来了我真高兴。

听者：看来这段时间你做了大量的工作，一直忙到现在，对吗？

讲话者：是呀！如果由我来安排，我会让一切都井井有条的。当然，现在我已经在做了。

第四，综合对方表达的内容，得出一个结论。与第三种做法不同，听者不仅可以总结概括对方的观点，还可以形成一个结论性的观点，以使话题能够得到进一步的展开。例如：

讲话者：有这么几个问题，首先，没有人能够预言政策的改变；其次，我们最好的一个技术员刚刚辞职了，而这个项目的最后期限就在眼前！我认为我们该想想怎么应付这些问题。

听者：你是说，这一系列的障碍使完成这个项目成了一件十分困难的事？

讲话者：是的，我认为最关键的是掌握政策变化的动向。如果政策不变，我们还会有机会。

第五，站在对方角度进行大胆的设想。例如：

讲话者：我真不知该如何抉择，每项议案都有人提出赞成和反对的意见，而且反应都相当强烈。

听者：如果我处在你的位置上，我想我宁愿慢些做出决定，以免得罪某一方。

讲话者：是的……我想我需要更多的信息，或许应该再收集一些意见，向所有在这方面有经验的人请教一下。

学会倾听是成功的管理者的基本素质。有许多学者针对积极倾听的技巧展开研究。下面是一项研究成果，相信能够给大家带来许多启示。

积极倾听的八点建议

（1）为听做好准备。沟通是一个双向的过程，听者与说者应该共同承担提高沟通效率的责任。听者应尽力去思考说者所说的内容，而不是自己应当说什么。做准备还包括态度的准备——包括对注意力、领悟力和理解力的准备；另外，还应该确保自己掌握与沟通内容相关的必要的背景知识。

（2）培养自己的兴趣。要记住听者与说者同样有激发对方兴趣的责任。要从沟通的过程中寻找可能与你、你的工作、你的兴趣相关的信息。要对说者所说的内容表示出兴趣。"毕竟没有人愿意对着空房间说话"，要问自己："如果我是讲话者，感觉又怎样？"

（3）倾听主要的观点。不好的倾听者倾向于只注意听取事实。要学会区分事实和理论、观点和例证、证据和辩解。提炼主要观点的能力取决于听者组织信息和传递语言的能力以及说者是否进行了必要的重复。说者可能在沟通的开始、中间或结尾阐述他的主要观点。因此，听者必须一直仔细地听。

（4）以批判的态度听。应当在无偏见的情况下对说者相应的假设和辩解持批判的态度，并小心估量主要观点背后的证据的价值和所运用的逻辑基础。

（5）集中注意力，避免分心。人的注意力具有波动性和选择性的特点。在听的过程中注意力会下降，而在结束时又上升。听者应当特别注意避免这种趋势，使自己的注意力保持稳定。不要由于说者的衣着、外表、使用的词汇、风度和使用可视的、口头的与书面的辅助物而分散注意力。

（6）善于做笔记。如果所说的内容十分重要，就有必要将所说内容的要点和可能会遗忘的个别例子等内容作大致的记录。但要注意的是，听者最首要的任务是听。等说者说完一个意思之后再记笔记也许更好些，因为记笔记也可能是一种分心。

（7）帮助说者。要表现出你对说者所说内容的反应——可以是简短的评论，也可以是一个小小的动作。这些反应表明你的兴趣，但反应要平静和简单，不能干扰说者的思路。

（8）克制自己。作为一个好的倾听者，最困难的或许就是尽力克制自己不插话。即使对方停顿也往往不意味着说者已经讲完了，所以一定要耐心。"听是一个克制的过程。"

资料来源：尼基·斯坦顿.沟通圣经：听说读写多方面沟通技巧.第5版.罗慕谦译.北京：北京联合出版公司，2015：57-58.

（二）非语言沟通技巧

沟通并不是一个简单的语言传递的过程。在沟通的过程中，沟通双方往往需要通过非语言的信息传递各自的想法。在积极倾听的技巧中，我们已经谈到了肢体语言对于沟通对象的影响。沟通双方能否很好地运用非语言沟通技巧，是影响建设性沟通成败的一个重要因素。

关于各类肢体语言的基本含义的相关文献非常丰富，并且这些肢体语言基本上涵盖了日常生活中各种常见的情况。需要注意的是，当肢体语言脱离了具体的沟通环境时，这些肢体语言往往是空洞、没有意义的。为了真正理解肢体语言所表达的内容，我们必须结合沟通发生的环境、双方的关系和沟通的内容等进行综合的判断。但是，了解下列常见肢体语言的一般含义能够帮助我们更敏锐地观察和理解沟通对象的想法，并从中学会更好地控制自己的行为，从好的方向上影响沟通的进程。

下面就是一系列常见肢体语言的基本含义。

说话时捂嘴：说话没有把握或撒谎。

摇晃一只脚：厌烦。

把铅笔等物放到嘴里：需要更多的信息，焦虑。

没有眼神的沟通：试图隐瞒什么。

脚置于朝着门的方向：准备离开。

擦鼻子：反对别人所说的话。

揉眼睛或捏耳朵：疑虑。

触摸耳朵：准备打断别人。

触摸喉部：需要加以重申。

紧握双手：焦虑。

握紧拳头：意志坚决、愤怒。

手指头指着别人：谴责、惩戒。

坐在椅子的边侧：随时准备行动。

坐在椅子上往前移：赞同。

双臂交叉置于胸前：不乐意。

衬衣纽扣松开，手臂和小腿均不交叉：开放。

小腿在椅子上晃动：不在乎。

背着身坐在椅子上：支配性。

背着双手：优越感。

脚踝交叉：收回。

搓手：有所期待。

手指叩击皮带或裤子：一切在握。

无意识地清嗓子：担心、忧虑。

有意识地清嗓子：轻责、训诫。

双手紧合指向天花板：充满信心和骄傲。

一只手在上，另一只手在下，置于大腿前部：十分自信。

坐时架二郎腿：舒适、无所虑。

一个人有太多如下肢体语言时，可被认为在撒谎：眨眼过于频繁，说话时掩嘴，用舌头润湿嘴唇，清嗓子，不停地做吞咽动作，冒虚汗和频繁地耸肩。

上面这些肢体语言往往是人们在沟通过程中无意识地表现出来，或无意识地接受并做出反应的。学习肢体语言的可能含义能够帮助我们在沟通中对这些无意识的反应做出有意识的认识，从而更好地把握沟通对象的真正意图。这一点对于建设性沟通是十分有益的。

（三）绩效沟通中组织信息的技巧

在沟通过程中，由于沟通双方的生活背景、经历以及个人观点和地位方面的不同，沟通过程中的信息接收者和发出者会对相同信息符号产生不同的理解。因此，如何组织沟通信息，便于沟通双方准确理解，就成了保障沟通质量的重要决定性因素。在组织信息过程中，管理者和员工需要保障绩效信息的完整性和准确性。

1. 信息的完整性

信息的完整性是指在沟通中信息发出者需要尽量提供完整和全面的信息。具体来说，要求信息发出者注意以下几个方面：沟通中是否提供了全部的必要信息；是否根据听者的反馈回答了全部问题；是否为了实现沟通的目的，提供了必要的额外信息。信息提供是否完整，需要从沟通双方在沟通实践中经过信息的编码和解码全过程来确认。很多时候，我们以为已经把需要告诉对方的信息都表达了，但实际上，这往往只是自己的一厢情愿。

在绩效沟通中，信息不完整的情况是十分常见的。比如管理者和员工在就日常工作进行沟通的时候，信息的完整性就可能被忽视：员工可能提供部分绩效信息，以为管理者对很多信息都是清楚的；管理者在进行绩效辅导的时候，也常常会忽略一些他认为员工理所当然应该知道，但实际上员工可能不完全知道，或者不掌握解决问题的关键技术等。虽然在信息沟通中，所有人都不可能做到信息的面面俱到，但是管理者和员工都必须做到关键信息不遗漏。

2. 信息的准确性

信息的准确性是指提供的信息对沟通双方来说应该是准确、对称的。信息完整性是要求信息发出者提供全部的必要信息，而信息的准确性则强调信息发出者提供的信息是准确的。沟通信息的准确性要求根据环境和对象的不同采用相应的表达方式，从而帮助对方精确领会全部的信息。

许多关于人际沟通的研究工作关注信息的准确性。这些研究普遍强调，应该使信息在整个传送过程（编码和解码）中基本不改变或偏离原意，并将之视为有效沟通的基本特征。为了保障沟通双方对信息都有精确的理解，我们应注意以下两个方面。

（1）信息来源对沟通双方来说都应该是准确和可靠的，这是信息准确性的基本要求。在沟通过程中，出现信息不准确现象的一个非常重要的原因就是原始数据的可靠性不符合沟通的需要。特别是管理者对员工的工作失误提出意见时，就必须使用双方都能够认同的信息源所提供的信息。例如，甲和乙之间有一些私人矛盾。如果管理者以甲提供的信息为依据，对乙的怠工行为提出批评，就容易遭到乙的排斥。即使这种情况是客观发生的，这样的沟通也无法达到应有的效果，因为沟通信息的可靠性没有得到接收者的认同。

（2）信息传递方式有助于沟通双方准确理解信息。在沟通过程中，应该使用沟通双方都能够理解的媒介手段和恰当的语言表达方式。

第一，选择合适的媒介手段。目前主要的媒介包括会谈、书面报告、信息系统等各种各样的形式。在选择媒介时，不能仅凭信息发出者的意愿，而要根据沟通对象的特征、沟通的目的以及各方面的环境因素等进行综合考虑。例如，管理者要针对某个员工在工作中的问题进行辅导，通常就应该采用一对一面谈的形式；而对于团队工作中的问题，在团队成员数量有限并有可能集中而不影响工作进展的情况下，就可以采用团队集体会议的方式进行沟通。随着信息技术的不断发展，信息传递的准确性有了很大的提高；人们可以在很短的时间内将信息以文字文件、图像、声音等形式传送到世界的各个地方。在医院管理实践中，医院信息化系统的广泛应用为医院管理者与员工的沟通提供了诸多便利。但是，许多年纪较大的医生不能熟悉使用医院信息化系统，这种情况下，医院信息化系统远不如一对一的沟通面谈有效。

第二，恰当的语言表达方式的选择。主要注意恰当的词汇和恰当的语言风格两个方面。关于沟通词汇的准确理解，主要是由于沟通双方在文化和语言上的差异往往会导致对相同词汇的不同理解。有一个流传很广的案例可以说明这个问题：一个美国商务代表团到日本参加谈判，直到他们就要打道回府时，才发现双方离达成共识还有很大的距离。因为在谈判中，每当日方对于价格等问题提出异议时，只要美方在其他方面略作让步，日方代表就会回答"哈伊、哈伊"。之后，美方就将谈判引入下一个议题。实际上，日本人说"哈伊"（日语中的"是"）只是意味着理解了对方的意思，而并不代表对对方意思的认同。关于语言风格的选择，沟通双方可以根据不同的沟通主题，决定是选择正式语言、非正式语言，还是非规范语言。这三种不同类型的语言运用于不同的沟通方式，服务于不同的沟通对象和沟通目的。在管理者与员工之间进行的非正式沟通中，人们更多地运用非正式的语言进行交流，甚至会使用一些在工作场所中大家都能够理解的非规范语言。但是在正式的书面沟通（如定期的工作报告）中，就会更倾向于使用正式语言精确地表达信息的内容。

第三节　医院绩效辅导

一、医院绩效辅导的内涵

绩效辅导就是在绩效监控过程中，医院的管理者严格遵循绩效计划的规定，采取恰当的领导风格，对下属进行持续的指导以确保员工的工作没有偏离医院的战略目标，并最终达到提高员工绩效水平的目的。对员工的工作进行辅导所要关注的基本问题是帮助其学会发展自己：通过监控员工的工作过程，发现员工存在的问题，及时对员工进行指导，培养其工作中所需的技巧和能力。医院的各级管理者在绩效辅导过程中应该在以下三个方面发挥作用。

（1）与下属员工建立一对一的密切联系，对其工作及时提供反馈，帮助他们制定有一定挑战性并能提高其能力的任务，并在他们遇到困难时提供支持。

（2）营造一种鼓励承担风险、勇于创新、相互学习的学习型组织的氛围，使员工能够从过去的经验中学习。这包括让员工反思他们的经历并从中获得经验，从别人身上学习，不断进行自我挑战，并寻找学习新知识的机会。

（3）为员工提供学习机会，使他们有机会与不同的人一起工作。把他们与能够帮助其发展的人联系在一起，既有利于员工的个人发展，又有利于工作任务的完成。同时，在绩效辅导过程中，管理者必须掌握进行指导的时机，了解自己的指导风格，确保及时、有效地对员工进行指导。

二、医院绩效辅导中不同领导风格的选择

毋庸讳言，大多数管理者都工作繁忙，但心理学家告诉我们，过度繁忙会极大地影响人们的认知过程。过于忙碌的人往往不愿意倾听，从而减少了与别人的沟通，目光短浅，这种情况很可能会导致绩效管理的最终失败。管理者应当重新审视他在组织中所扮演的角色。只有管理者知道如何有效地领导员工，员工的绩效才有可能最大限度地提高。缺乏有效的领导，员工就很难将他们的活动与组织当前的需求有机结合起来。如果你是销售总监，发现手下的一位优秀的销售员业绩忽然开始下滑；再比如你是研发部经理，发现部门中的一位设计人员逐渐失去了灵感，同一项目组中的两个员工最近发生了不愉快，或者一个员工经常不遵守企业的规章制度，如经常迟到……你会采取怎样的方式控制事态或处理问题？这就涉及管理风格的选择问题。当今的管理工作越来越要求管理者能够在适当的时候采取适当的管理风格。

（一）依据下属成熟程度选择绩效辅导风格

管理者不可能，也不需要随时对下属进行绩效辅导。管理者只需在下属需要辅导时，及时提供辅导与支持即可。对管理者来说，准确判断下属在什么情况下需要绩效辅导就成为一个技术性问题。为了提高绩效辅导的有效性，管理者需要对不同的下属采取不同的方式，使绩效辅导更有针对性。

保罗·赫西（Paul Hersey）和肯·布兰查德（Ken Blanchard）在1969年提出的领导情境理论，又被称作领导生命周期理论，为管理者做出正确的判断，选择正确的绩效辅导风格提供了理论指导。该理论将领导划分为任务行为和关系行为两个维度，并根据两个维度组合成指示、推销、参与和授权等四种不同的领导风格。

S1指示：高任务-低关系领导风格；

S2推销：高任务-高关系领导风格；

S3参与：低任务-高关系领导风格；

S4授权：低任务-低关系领导风格。

该理论还比较重视下属的成熟度，这实际上隐含了一个假设：领导者的领导力大小实际上取决于下属的接纳程度和能力水平的高低。而根据下属的成熟度，也就是下属完成任务的能力和意愿程度，可以将下属分成四种类型。

R1：下属既无能力又不愿意完成某项任务，这时是低度成熟阶段；

R2：下属缺乏完成某项任务的能力，但是愿意从事这项任务；

R3：下属有能力但不愿意从事某项任务；

R4：下属既有能力又愿意完成某项任务，这时是高度成熟阶段。

保罗·赫西和肯·布兰查德的领导情境理论的具体模型如图4-3所示。

领导情境理论的核心就是将四种基本的领导风格与下属的四种成熟度阶段相匹配，对管理者根据下属的不同绩效表现做出适当回应并提供相应的帮助。随着下属成熟度的提高，领导者不但可以减少对工作任务的控制，而且可以减少关系行为。具体来讲，在R1阶段，采用给予下属明确指导的指示型风格；在R2阶段，领导者需要采用高任务—高关系的推销型风格；到了R3阶段，参与型风格的领导最有效；而当下属的成熟度达到R4阶

段，领导者无须再做太多的事情，只需授权即可。

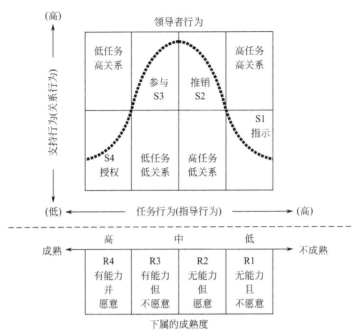

图4-3　领导情境理论

（二）依据环境和下属的权变因素选择绩效辅导风格

管理者在帮助员工实现其绩效目标的过程中，需要充分考虑下属自身的特点和环境的限制因素，然后提供有针对性的绩效辅导。罗伯特·豪斯（Robert House）提出的路径-目标理论为管理者提供了相关的理论指导。

该理论是豪斯提出的另一种经典的领导权变模型。豪斯认为，如果领导者能够弥补下属或工作环境方面的不足，则会提升下属的工作绩效和满意度。有效的领导者通过明确指出实现工作目标的途径来帮助下属，并为下属清除在实现目标过程中出现的重大障碍。有效的领导是以能够激励下属达到组织目标以及下属在工作中得到的满足程度来衡量的。如图4-4所示，豪斯提出了四种领导风格。

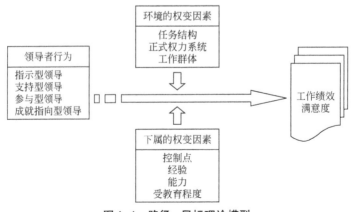

图4-4　路径-目标理论模型

（1）指示型领导。由领导者发布指示，下属不参加决策。

（2）支持型领导。领导者对下属很友善，而且更多地考虑下属的要求，关心下属。

（3）参与型领导。下属参与决策和管理，领导者主动征求并采纳下属意见。

（4）成就指向型领导。领导者为下属设置挑战性的目标，并相信下属能达到这些目标。

在实际工作中，管理的环境和对象复杂多样，要求管理者采取灵活多样的管理办法。管理者在绩效辅导中的主要任务是及时、系统地找出并清除绩效障碍，这是每一个高绩效管理者都应当具备的素质。随着时代的发展，医院管理人员所扮演的角色也在快速变化，传统的行政式管理正面临越来越大的挑战，管理人员基本上不再是法官，在更多的情况下，教练式的领导更适合解决问题，实现绩效目标。我国多数医院的高层和中层管理人员多数是从医生转变角色而来，没有受过系统的管理知识培训，所以，医院制定了系统的管理干部领导力开发和管理培训班，针对每名管理者的特点，开展有针对性的培训。

医院是一种知识密集型组织，以知识型员工为主体。医院的高层管理者逐渐认识到，应当采用一种合作、参与、授权的领导风格，从而更加适应管理的需要。以下一些在路径-目标理论中推导出的观点，也在医院管理实践中得以运用和验证。例如：

（1）当面对结构模糊的任务或压力较大时，指示型领导会带来更高的满意度。

（2）当任务结构化的时候，支持型领导会得到比较高的绩效和满意度。

（3）对能力强或经验丰富的下属而言，指示型领导被视为累赘。

（4）组织正式权力系统越完善、越官僚化，领导者越应采用支持型风格，而减少指示行为。

（5）当工作群体内部有激烈冲突时，指示型领导会产生较高的下属满意度。

（6）内控型下属更适合接受参与型领导。

（7）外控型下属则对指示型领导更满意。

路径-目标理论虽然受到中间变量过少的限制，但无论是理论本身还是由之推导出的观点，都得到了不同程度的验证，为领导者选择领导行为奠定了理论基础，这些管理的箴言也符合许多高效管理者的行为理念。

从路径-目标理论可以看出，管理者在选择绩效辅导风格的时候，需要根据下属的全部因素和环境的全面因素两方面的管理情境，在指示型领导、支持型领导、参与型领导以及成就指向型领导等辅导风格中做出具体的选择，从而确保通过有效的绩效辅导来弥补下属的不足，以更好地实现绩效目标。为了实现绩效目标，管理者需要及时、系统地找出并清除绩效障碍，同时，管理者角色也发生了改变，其基本角色也不再是法官，在更多的情况下是伙伴、教练或者导师。

随着知识经济时代的到来，知识型的职位或由知识型员工担任的职位所占的比重不断增加。下属受教育程度的不断提高、学习能力的不断增强、物质生活水平的提高和需求层次的不断提升，导致下属更多地追求成就感，需要自我控制，因此在这些知识型的职位或由知识型员工担任的职位上，管理者更应当采用一种合作、参与、授权的领导风格。

三、医院绩效辅导的实施

就具体工作而言，管理者并不见得比下属有更深入、更全面的了解，但是这并不妨碍其成为一名合格的辅导者。绩效辅导的实施过程中，关键是建立一种绩效辅导机制，确保管理者能全面监控绩效计划执行的情况，及时发现下属存在的问题和困难，并提供必要的帮助。

优秀管理者应该在以下三个方面发挥作用：第一，与下属建立一对一的密切联系，向他们提供反馈，帮助下属制定能拓展其目标的任务，并在他们遇到困难时提供支持。第二，营造一种鼓励下属承担风险、勇于创新的氛围，使他们能够从过去的经验中学习。这包括让下属反思他们的经历并从中获得经验，从别人身上学习，不断进行自我挑战，并寻找学习新知识的机会。第三，为下属搭建交流平台，使他们有机会与不同的人一起工作。把他们与能够帮助其发展的人联系在一起，为他们提供新的挑战性工作，以及接触某些人或情境的机遇，而这些人或情境是员工自己很难接触到的。

基于以上论述，我们对绩效辅导的具体流程就有了比较全面的认识。绩效辅导的具体流程如图4-5所示。管理者需要采取合适的监控方法，对下属绩效计划的执行情况进行监督，如果发现问题，就应该提供及时的绩效辅导与帮助，以协助下属解决存在的问题。管理者提供辅导与帮助有两种情况：一种情况是管理者只需要直接提供指导和协助就能解决问题；另一种情况是管理者不能提供直接的帮助，就需要为下属提供培训机会，以帮助其达到绩效目标。绩效辅导的过程也是绩效信息的收集过程，绩效辅导工作结束的时候，对绩效信息汇总就获得了完整的绩效信息。在绩效监控过程中，对顺利达成或超额完成绩效目标的下属，管理者则需要及时给予表扬与肯定，对其进行激励，并帮助其对内在潜力进行持续开发，为承担更艰巨的任务做好准备。另外，绩效辅导时机和辅导方式的选择对绩效辅导的效果有比较大的影响，管理者需要对其特别关注。

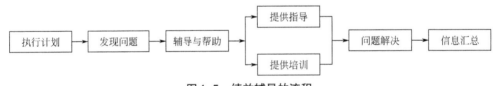

图4-5 绩效辅导的流程

（一）绩效辅导时机

为了对下属进行有效的指导，帮助下属发现问题、解决问题，更好地实现绩效目标，管理者必须掌握进行指导的时机，确保及时、有效地对下属进行指导。一般来说，在以下时间进行指导会获得较好的效果。

（1）正在学习新技能时。

（2）正在从事一项任务，而你认为如果他们采取其他方法能够更加有效地完成任务时。

（3）被安排参与一项大的或非同寻常的项目时。

（4）面临新的职业发展机会时。

（5）未能按照标准完成任务时。

（6）弄不清工作的重要性时。

（7）刚结束培训学习时。

对下属进行指导时，管理者需要获得关于下属绩效的信息。持续的监督有助于管理者获得反映下属绩效所必需的信息。绩效辅导不是一种被动行为或一项临时性活动，而是通过使用一种（或几种）特定的方法收集所需数据，如关键事件记录法等，使管理者获得关于下属足够的信息，确保管理者的指导有的放矢。

（二）绩效辅导方式

绩效辅导方式受管理者的指导风格的影响非常大，而管理者的指导风格是一个从教学型指导者到学习型指导者的连续性过程，如图4-6所示。其中一端是"教学型"指导者。这种类型的指导者喜欢直接告诉下属该如何去做。他们都具有某一方面的专长，并希望通过向下属传授这些专长使其能够完成一项具体的工作。他们凭借自身的经验向下属传授完成工作所必需的技能和知识。这种指导对于那些需要依据某种"恰当"方法反复操作的任务是合适的。这对于在一线工作的员工特别有帮助，这些员工在提供产品或服务时需要取得连续性的、可预见的结果。另一端则是"学习型"指导者。这种风格的指导者更加喜欢提问和倾听，而不是直接告诉下属如何做。这种指导者传授的是他们广博的专业知识，而不是实际的技术经验。他们相信每个人都有潜力，他们为下属提供各种迎接挑战、施展才能以及学习的机会。这种指导在一个问题存在多种解决方案，而不是只有唯一解决途径的时候非常有效。尤其对那些承担新责任、从事全新的或非常规项目的下属来说，这种指导非常有帮助。

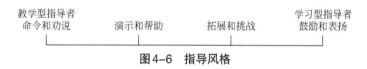

图4-6　指导风格

每个管理者都有一种天生的或者具有倾向性的指导风格，因此，管理者在进行绩效辅导实践的时候，需要将自己的指导风格与环境以及下属的情况进行匹配，具体问题具体分析，使自己对下属的指导更加有效。也就是说，虽然管理者的"自然"风格可能在这个连续区间内保持不变，但为了取得满意的指导效果，管理者必须采用权变观点，根据具体情况采用不同的风格来进行指导。

第四节　医院绩效信息的收集

德鲁克在《21世纪的管理挑战》中所说的"信息的挑战"，是指要想衡量绩效，管理者要有一整套诊断工具，包括基本信息、生产率信息、竞争优势信息以及与稀有资源有关的信息。赫伯特·西蒙认为"决策过程中至关重要的因素是信息联系，信息是合理决策的生命线。"全面、准确、及时、客观、公正的医院绩效信息是做出医院绩效管理相关决策的基础，医院绩效信息的质量在一定程度上影响着医院绩效管理的成败。医院管理者应该通过各种途径收集和记录医院绩效信息，为医院绩效监控提供信息支持，并为医院绩效评价做好信息准备。尤其是当今复杂背景下的医院，只有在充分掌握医院绩效信息的情况下，才能提高医院员工的工作效率，保证医院员工进行标准化操作，防止一些重大事故的发生。

一、医院绩效信息收集的意义和来源

在绩效监控阶段，管理者要不断地收集和记录数据，其目的在于记录员工在实现绩效目标过程中的关键事件，保证绩效评价时有明确的依据，避免出现传统的绩效评价中根据主观臆断或对绩效表现的回忆来评价员工绩效的现象，确保评价结果的公正及其信度。更重要的是，通过持续地收集信息，记录关键事件，有助于诊断员工的绩效，进而通过绩效监控、绩效评价和绩效反馈过程中的有效沟通达到改进绩效的目的。

医院的各级管理者在收集信息时应该把主要精力放在目标完成情况、证明绩效水平的具体证据、对解决问题有帮助的一些数据、关键事件的具体描述等方面上。

医院的绩效管理主管应该通过不同的信息渠道来获取所需信息。这些渠道包括：员工的主管、员工本人、下级、同事以及与被收集者有关的外部人员等。当然，在各种渠道中，观察一般是最可靠的。观察是一种收集信息的特定方式，通常是由管理者亲眼所见、亲耳所闻，而不是从别人那里得知。不过，由于管理者的时间和精力有限，不可能事事都观察或监控到，所以要配合其他渠道。医院绩效信息收集的来源一般有四种：关键事件、文档、工作表现记录以及第三方意见。关键事件是指一些比较极端或比较有代表性的行为或具体事件。当这类事件发生时，要及时记录事件具体发生的时间、当时的情况、员工具体的行为以及最后的结果等。但是，在做关键事件记录时，不能有任何的主观判断，而是应当客观描述当时事件的发生经过。做文档是指管理者跟踪和记录与单个员工有关的数据、观察结果、沟通结果和决策情况的过程。工作表现记录，或者称为工作表现备忘录，可以帮助管理人员更好地记录员工工作的关键事件，确定需要做什么、为谁做以及什么时候做，从而帮助员工创造好的绩效。绩效信息收集还有一种来源就是通过第三方，即让员工、患者等帮助收集信息。让员工收集信息同时也是使员工参与到绩效管理过程的一种方法，通过收集信息，员工不再将绩效管理看成监督和检查的工具，而是将其看成是发现和解决问题的工具。

绩效监控是决定绩效管理是否成功实施的重要阶段，也是绩效管理各个环节中耗时最长的阶段。通过有效地实施绩效监控，并收集必要的绩效信息，可以为下一阶段的绩效评价做好准备。

二、医院日常运转检查和绩效信息收集

医院日常运营监控和绩效信息收集的一种方式是通过日常工作中的各种检查。其中，质量监控是我国现阶段公立医院监管的主要手段。我国医院质量管理尚处于幼年时期，其主要手段是依靠政府发起的各种质量管理活动和医院内部相关职能部门的质控检查。

在医院管理实践中，医院往往忙于应付医院内外部的各种检查，如何真正做好以我为主，将各种外部检查与促进医院自身战略落实和高效运营结合起来，如何提高医院自身和各级人员在质量管理中的自主性，朝着质量管理的更高阶段发展，是现阶段医院质量管理面临的挑战。为了方便读者了解医院日常运作检查和信息收集的实际情况，本书以北京某公立医院为例，介绍该医院在这方面的尝试，探究该医院怎样创造性地提出了在医院建立自查与监督检查相结合、院内检查与院外检查相协调、以个人和岗位为基础、以科室为主体的全员质量监管体系。

（一）方案设计

该医院实施全员质量评价前，医院的质量控制主要是通过医院部分专家进行日常质量抽查以及依靠医院外部的各种专业检查来推动，广大一线医护人员消极回避或被动等待质量的监管。医院决定，必须通过一段时期的质量管理体系建设，才能为引入更高阶段的质量管理方法如全面质量管理打下基础。

基于以上评估，同时根据"个人质量"的概念："质量如果不能内化在个人层次上，就不可能根植于组织文化之中。因此，质量必须开始于个人层次。"医院决定将全院质量评价定位为推行全员质量评价，构建"以个人（岗位）为基础，以科室为主体的质量评价体系"。具体的质量策略包括：①实施步骤确立为在"临床、医技科室先行评价，行政、后勤部门稳步跟进"；②鉴于医院和医疗质量评价的复杂性，在评价内容上确立了"先简后繁、先易后难"的方针，第一年主要抓基础质量评价，目的在于构建医院质量评价体系框架；③在具体的评价方式上，明确了"科室自查和医院监督检查相结合的评价体系，医院组织监督检查的目的是促进和帮助科室做好自我管理"的管理理念，最终目的是实现质量管理全员参与，自主管理；④依据评价体系设计的五个关键决策，即评价什么、评价主体、评价方法、评价周期和结果应用五个方面来设计医院的全员质量评价方案。

评价方案的主要内容包括：

（1）根据各科室不同情况，分别确立医、护、技、其他等各类岗位和高、中、低职称等不同级别，根据其在医疗服务过程中的不同质量职责，分别制定相应的评价指标模板。

（2）实行层级评价。评价主体包括医院评价小组和科室评价小组。医院评价小组主要负责对科主任、护士长岗位质量的评价；科室评价小组主要负责对科室其他人员岗位质量的评价，各科室也可以根据自身特点进一步实行分级评价，如增加专业组长层级。职能部门负责日常质量监督检查，并将检查结果反馈科室评价小组。

（3）各岗位评价实行量化评分，制订明确的各级各类岗位质量评价评分表，各评价主体依照评价评分表进行评分。根据各评价指标的性质不同，分月评价、季评价、半年评价、年评价指标四类，月评价实行百分制，在月度百分制评价基础上，季度、半年度、年度指标评价得分实行累计。

（4）评价结果作为岗位质量持续改进的重要依据，医院依据评价评分结果发放科室质量奖，同时将考评结果作为岗位聘免、个人年度评价、个人晋级晋职等的重要依据。

（二）实施环节

（1）自查为基础，提高全员质量自主意识是关键。全员质量评价的基础是科室自查，格外强调调动个人的积极因素和自主质量意识。在实施中要求科室每月对照评价评分表开展"主动发现质量问题，主动改正质量缺陷"的日常质量自查，并将自查结果每月报医院质量监督管理办公室备查。

（2）建立质量监督队伍，创新监督方法，确保监督科学、有效。为保障质量自查有效落实，医院组建了以首席专家和大科主任为主的兼职质量监督专家队伍以及以质量监督管理办公室为主体的专职监督队伍。每月对全院所有科室进行一遍巡查，并针对出现质量问题较多的重点岗位、重点科室和重点环节进行重点监督检查，突出重点，明确主题。不断创新监督方法，积极探索科室间相互评价、科室内相互监督、评价结果公示、随机抽查、服务对象满意度调查和参与式监督等全方位多角度的监督方式，确保质量监督的科学性和有效性。

（3）建立科室质量管理员队伍，加强质量培训，培育全员质量意识，营造质量氛围。方案虽然规定科室主任是科室质量管理体系建设的责任人，但由于其业务和事务性工作多，医院要求各科室确定相对固定的质量管理员，协助科室主任开展工作。科室质管员也成为职能部门与科室沟通的桥梁。科室自查结果通过质管员上报，医院监督结果通过质管员传达。质量监督管理办公室经常开展面向质管员的质量培训，培训相关质量管理理论、方法和质量自查操作要求，并通过他们向科室全体成员传达，旨在提高科室全体成员的质量意识，不断改进科室内部质量自查效果。同时，利用会议、质量通讯和医院网络做好宣传发动工作，营造浓厚的质量氛围，努力做到人人知晓。

（4）加强质量整改力度，职能处室紧密配合，协调一致，形成合力。对于自查和督查中发现的属于科室或个人的质量缺陷和问题，通过及时反馈，要求科室及时整改。而对于有些属于医院整体性质的质量缺陷，如相关管理制度的不完善或缺失，则需要相关职能部门紧密配合，修订和完善相关制度。在质量监督管理办公室的总体协调下，医务处、护理部、医患关系办公室等职能部门紧密配合，在主管院领导主持下，每月召开质量例会，对存在的共性质量问题进行分析，明确任务，限期改进，为职能部门进行质量沟通、交流和探讨搭建了良好的平台。

（5）加强结果应用，实施有效奖惩。为提高科室开展质量评价的积极性，医院拨出专门资金，设立质量奖，用于质量奖惩。对质量督查中首次出现的质量缺陷，严格按照各岗位质量评价表进行评分，将处罚落实到当事人、相关管理责任人（科主任、护士长）和指导责任人（上级医务人员），出现重复质量缺陷，则加倍扣罚。在质量评价过程中，属于科室共性质量缺陷或出现重大质量缺陷，科室全体都将承担处罚责任或停发全科质量奖。对出现重大质量缺陷或两种以上共性质量缺陷的科室，实施"黄红牌警示制度"，向该科室下达《质量整改通知单》，要求科室认真查找缺陷原因，限时进行整改，仍无明显改进时，将实施"红牌"警告，并进行相关处罚。

（三）实施效果

（1）质量管理体系框架初步形成。通过一年的全员质量评价实践，该医院质量管理体系的框架初步建成，为今后管理的逐步深化和质量水平的持续提高打下了坚实的基础。在此基础上，不论是评价内容的调整和深化，还是监督方式的改进和深入，都能充分地依靠已经建成的质量管理平台，在已有的组织框架和操作模式上不断完善，真正做到质量的持续改进。

（2）全员质量意识普遍提高。经过一年多的实施，岗位质量评价方案对改善医院质量尤其是对提高全员质量自觉意识成效明显。质量监督管理办公室在全院临床、医技科室进行了方案试行三个月后，进行征求意见问卷调查，结果显示：84.62%的科室认为质量自查对改进质量起到了促进作用，发挥了科室和个人的自主性，90.33%的科室对科室质量自查与医院质量督查相结合的评价方式表示认同。而方案实施前的基线调查数据是：仅57.63%的被调查人员认为医院质量管理应当以"科室自查"为主，仅69.49%的人认为科室质量管理小组对于做好质量管理"重要"和"很重要"。

通过一年的努力，全员质量意识普遍提高，质量监督从原来的对立甚至对抗，发展为一线医务人员基本理解和配合，科室主任认同全员质量评价是做好科室管理的有力抓手，有的科室还出现了欢迎监督队伍到科室帮助科室改进工作的良好局面。

（3）重点监控指标持续改进。临床、医技科室全年重点监控的基础质量评价指标改进明显，质量缺陷发生数逐月下降（图4-7）。质量改进是一个持续的过程，在以上重点监控指标得到改善后，医院逐步将监督重点转向一些内涵质量监控，如病程记录中主诉、病例特点、病史描述、鉴别诊断的书写规范等，重点评价临床思维。通过一年的努力，有力地确保了医疗质量和安全，患者投诉比例明显下降。

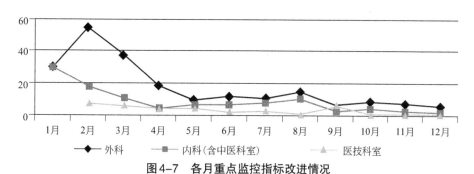

图4-7　各月重点监控指标改进情况

注：外科重点监控指标为围手术期管理（含术前讨论、手术/输血知情同意书签字、手术记录和手术相关病程记录等）；内科重点监控指标为危重患者管理、三级查房、交接班制度和病历书写等；医技科室重点监控诊断报告、检查报告的规范性，实行个性化监控。

通过该医院的实践，可以认为质量监管与医院战略的落实紧密相关，是日常运营监管的主要手段，是医院绩效信息收集的重要渠道。医院的外部环境和内部条件都是在不断发展变化的，因此，评价方案还应当随着卫生政策和行业标准的变化相应地进行调整。建立全员质量评价目的在于培育质量文化，形成医院实现质量持续改进的长久动力。乔伊（John）指出：一个组织引入全面质量管理需要具备一定的条件，包括所有的员工受到相关培训并具有使用质量方法的经验，具有质量体系建设的基础，而当条件不具备时过早引入，往往会导致组织质量策略的失败。实践证明，实施全员质量评价是我国医院质量管理走向更高管理阶段的有效过渡，为科主任加强科室管理提供了有效的管理工具和抓手，也是提高医院科室管理水平的助推器，全员质量评价最终目标是实现质量"全员参与、自主改进"，这与中共中央、国务院《关于深化医药卫生体制改革的意见》提出公立医院改革要坚持公益性，调动员工积极性的原则保持完全一致，是探索调动医务人员自主加强质量管理的有益尝试。

【关键词】

医院绩效监控

医院绩效沟通

医院绩效辅导

医院绩效信息的收集

【复习思考题】

1.谈谈你对医院绩效监控主要内容的认识。

2.医院绩效沟通的技巧有哪些?

3.谈谈你对医院管理者领导风格选择和绩效辅导的理解。

4.医院日常运转与绩效信息收集的关系。

第五章 医院绩效评价

医院绩效评价是医院绩效管理的核心环节，涉及"评价什么？"、"谁来评价？"、"如何评价？"和"多长时间评价一次？"等重要问题，在实践中受到医院管理者和医院员工的广泛关注。评价的科学性与准确性是成功实施战略性绩效管理的关键。因此，本章将对医院绩效评价过程中的评价内容、评价主体、评价周期、评价方法以及评价中常见的问题等内容作相关的介绍。

第一节　医院绩效评价概述

一、医院绩效评价概念和意义

（一）医院绩效评价的概念

在介绍绩效概念的时候我们已经谈到，绩效是有层次的。相应地，绩效评价也具有层次结构。绩效评价一般包含三个层次：一是对组织绩效的评价，二是对部门绩效的评价，三是对个人绩效的评价。管理者进行绩效管理的目的是通过个人绩效、部门绩效和组织绩效的提升从而实现组织的战略目标。因此，本章提到的"绩效评价"是对组织绩效、部门绩效和个人绩效进行评价的广义概念。

因此，在本书中，笔者将医院绩效评价的概念界定为根据医院绩效目标协议书所约定的评价周期和评价标准，由医院绩效管理主管部门选定的评价主体，采用有效的评价方法，对医院的组织、科室及个人的绩效目标完成情况进行评价的过程。不论评价医院的组织绩效、科室绩效还是个人绩效，都要以医院绩效计划阶段设定的相关目标、指标、目标值等内容为依据。近年来，医院的收入分配制度改革逐步推行岗位绩效工资制度，绩效工资和津贴主要体现工作人员的实绩和贡献。因此，医院绩效评价更显重要，如何从岗位、质量、风险、效率、效益以及发展后劲等方面来综合评价科室以及医院员工个人的工作绩效，是医院管理者必须认真面对的课题。

（二）医院绩效评价的意义

实施有效的医院绩效评价是组织管理过程中必不可少的工作，有着非常重要的意义，具体体现在以下三个方面。

（1）医院绩效评价能够助推医院战略的实现。医院绩效评价的内容具有行为导向作用，能够使医院员工的行为聚焦于医院战略。组织想要实现既定战略，必须要界定清楚与战略相关的目标是什么、通过员工什么样的行为和结果能够达成战略目标，然后将这些内容转化为绩效评价的内容传递给组织内所有成员。换句话说，评价内容直接由医院战略决定，医院绩效评价时使用哪些指标、如何定义这些指标，都是在向医院员工传达医院重视什么方面的表现、要求本院员工具备哪些能力和什么样的工作态度等信息。医院绩效评价这种引导和传递的作用能够让员工的工作行为和结果指向最终的战略，从而有利于医院战略的实现。

（2）医院绩效评价能够促进医院绩效水平的提升。医院管理者通过对医院的组织绩效、科室绩效和个人绩效的评价，能够及时发现存在的绩效问题。在此基础上，通过及时的沟通和反馈，分析这三个层面存在的导致绩效不佳的原因，制定并切实执行绩效改进计划，从而提高各层面的绩效水平。

（3）医院绩效评价结果能够为医院各项管理决策提供依据。医院人力、财力、设备和耗材等资源管理决策，需要通过医院绩效评价来分析其投入产出效果。医院员工的晋升、薪酬福利分配、员工培训、财务预算、成本节约、医院床位的使用、医疗设备的利用状况、医疗消耗物的耗费，以及医疗服务流程的优化和服务质量的提高，构成了医院开展医疗卫生业务的投入项目和效果。要合理有效地使用国家紧缺的医疗卫生资源，就必须通过一系列评价制度和措施，为医院的决策提供科学的依据。

二、医院绩效评价的内容

通常我们将医院绩效评价的内容划分为工作业绩评价和工作态度评价两类，这两类评价内容相互联系、相互影响，共同构成了促进医院绩效管理目标得以实现的医院绩效评价系统。由于评价内容的不同，这两类评价各自具有不同的特征。

（一）业绩评价

所谓业绩，就是医院各类员工工作行为的直接结果。业绩评价就是对员工工作行为的直接结果进行评价的过程。业绩评价的过程不仅要评价各类员工的工作完成情况，更重要的是，通过这些评价指导医院中的员工有计划地改进工作、提升绩效，最终达到医院发展的要求。

不论对于医院的管理者还是员工个人来说，业绩评价都是非常必要的。首先，管理者都希望下属员工能够通过行为促进医院完成既定的目标。对下属业绩的评价能够直接反映实现医院经营业绩的结果，同时管理者也可以对这一过程进行控制。而对于员工来说，他们也希望自己的工作业绩能够得到承认，并通过与业绩结果相挂钩的其他因素，如升职、加薪等来满足自己的需要，因而需要通过业绩评价的结果客观反映自己的贡献。

需要注意的是，业绩评价是相对于一个人所担当的工作而言的。也就是说，是对员工担当工作的结果或履行职务的结果进行评价。员工对医院的贡献程度并不单纯取决于业绩评价的结果，同时还要取决于工作本身对于医院的贡献程度。通常，我们运用工作评价技术确定工作本身对医院的贡献程度。我们必须对这两者进行严格的区分，以避免在评价中将对工作本身的评价与对工作者工作情况的评价相混淆，从而影响评价的准确性。

我们可以从数量、质量和效率三个方面出发，通过设置一些指标来对医院中的员工的工作业绩进行评价。但是，从这些方面评价业绩并不能完全涵盖员工绩效的全部，常见的绩效评价还应包括下面将要谈到工作态度评价。这类评价更加主动地对员工行为的过程进行引导，而不仅仅局限于对结果的控制。至于员工的个人能力是否满足医院的要求，则主要通过人才测评技术来评价，也就是说能力评价不应划归绩效评价的范畴。因此，只有将业绩评价和态度评价结合起来综合评价，才能够达到绩效管理的目的。

（二）态度评价

按照惯常的思维，能力强的员工都会取得更好的工作绩效。但是，现实情况往往并非如此。能力强的人可能由于种种原因并不能取得与其能力相对应的成绩，而能力较差的员工也可能由于工作态度较好而取得较高的业绩。不同的工作态度将产生不同的工作结果。这足以显示工作态度对工作绩效的重要影响。因此，我们主张在医院实施绩效评价的过程中，还要对员工的工作态度进行评价，以鼓励员工充分发挥现有的工作能力，并且通过对日常工作态度的评价，引导员工发挥工作热情和主观能动性，最大限度地创造优异的工作业绩，提高自己的绩效。

工作态度是工作能力向工作业绩转换过程中重要的调节变量，但好的工作态度并不能确保发挥员工全部的工作能力。要使医院员工完全发挥出自身的工作能力，还需要其他方面的人为因素及一些外部变量的影响，例如工作设计的合理性、工作场地的情况、医院的外部环境等。图5-1展示了工作态度与工作业绩、工作能力三者之间的关系。

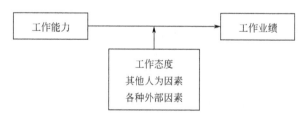

图5-1　工作态度与工作业绩、工作能力关系图

通过对工作态度的评价引导员工改善工作态度，是促进员工达成绩效目标的重要手段。态度评价不论员工的职位高低，也不管其能力大小，只是评价其工作是否努力、认真，是否有干劲、有热情，是否遵守各种规章制度等。因此，一般情况下，对工作态度的评价往往采用过程评价的方式进行。

三、医院绩效评价的过程模型

评价是对人或事物的价值做出判断的一种观念性的活动。医院绩效评价是医院人力资源管理中技术性最强的环节之一，也是医院人力资源管理者最关心的内容。医院绩效评价通常也被称为医院绩效评价、医院绩效考评。任何评价活动都包括以下四个环节。

（1）确立评价目的，选择评价对象。

（2）建立评价的参照系统，确定评价主体、评价指标、评价标准和评价方法。

（3）收集相关信息。

（4）形成价值判断。

在进行医院绩效评价时，通常要经过五个过程，具体模型如图5-2所示。通过图5-2的模型可以看出，医院绩效评价过程就是一个收集信息、整合信息、做出判断的过程。

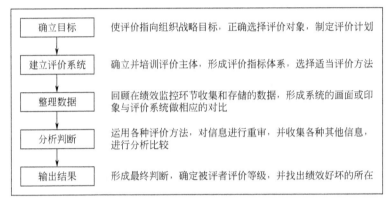

图5-2　医院绩效评价过程模型

第二节　医院绩效评价主体与误区

医院评价主体能否对评价对象做出准确评判？医院评价主体是否对评价内容有足够的发言权？医院评价主体是否真正掌握了评价的方法和要点？这些问题都是在医院绩效评价工作中与医院评价主体有关的问题。医院评价主体的选择是决定医院绩效评价系统科学性和有效性的一个关键因素。此外，医院绩效评价主体确定之后，针对评价可能会出现许多主体误区，而这些误区该如何避免？这也是本节需要回答的内容。

一、医院绩效评价主体的构成

传统的管理思维强调员工完成上级布置的工作的重要性，在这种情况下，员工工作的目的在很大程度上是为了获得上级的认同，而上级自然而然地成为绩效评价中最重要的评价主体，向员工提供绩效反馈信息并评价员工的工作情况。但是，随着管理理论研究的逐渐深入和管理实践的进一步发展，学者和实践家发现上级并不是唯一重要的评价者，也不应该是对员工进行评价的唯一评价主体。仅依靠单独一个评价主体产生的评价结果难免有失偏颇，可能不具有普遍的说服力。更重要的是，对管理者而言，他的下属也是非常重要的绩效反馈信息来源，他们能够对管理者在其实现管理职能中的绩效表现提出宝贵的意见。而员工本人也对自己的绩效表现也会有一定的评价和看法。此外，一个员工的行为也可能对其他员工造成影响。在进行绩效管理和评价时，应当考虑这种相互作用和依存关系，以避免员工只关心完成自己的工作，而影响别人的工作或不与他人合作的情况发生。所以，员工也需要获得来自平级同事的绩效反馈和信息，以便使他们成为更好的团队成员。以上的几种绩效反馈信息的来源都是组织内部的。除此之外，在组织外部还有一些群体能够提供有价值的绩效信息。首先是组织的客户，他们是使用组织的产品和服务的人。组织的成败不是以上级对员工的工作绩效是否满意为基础的，一个组织只有获得客户的认同，才有可能成功。因此，客户的意见作为评价员工的一个方面，是不可或缺的。另外还有供应商，它们向组织提供原材料。至少对与供应商打交道的员工来说，供应商也能够提供有价值的绩效反馈信息。因此，将上述理论结合医院的实际，在医院中绩效反馈信息的来源应该包括：

① 来自上级监督者的自上而下的反馈；

② 来自同级同事的反馈；

③ 来自员工本人的反馈；

④ 来自下属的自下而上的反馈；

⑤ 来自医院外部的包括患者和供应商等在内的反馈。

根据绩效评价主体选择的一般原则和获得绩效信息的渠道，图5-3向我们展示了一般情况下医院的绩效评价系统中经常出现的评价主体。可能的医院绩效评价主体是多种多样的，选择不同的评价主体不仅是绩效评价的要求，更是实现绩效管理目的之必需。从这一点上看，绩效评价主体的选择不仅是为了更好地落实绩效评价的工作，也是为了更好地对医院员工的绩效进行管理。

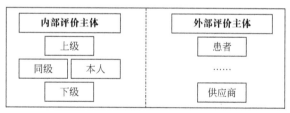

图5-3　医院不同的评价主体

二、不同医院评价主体的比较

（一）上级评价

直接上级在医院绩效管理的过程自始至终都起着十分关键的作用。在大多数医院中，上级评价是最常见的评价方式。这是由于医院员工的直接上级通常是最熟悉下属工作情况的人，包括工作的内容、评价标准、工作态度、工作结果等。同时，对于直接上级而言，绩效评价作为绩效管理的一个重要环节，为他们提供了一种监督和引导员工行为的手段，从而帮助管理者促进本部门工作的顺利开展。此外，绩效管理的开发目的与医院员工的上级对其进行培训与技能开发的工作是一致的，员工的上级能够帮助人力资源管理部门更好地将绩效管理和培训与开发结合在一起，从而充分发挥这两个人力资源管理模块的作用。总之，直接上级在观察和评价其下属人员的工作绩效方面占据着最有利的位置，同时也承担了更多的管理责任。但过于依赖上级评价也会出现一些问题。过于单一的评价主体来源很容易产生误差，加之有些工作行为直接上级无法观察到，因此并不能保证其对员工的绩效做出准确评价。

（二）同级评价

同级评价是由被评价者的相同级别的同事对其进行评价，这里的同级不仅包括评价对象所在团队或部门内部的成员，还包括其他跨团队或跨部门的成员。同级评价者一般与评价对象处于医院命令链的同一层次，并且与评价对象经常有工作联系。研究表明，同级评价的有效性和预测性较高。另外，同级经常以一种与上级不同的眼光来看待他人的工作绩效，比如，他们会更加注重相互之间在工作中的合作情况。而且，上级与员工接触的时间毕竟有限，员工总是倾向于在上级面前展示他最优秀的方面，而他的同事却总能看到他真实的表现，这是同级评价最有意义的地方。因此，使用同级作为评价主体来补充上级评价，有助于形成关于个人绩效的一致性意见，帮助人们消除偏见，促进评价对象更好地接受绩效评价的结果，乃至整个绩效评价系统和绩效管理系统。

但是，仍有一些学者和管理实践者对同级评价持谨慎甚至反对的态度。布雷夫（Bureff）认为，同级评价有效的环境并没有经过系统的研究，他特别对同级评价结果用于奖励（如晋升）提出了疑问。另外，当绩效评价的结果与薪酬和晋升等激励机制相挂钩时，同级之间就会产生某种利益上的冲突，从而影响评价结果，进一步会破坏业已形成的良好的工作氛围。最后，同级之间的个人关系也可能影响绩效评价的可信程度，人们经常担心给别人评分过低会影响他们之间的友谊而受到报复；同时，一些人对与其私交较差的同事进行绩效评价时，往往会不考虑其绩效而给予较低的评价；同级评价中可能会存在相互标榜的问题，即所有同事都串通起来，相互将对方的工作绩效评价为较高的等级。

（三）本人评价

本人评价即自我评价。有些医院在进行工作绩效评价时，也会采用员工自我评价法，但不会单独使用，而是与上级评价结合起来使用。自我评价的理论基础是班杜拉（Bandura）的社会认知理论，这一理论包括自我目标设定、自我监控、自我实施奖励以及惩罚。该理论认为，许多人都了解自己在工作中哪些做得好、哪些是需要改进的，如果给他们机会，他们就会客观地对自己的工作业绩进行评价，并采取必要的措施进行改进。另外，提倡自我评价的员工会在自我工作技能开发等方面变得更加积极和主动，重视员工参与和发展的管理者认同并欢迎自我评价。

但是，上述社会认知理论中对自我评价假设中的员工都是理性、客观的。然而，无论是实践还是研究都表明，员工对他们自己的工作绩效做出的评价一般总是比他们的直接上级、同事或下属对他们所做出的绩效等级要高。因此，要使用自我评价时，不能将其作为绩效评价的唯一手段，也不能作为主要手段，而是作为辅助手段来使用。

由直接上级和员工本人同时进行工作绩效评价的做法有可能会导致矛盾的出现，这种情况应该得到管理者的重视。即使医院没有正式要求员工针对绩效进行书面上的自我评价，在工作绩效评价面谈的过程中，员工本人也同样对自己的工作有自己的评价，而且员工的自我评价往往比上级主管所给予他们的评价等级要高。自我评价与上级评价之间的矛盾是所有管理者必须面对和解决的问题。如果能够充分辨析产生评价结果差异的原因，管理者就能够更好地理解评价对象的行为并实行更有针对性的行为引导。例如，可以通过本人评价找出下级与上级之间意见不一致的地方，鼓励员工坦诚他们的优缺点，帮助上级进行更有建设性的绩效面谈，并促使员工更好地理解上级给予的绩效建议。

（四）下级评价

下级评价向评价对象提供了一个了解下属员工对其管理风格看法的机会，实际上这种自下而上的绩效反馈更多地是为了强调评价对象提高管理技能而设定的。但通常情况下在进行下属评价时会遇到很多障碍，从评价对象的角度来说，他们担心自己一些不受欢迎但是必要的行为（如批评下属员工）会导致下属在对他们进行评价时实施报复，可能会采取放任纵容的措施，造成不良的后果；从下属员工的角度来说，由于他们不承担管理工作而不了解评价对象从事管理工作的必要性，因此很难对其工作进行评价，其评价的结果的有效性也值得商榷。基于上述原因，现实中真正采用这种评价方式的医院并不多见。

如果医院想把下级评价导入绩效评价系统，充分发挥下级评价的积极作用，要注意从参与管理、评价者匿名和评价内容这三个方面入手。

（1）让医院员工参与评价其上级的工作实际上是让其对管理提出自己看法的过程，由于管理者没办法做到事无巨细、事必躬亲，因此下属员工在某些方面观察某些行为指标的能力往往比管理者强，因此通过下级评价不仅是对管理者的评价，更重要的是可以听到员工的声音，让他们参与到医院的日常管理上来，既提高了下属工作的积极性，又在整体上提高了医院的管理水平和绩效水平。

（2）匿名评价是下级评价时要特别注意的。下属在对其上级进行评价时，必然会想到这种评价对他们的不利因素，他们担心对主管的低绩效进行诚实的评价会受到主管的谴责和报复。在这种情绪下，仅仅匿名仍然不够，还应该考虑到评价人数。比如小团体不适合采用下属评价的方法；只有人数超过一定数量时，人们才会认为讲真话是安全的。

（3）前面讲过下属从未做过主管们所做的工作，他们只能根据主观判断管理者行为的对错。他们在很大程度上并不了解管理者的具体工作，当然也就不了解管理者是否应该做某件事，更谈不上评价他们做得好与坏。因此，在采用下级评价时，要对评价的内容进行严格规范，选取那些他们能够观察得到的以及有发言权的内容，并对下属评价的结果进行合理的分析和应用。

总之，下属评价在很大程度上是一种管理突破，在一定程度上有利于提高管理质量和培育良好的工作气氛，因此越来越多的医院让评价对象的下级参与到绩效评价中来。下级评价在一定程度上能够反映管理人员在管理工作上的表现。另外，在各类医院诊断中，来自普通员工的判断能够在更大的范围内体现医院整体的绩效状况。因此，对医院员工进行广泛的问卷调查成为了解医院管理状况的重要手段。即使员工并没有作为日常绩效评价工作的评价主体，医院管理者在日常管理工作中也不应该忽视来自员工的意见和建议。进行不定期的问卷调查已经成为许多医院的日常工作。

（五）患者和供应商评价

上述的上级评价、自我评价、同级评价和下级评价都是基于医院内部选择的评价主体。而在某些医院中，一些了解医院员工工作情况的医院外部人员也成为绩效评价的主体之一。最常见的做法就是将患者和供应商纳入评价体系之中。这种做法是为了了解那些只有特定外部成员才能够感知的绩效情况，或通过引入特殊的评价主体引导评价对象的行为。在医院这一特殊行业中，以患者作为评价主体对那些直接面对患者的员工进行绩效评价，可以更多地了解他们在实际工作中的表现。更重要的是，由于患者的满意度成为医院成功的关键影响因素，这类医院通过将患者作为评价主体来引导员工行为，促进员工更好地为患者提供服务。

绩效具有多维性的特点，不同主体必然由于视角不同而对同一工作绩效的印象不同。通过上面的分析可知，各种评价主体并不是相互孤立、相互排斥的，而是相互联系、相互补充的。同时使用多种评价主体是可能的，要保证绩效评价的客观性和公正性，应当选择基于多元视角、多元评价主体的绩效评价方法。使用多种主体进行绩效评价必然具有单一主体进行绩效评价所无法具有的许多优点，但是一个包含各种身份评价者的评价系统的时间成本、费用成本也需要医院根据自身实际予以考量。

三、医院绩效评价主体误区与避免方法

（一）医院绩效评价主体误区

在系统介绍了医院绩效评价主体之后，我们需要对在医院评价主体评价员工绩效时容易陷入的误区进行了解，以防止这些误区对绩效评价产生不利影响。常见的评价者误区一般有以下九种。

1. 晕轮效应

当我们以医院员工的某一种特征概括出对个体的一个总体印象时，晕轮效应（Halo Effect）就发生了。在绩效评价中，晕轮效应具体就是指由于个别特性评价而影响整体印象的倾向。简单来说，就是"以点盖面"。例如，医院某位管理者对下属员工的某一绩效要素（如沟通能力）的评价较高，导致其对此员工的其他绩效要素的评价也较高，从而对其总体绩效评价给出较高评价，我们就说该管理者在绩效评价中落入了晕轮效应的误区。同时，医院员工一般会对那些对下属和颜悦色、比较客气的上级有好感。这样的上级工作能力也许不强，但员工往往倾向于对该上级的其他方面给予较高的评价。由此可见，晕轮效应会在很大程度上影响绩效评价的客观性和准确性。

2. 逻辑误差

逻辑误差（Logic Error）指的是评价者在对某些有逻辑关系的评价要素进行评价时，

使用简单的推理而造成的误差。在绩效评价中产生逻辑误差的原因是由于两个评价要素之间存在一定的相关性，从而导致评价者产生逻辑推理错误。例如，很多人认为"社交能力与谈判能力之间有很密切的逻辑关系"，于是，他们在进行绩效评价时，往往会依据"既然社交能力强，谈判能力当然也强"而对某员工做出这样的评价。

3. 宽大化倾向

宽大化倾向（Leniency Tendency）是医院绩效管理实践中较为常见的误区之一。受这种行为倾向的影响，评价者对评价对象所作的评价往往高于其实际成绩。评价者对评价对象的宽大化评价主要基于以下几点：

① 评价者为了保护下属，避免留下不良绩效的书面记录，不愿意严格地评价部下；

② 评价者希望本科室员工的成绩优于其他部门员工的成绩；

③ 评价者对评价工作缺乏自信心，尽量避免引起评价争议；

④ 评价要素的评价标准不明确；

⑤ 评价者想要通过给予较高的评价结果来激励下属员工。

在宽大化倾向的影响下，绩效评价的结果会产生极大的偏差。具体而言，对绩效出色的员工来说，努力工作换来的高绩效和那些工作不努力的低绩效者获得同样的评价。因此，会对评价的结果产生强烈的不满，从而影响工作积极性；而对于绩效很差的员工来说，对绩效结果的高评价会使其无法了解自己的真实绩效水平，只能继续维持现状，导致绩效得不到提高，绩效管理的目的无法得到实现。

4. 严格化倾向

严格化倾向（Strictness Tendency）是与宽大化倾向相对应的一种评价误区，是指评价者对医院员工工作业绩的评价过分严格的倾向。现实中，有些医院的管理者在评价其下属员工时，喜欢采用比医院制定的标准更加苛刻的标准。

严格化倾向产生的原因有：

① 评价者对各种评价因素缺乏足够的了解；

② 惩罚顽固的或难以对付的员工；

③ 促使有问题的员工主动辞职；

④ 为有计划的裁员提供证据；

⑤ 缩减凭业绩提薪的下属的数量，以此降低薪资成本；

⑥ 鼓励下属员工为进一步提高绩效做出努力。

如果科室主任对整个科室评价过分严格，则该科室的员工在加薪和提升方面都将受到影响；如果对某一员工评价过分严格，则有可能受到歧视员工的指控。因此，人力资源管理者必须采取措施，使评价者明白如何避免这种情况的发生。

5. 中心化倾向

在确定评价等级时，许多管理人员都很容易有一种中心化倾向（Central Tendency）。这种倾向是指评价者对一组评价对象做出的评价结果相差不多，或者都集中在评价尺度的中心附近，导致评价成绩拉不开差距。例如，在图示量表法中，设计者规定了从第一级到第五级的五个评价等级。管理者很可能会避开较高的等级（第五级）和较低的等级（第一级），而将他们的大多数下属的评价都集中在中间等级上。

中心化倾向产生的原因有：

① 人们往往不愿意做出"极好"、"极差"之类的极端评价，尤其在中国的传统文化影响的背景下；

② 对评价对象不甚了解，难以做出准确的评价；

③ 评价者对评价工作缺乏自信心；

④ 评价要素的说明不完整，评价方法不明确；

⑤ 有些医院要求评价者对过高或过低的评价写出书面鉴定，评价者为减少麻烦、避免引起争议。

6. 首因效应

首因效应（Primacy Effect），亦称第一印象误差，是指医院员工在绩效评价初期的绩效表现对评价者评价其以后的绩效表现会产生延续性影响。例如，某医生在刚刚进入一科室之初工作热情很高，一下子达到了很好的业绩，给科室主任留下了深刻的印象。而实际上他在整个绩效评价期间的工作绩效并不是很好，但科室主任还是根据最初的印象给了他较高的评价。首因效应会给评价工作带来消极的影响，使评价结果不能正确地反映评价对象的真实情况。

7. 近因效应

与首因效应相对应的是近因效应（Recency Effect）。近因效应指的是评价者只凭员工的近期（绩效评价期间的最后阶段）行为表现，即员工在绩效评价期间的最后阶段绩效表现的好坏，进行评价，导致评价者对其在整个评价期间的业绩表现得出相同的结论。例如，有的医院一年进行一次绩效评价。当评定某一个具体的评价要素时，评价者不可能回想起在整个评价阶段中发生的与该评价要素相关的工作行为。这种记忆衰退就会造成近因效应。另外，由于员工往往会在评价之前的几天或几周里表现积极，工作效率明显提高，因而评价者对近期行为的记忆往往要比对过去行为的记忆更加清晰。这种情况会使绩效评价得出不恰当的结论。

8. 评价者个人偏见

组织行为学理论指出，当以某人所在的团体知觉为基础对某人进行判断时，就称这种行为受到了刻板印象（Stereo Typing）的影响。在这里，我们将之称为"评价者个人偏见"。

评价者个人偏见是指评价者在进行各种评价时，可能在医院员工的个人特征，如性别、年龄、民族、性格、爱好等方面存在偏见，或者偏爱与自己的行为或人格相近的人，造成人为的不公平。

评价者个人偏见可能表现在：

① 对与自己关系不错、性格相投的人会给予较高的评价；

② 对女性、老年人等持有偏见，给予较低的评价等。

9. 溢出效应

溢出效应（Spillover Effect）是指因评价对象在评价期之外的绩效失误而降低其评价等级。绩效评价应该严格按照规定周期对工作行为进行评价，不在绩效评价周期内的员工的行为与态度都不应作为绩效评价的内容。对那些由于在评价期之外表现不良而导致绩效等级不高的员工来说，在评价中出现溢出效应是很不公平的，将挫伤员工继续提高工作绩效的积极性。因此，为了避免这种评价误区的发生，我们应该鼓励评价者记录评价期间发生的关键事件。在评价者培训时，应对这种错误加以强调。

（二）医院评价主体误区的避免方法

避免上述评价者误区最首要的方法就是：通过培训使评价者认识各种评价误区，从而使他们有意识地避免这些误区的发生。评价者误区实际上是评价者主观上发生的错误，因此，通过使评价者了解这些误区来避免它们的发生是最直接也是最有效的方法。具体来说，为了避免上述评价者误区，可以采用以下方法。

（1）清晰界定绩效评价指标，以避免各种错误倾向的发生。在评价指标界定清晰的基础上，绩效评价者能够根据所要评价的指标的含义有针对性地做出评价，从而避免对评价对象某一方面绩效的看法影响了对医院评价指标的评价。除此之外，清晰地界定评价指标同时还包括捋顺各评价指标之间的关系，避免评价者主观臆断地找到所谓的逻辑关系，从而影响了评价的准确性。

（2）要让评价者正确认识绩效评价的目的，以避免宽大化倾向及中心化倾向。前面提到，宽大化倾向和中心化倾向产生的一个重要原因是由于评价者不希望在科室内产生种种矛盾和摩擦，或者影响本科室员工的利益。绩效评价作为医院绩效管理系统的核心环节，对于各方面的人事决策、改进绩效从而提升整个医院的管理水平都具有十分重要的作用，正确的评价还能够帮助医院员工更好地发展其职业生涯，只有通过科学的评价和与评价结果相关的各个人力资源管理环节，我们才能够更加科学地对医院员工进行管理。因此，只要评价者正确认识了绩效评价的目的，就能够避免宽大化倾向和中心化倾向的发生。

（3）在选择评价方法实施绩效评价时，应结合比较法以避免宽大化倾向、严格化倾向和中心化倾向。客观地讲，要通过评价者培训绝对地避免各种评价者误区是不现实的。在一些情况下，为了做出某些管理决策，绩效评价的结果必须将医院员工分出不同的绩效等级。这时，在其他评价方法的基础上结合使用强制分配法，能够达到这一目的。同时，这样做的结果也可以尽可能地避免上述的三种不良倾向的发生。

（4）使评价者有足够的时间和渠道，加强对评价对象的了解，在必要的时候甚至可以延期进行评价。宽大化倾向和中心化倾向的产生原因之一是评价者对评价对象缺乏足够的了解，对于评价的结果缺乏信心，因而倾向于做出中心化的评价。

（5）评价者缺乏信心还可能源于对评价体系本身缺乏信心。为了提高评价者对于整个评价系统的信心，最重要的手段就是通过培训使他们了解评价系统的科学性和重要性，这样可以在一定程度上避免宽大化倾向和中心化倾向的发生。

（6）通过培训使评价者学会如何收集资料作为评价依据，以避免首因效应、近因效应和溢出效应。上述三类误差都是由于作为评价依据的事实依据不充分或不准确。应该通过相关的培训使评价者学会如何科学地收集评价中会使用到的事实依据，来避免这三类误差的发生。

此外，医院的相关管理部门还应该通过各种宣讲和培训的方式，要求评价者从医院发展的大局出发，抛弃自己的个人偏见，进行公正的评价，避免严格化倾向和评价者个人偏见的不良影响，确保整个绩效评价制度得到所有医院员工的认同。

第三节　医院绩效评价方法

一、医院绩效评价方法的分类

绩效评价方法，是指评价医院员工个人绩效的过程和方法。通常使用的绩效评价方法大致分为三种类型：比较法、量表法和描述法。这三类方法各具特点，迄今为止，还没有一种方法可以堪称最优或能够满足实践中的所有要求。在管理实践中，它们往往被综合使用，以适应不同医院在不同的发展阶段对绩效评价的不同需求，满足绩效评价的不同目的。下面具体介绍在实践中比较常见的绩效评价方法。

（一）比较法

比较法是一种相对评价的方法，就是对评价对象进行相互比较，从而决定其工作绩效的相对水平。由于比较法是最方便的评价方法，评价结果也一目了然，作为各类管理决策的依据时也十分方便，在各级各类医院中得到了广泛的运用。但是比较法也有其自身难以克服的缺点。首先，采用比较法得出的评价结果往往无法在不同评价群体之间进行横向的比较，而且很难找出充分的理由说明最终评价结果的合理性，因此往往很难让被评价者接受，也很难为薪酬、晋升等决策提供令人信服的依据。另外，相对评价法最致命的缺点在于无法找出绩效差距的原因，因而也就很难缩小绩效差距。因此，我们一般不能单独使用相对评价的评价方式，在实践中，比较法往往与后面介绍的描述法和绝对评价法结合使用。

常见的比较法主要有以下四种：排序法、配对比较法、人物比较法和强制分配法。

1. 排序法

排序法（Ranking Method）亦称排列法、排队法、排名法，就是将员工按工作绩效从好到坏的顺序进行排列，从而得出评价结果的方法。

排序法是医院中使用得比较早的一种方法，这种方法有几个优点。首先，实施排序法成本很低，设计和使用起来都很简单；其次，排序法能够有效地避免出现绩效评价时的各种误差，如前文介绍的宽大化倾向、中心化倾向以及严格化倾向等。但是同时，排序法也有许多缺点：评价过程的主观性和随意性使评价结果往往容易引发争议，因此得出的评价结果往往不利于各项人力资源管理决策的应用。而且，当几个人的绩效水平相近时，难以进行科学准确的排列。

常见的排序法有直接排序法和交替排序法两种。直接排序法是最简单的排序法。评价者经过通盘考虑后，以自己对评价对象工作绩效的整体印象为依据进行评价，将本部门或一定范围内需要评价的所有员工从绩效最高者到绩效最低者排出一个顺序来。表5-1是直接排序法的一个简单例子。

表5-1　直接排序法

顺序	等级	员工姓名
1	最好	赵
2	较好	钱
3	一般	孙
4	较差	李
5	最差	周

交替排序法也是根据某些评价要素将员工从绩效最好的到绩效最差的进行排序，但是具体的操作方法与直接排序法略有不同：交替排序法是将要评价的所有人员的名单列出，并将不熟悉的评价对象划掉，评价者经过通盘考虑后，从余下的所有评价对象中选出最好和最差的，然后再在剩下的员工中选出最好和最差的，依此类推，直至将全部人员的顺序排定。交替排序法适用于评价一些无法用量化指标表达的工作质量和效率。在对众多评价对象拉开绩效档次的时候，这种方法是比较简单实用的，尤其在需要评价的人数不多时。表5-2是交替排序法的一个例子。

表5-2　交替排序法

评价所依据的要素：_____

顺序	等级	员工姓名
1	最好	王
2	较好	钱
3	一般	赵
3	差	张
2	较差	李
1	最差	胡

2. 配对比较法

配对比较法（Paired Comparison Method）亦称平行比较法、一一对比法、成对比较法，是由排序法衍生而来的，它使绩效评价法变得更有效。具体的操作程序是：将每一个评价对象按照所有的评价要素与其他评价对象一一进行比较，根据比较结果排出名次；即两两比较，然后排序。这种比较方式比排序法的简单排序方式更为科学、可靠。

例如，我们要对医院内的5名员工进行绩效评价。在运用配对比较法时，我们应先设计出如表5-3所示的表格，标明要评价的绩效要素并列出需要被评价的员工的名单。然后将所有员工根据表中标明的要素进行配对比较，将比较结果填入两个比较对象相交的单元格中，用"0"表示两者绩效水平一致，"+"表示A栏上的人比B栏上的人绩效水平高，"–"的含义与"+"的相反。最后，将A栏每一名员工得到的"+"的次数纵向相加。得到的"+"越多，该员工的绩效评价得分越高。

表5-3 配对比较法

评价要素：＿＿＿＿＿＿＿＿

A B	赵	钱	孙	李	王
赵	0	+	+	−	−
钱	−	0	−		
孙	−	+	0	+	
李	+	+		0	+
王	+	+		−	0

评价结果：钱的评价等级最高

　　一般来说，这种方法在医院人力资源管理中经常被用于对职位本身重要性的评价。选取比如职位的重要性、影响程序、风险等指标，分别对职位进行配对比较，依次评估出不同的职位对医院的价值，并以此作为确定该职位的薪酬依据。

3. 人物比较法

　　人物比较法也被称为标准人物比较法，是一种特殊的比较法。这种方法的评价标准与前两种比较法不同：前面两种比较法都是人与人之间相互比较，而这种比较法则是所有的人与某一个特定的"标准人物"进行比较，在一定程度上能够使评价的依据更客观。

　　人物比较法的实施方法是：在评价之前，先选出一位员工，以他的各方面表现为标准，将其他员工与之相比较，从而得出评价的结果。人物比较法可以使用如表5-4所示的表格。

表5-4 人物比较法

评价项目：业务知识　　　　　　标准人物：孙

被评价员工姓名	A 非常优秀	B 比较优秀	C 相同	D 比较差	E 非常差
赵					
钱					
李					
王					

　　人物比较法能够有效地避免宽大化倾向、中心化倾向以及严格化倾向，该方法设计和使用容易，成本很低，比其他方法更能提高医院员工的工作积极性。同时，它也存在一些难以克服的问题：标准人物的挑选困难，无法与医院的战略目标联系，很难发现问题存在的领域，不便于提供反馈和指导，容易造成评价的武断。

4. 强制分配法

　　强制分配法（Forced Distribution Method）有时也被称为硬性分布法，就是按事先确定的比例，将评价对象分别分配在各个绩效等级上，各级各类医院可以根据各自实际把绩效评价结果按照不同的比例分布，比如绩效最好的，5%；绩效较好的，25%；绩效一般的，45%；绩效较差的，20%；绩效很差的，5%。

最简单的强制分配法就是由评价者通过主观判断将评价对象归为特定的等级。但是在实际应用中，强制分配法往往不是单独使用，而是与各种各样的绩效评价方法结合使用的。一般都是先使用某种评价方法根据每种评价要素，对每位评价对象进行评价，然后将评价结果综合计算，按强制分布法确定的比例分配到相应的绩效等级上。

特别需要指出的是，绩效评价不仅是为了在科室内部进行评价，还应反映出科室对医院绩效的贡献程度，因此，在确定科室员工的绩效等级分布比例时，应该充分考虑该科室的绩效情况。在使用强制分配法时，应根据科室绩效决定科室员工的绩效等级分布比例，而不是平均分配给每个科室相同的比例。比如，规定如表5-5所示的一种分数分布情况。

表5-5　评价分数比例分配表

科室绩效评价分数	科室内员工绩效评价分数				
	5	4	3	2	1
5	15%	40%	不限	不限	不限
4	10%	35%	不限	不限	不限
3	5%	30%	65%	不限	不限
2	0%	20%	60%	不限	不限
1	0%	10%	45%	20%	不限

当然，在多数情况下，这种比例要求规定的都是上限，而不一定要强制分配进每一个等级。比如表5-5中，当部门绩效得分为3分时，这时对应部门员工绩效评价得3分的不能超过65%，这意味着可以少于65%。另外，表中的"不限"表示可以有任意多的人员得此分数。这样做的目的在于把医院员工的个人绩效置于科室的群体绩效中予以考虑，让员工不仅仅关注个人绩效，而且要关注所在科室的绩效状况。

（二）量表法

量表法就是将一定的分数或比重分配到各个绩效评价指标上，使每项评价指标都有一个权重，然后由评价者根据评价对象在各个评价指标上的表现情况，对照标准对评价对象作出判断并打分，最后汇总计算出总分，得到最终的绩效评价结果。与比较法的相对评价不同，量表法是一种绝对的评价方法，量表法所采用的评价标准一般都是客观的职位职能标准，因此，评价结果较比较法来说更客观、准确，并且可以在不同员工之间进行横向比较。使用量表法得出的评价结果能够直接有效地运用于各类人力资源管理决策（如晋升、薪酬等）。但量表法的设计与比较法相比要耗费更多的时间和精力，并且由于评价指标和权重的设计专业性很强，因此通常需要外部专家的介入。

如前所述，绩效评价指标有四个构成要素：指标的名称、定义、标志和标度。实际上量表法就是将评价的这四个要素设计成表格用于评价的一种方法，而不同种类的量表法之间的区别就反映在所使用的评价指标如何定义其具体的评价尺度上。我们可以将评价尺度分为量词式的评价尺度、等级式的评价尺度、数量式的评价尺度（数量式的评价尺度又包括连续型和离散型两种）和定义式的评价尺度。表5-6就是根据量表中所使用评价尺度的不同对量表法进行的归类，并逐一介绍。

表5-6　量表法归类表

所使用评价尺度的类型		绩效评价方法名称（量表法）
非定义式的评价尺度 （包括量词式、等级式、数量式的评价尺度）		图尺度量表法 等级择一法
定义式的评价尺度	行为导向型量表法	行为锚定量表法 混合标准量表法
	结果导向型量表法	（无单纯运用此量表的方法）
	综合运用以上两者	综合尺度量表法
其他		行为对照表法 行为观察量表法

1. 图尺度量表法

图尺度量表法（Graphic Rating Scale，GRS）是最简单且应用最广泛的绩效评价技术之一，它在图尺度的基础上使用非定义式的评价。表5-7是典型的图尺度量表。该表列举了一些绩效评价要素，规定了从s（非常优秀）到d（差或不令人满意）的等级标志，对每个等级标志都进行了说明并规定了不同的得分。另外，不同的评价指标被赋予了不同的权重。评价者在熟悉了评价量表及各个评价要素的含义后，根据标准结合员工的日常表现给出每个评价要素的得分。另外，图表中还留有空白供评价者填写评价结果和一般说明。

表5-7　图尺度量表法样表

评价要素	评价尺度	权重	得分	事实依据及评语
专业知识：经验以及工作中的信息知识	30　24　18　12　6 s　a√　b　c　d	30%	a	（略）
计划能力：对要完成工作的有效设计	15　12　9　6　3 s　a　b√　c　d	15%	b	（略）
沟通能力：以书面和口头方式清晰、明确地表达思想、观念或者事实的能力	10　8　6　4　2 s　a√　b　c　d	10%	a	（略）
……	……	……	……	……
s：极优 a：优 b：良 c：中 d：差	最终得分：62分 最终档次：s　a　b√　c　d	档次划分	s：80分以上 a：65～79分 b：49～64分 c：33～48分 d：16～32分	

2. 等级择一法

等级择一法的原理与图尺度量表法完全相同，只是在规定评价尺度时没有使用图示，而是采用了一些有等级含义的短语来表示。表5-8和表5-9是两个例子。

表5-8 等级择一法（一）

评价对象：　　　　　　部门：　　　　　　评价者：　　　　　　评价日期：

评价指标	权重（%）	优秀（5）	良好（4）	满意（3）	尚可（2）	不满意（1）	得分
工作数量	10						
评语							
工作质量	15						
评语							
专业知识水平	15						
评语							
合作精神	20						
评语							
可靠性	15						
评语							
创造性	15						
评语							
工作纪律	10						
评语							
总得分							

表5-9 等级择一法（二）

评价指标	评价尺度				
	优秀	良好	满意	尚可	不满意
专业知识	5	4	3	2	1
沟通能力	5	4	3	2	1
判断能力	5	4	3	2	1
管理技能	5	4	3	2	1
工作质量	5	4	3	2	1
团队合作能力	5	4	3	2	1
人际关系能力	5	4	3	2	1
主动性	5	4	3	2	1
创造性	5	4	3	2	1
解决问题能力	5	4	3	2	1

尽管绩效评价方法种类繁多，但是像图尺度量表法和等级择一法这类的非定义式评价尺度方法仍然是许多医院使用的最主要方法，原因在于此类方法使用方便、设计简单、成本较低。由于评价指标的名称、定义和尺度是在一般意义上确定的，因此可以适用于医院中几乎全部的职位，应用时只需要根据职位的不同进行一定程度的调整。在确定了适合本医院情况的一个指标库之后，为各个职位设计此类的评价量表十分方便。另外，使用此类评价方法能够方便地在医院的不同员工之间进行横向比较。

当然，这两种评价方法也有很多缺点。由于抽象的评价尺度与医院的战略目标缺乏联系，这两种量表无法对员工的行为、特别是与战略相关的行为起直接的指导作用。图尺度量表法和等级择一法不能清楚地指导员工必须做什么才能得到某个确定的评分等级，也无法通过这两种方式了解如何才能改善个人绩效进而支持医院的战略目标。例如，医院某护士在沟通能力上的绩效等级为最低等，仅仅通过这两种方法的评价，这名护士并不知道如何对自己的沟通能力进行改进。另外，图尺度量表法和等级择一法也不能为具体的、易于接受的绩效反馈提供足够的信息。特别是当负面的反馈集中在定义模糊的个人特征上时，往往会令员工感到难以接受。例如，评价者告诉医院某医生他的服务态度比较差，该医生很可能会感到不服气。但如果能够用具体的行为记录给出反馈，则会收到更好的效果。例如，告知这名医生上个月有4名患者针对他的服务态度进行了投诉，他就比较容易接受评价的结果。因此，这两种方法在使用时，往往需要与各类描述法（常见的是关键事件法）结合使用，从而帮助员工从评价结果中找到明确的指导，并对评价结果做出一定的解释。

3. 行为锚定量表法

行为锚定量表法（Behaviorally Anchored Rating Scale Method，BARS）是由美国学者帕特里夏·凯恩·史密斯（Patricia Cain Smith）和洛恩·肯德尔（Lorne Kendall）于1963年在美国全国护士联合会的资助下研究提出的。它由传统的图尺度量表法演变而来，是图尺度量表法与关键事件法的结合，是行为导向型量表法的最典型代表。在这种评价方法中，每一个水平上的绩效均用某一标准的行为来加以界定，这种方法克服了其他评价方法的弱点。表5-10是一家医院对其护士的关于"关心患者"这一指标的行为锚定量表。

表5-10　行为锚定量表法：对护士的评价

员工姓名：		工作部门：		评价者：		评价日期：

评价指标：关心患者

指标定义：积极结识患者，发现他们的需要，真诚地对待他们的需要并做出反应

评评价等级	（1）最好	主动对患者的各方面情况进行了解并予以解决
	（2）较好	为患者提供一些关于健康的生活方式上的建议
	（3）一般	主动与患者打招呼
	（4）较差	友好地对待患者，与他们讨论困难，但随后不能跟踪解决困难
	（5）最差	无法解答患者提出的问题或对患者置之不理

评价结果：

采用行为锚定量表法通常按照以下五个步骤进行。

（1）寻找关键事件。让一组对工作内容较为了解的人（员工本人或其直接上级）找出一些代表各个等级绩效水平的关键事件，并进行描述。

（2）初步定义绩效评价指标。再由这些人将获取的关键事件合并为几个（通常是5～10个）绩效评价指标，并给出指标的定义。

（3）重新分配关键事件，确定相应的绩效评价指标。让另外一组同样熟悉工作内容的人对关键事件进行重新排列，将这些关键事件分别归入他们认为合适的绩效要素中。如果第二组中一定比例的人（通常是50%～80%）将某一关键事件归入的评价要素与前一组相同，那么就能够确认这一关键事件应归入的评价要素。

（4）确定各关键事件的评价等级。后一组的人评定各关键事件的等级，这样就确定了每个评价要素的"锚定物"。

（5）建立最终的行为锚定评价体系。

图5-4是另一个根据上述五个步骤设计完成的行为锚定评价的例子，评价的是医院的保安人员的"巡逻前的准备"这一维度。

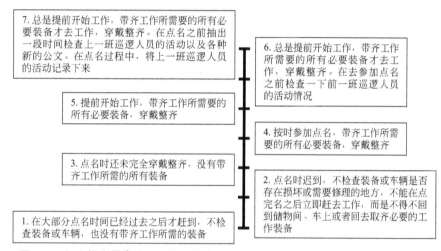

图5-4　行为锚定量表法：医院保安人员的绩效评价（评价维度：巡逻前的准备）

行为锚定量表法是量表法与关键事件评价法综合运用的产物。这一方法与一般量表法最大的区别在于，它是用特殊的行为锚定的方式规定评价指标的尺度。行为锚定量表法和图尺度量表法都要求评价者根据个人特征评定医院员工，但是，行为锚定量表法使用的评价尺度与图尺度量表法不同。行为锚定量表法不是使用数目或一系列的形容词表示不同的绩效水平，而是使用反映不同绩效水平的具体工作行为的例子来锚定每一个评价指标的标志。

与其他工作绩效评价方法相比，行为锚定量表法需要花费更多的时间，设计时也比较麻烦，适用的工作类型也有限（仅适用于不太复杂的工作）。但是，这种方法有一些十分突出的优点。

一是评价指标之间的独立性较高。在设计过程中，设计人员将众多的关键事件归纳为5～8种绩效评价指标，使得各绩效要素之间的相对独立性较强。例如，对于用关键事件加以界定的"服务态度"和"工作积极性"，人们就不容易将这两种评价要素混同起来。

二是评价尺度更加精确。行为锚定量表法是由那些对工作最熟悉的人编制"锚定物"，即对应于某个特定标志的关键事件的，因而能够更加确切地找出最适合某个特定职位的评价尺度。评价尺度以工作分析为基础，依据医院员工的客观行为，有利于评价者更加清楚地理解各个评价等级的含义，避免发生各类评价误差，能够比其他评价方法更准确地对工作绩效进行评价。

三是具有良好的反馈功能。能够将医院战略与医院所期望的行为有效地结合起来，可以有效地向医院员工提供指导和信息反馈，指出行为缺陷，有助于实现绩效管理的最终目的。

四是适合用来为分配奖金提供依据。一方面，行为锚定量表法能够提供可供员工之间相互比较的评价结果，因而适用于为奖金分配提供依据；另一方面，医院员工参与的程度强，决策依据的是客观事实，员工也比较容易接受。

行为锚定量表法是典型的行为导向型量表法。这种评价方法所使用的评价尺度是行为导向的，因而要求评价者对正在完成工作任务的员工进行评判，而不是针对预期的工作目标进行评价。这在实际操作中往往会造成一定的困扰。行为锚定量表法的最大问题在于评价者在尝试从量表中选择一种代表某员工绩效水平的行为时，往往会有困难，因为有时一个员工的行为表现可能出现在量表的两端。科学的设计过程有助于尽量避免这种情况，但实践中难免会发生这种情况。仍以前面的用于评价医院护士的例子来说明。如某个护士有时能够主动帮助有困难的患者，也就是达到了"最好"一级的水平，但有时她也会对患者置之不理，也就是处于"最差"的等级上。即使用最科学的方法来设计评价尺度，也难免会有这样的情况，因为我们评价的毕竟不是机器，而是活生生的人，人的行为往往会受到各种内外因素的干扰，呈现出波动、不稳定的状态。

4. 混合标准量表法

混合标准量表法（Mixed Standard Scales）也属于行为导向型量表法。混合标准量表法最主要的特征在于，所有评价指标的各级标度被混在一起随机排列，而不是按照评价指标的一定顺序进行排列，因而对每一个行为锚定物都做出"高于"、"等于"或者"低于"的评价，而不是在一个指标选出某一个水平作为最终的评价。具体做法是：在确定绩效评价指标之后，分别对每一个维度内代表好、中、差绩效的标度用行为和结果描述相结合的方式加以阐明，最后，在实际评价表格中将所有指标的三个标度混合在一起供评价者选择。

表5-11和表5-12给出了一个简单的例子。为了更好地了解表的内容，我们在表5-11的左侧给出了与描述相对应的评价指标。这在正式的表格中是不必给出的。另外，我们可以从表5-12看到赋分的标准以及计算最后得分的过程。

表5-11 混合标准量表法例一

被评价的三个维度	绩效等级说明
主动性；智力；与他人的关系	高；中；低

说明：请在每一项陈述后面标明雇员的绩效是高于陈述水平的（填"+"）、相当于陈述水平的（填"0"），还是低于陈述水平（填"-"）的。

主动性	高	1.这位雇员确实是个工作主动的人。个人一贯都是积极主动地做事，因此从来不需要上级来督促	+

智力	中	2.尽管这位雇员可能不是一个天才,但是他确实比我认识的许多人都更聪明	+
与他人的关系	低	3.这位雇员有与别人发生不必要冲突的倾向	0
主动性	中	4.虽然这位雇员通常来说工作还是积极主动的,但是有时候也需要由上级来督促其完成工作	+
智力	低	5.尽管这位雇员在理解问题的速度方面比某些人要慢一点,在学习新东西方面也比别人要花更长的时间,但是他还是具有一般的智力水平	+
与他人的关系	高	6.这位雇员与每一个人的关系都不错,即使是与别人意见相左的时候,也能够与其他人友好相处	-
主动性	低	7.这位雇员有坐等指挥的倾向	+
智力	高	8.这位雇员非常聪明,学东西的速度非常快	0
与他人的关系	中	9.这位雇员与大多数人相处都比较好。只是在少数情况下偶尔会与他人在工作上产生冲突,这些冲突很可能是要受到监督的	-

表5-12　混合标准量表法例二

赋分标准:

陈述			得分
高	中	低	
+	+	+	7
0	+	+	6
−	+	+	5
−	0	+	4
−	−	+	3
−	−	0	2
−	−	−	1

根据上述评价等级确定分数的过程举例:

	陈述			得分	
	高	中	低		
主动性	+	+	+	7	
智力	0	+	+	6	
与他人的关系	−	−	0	2	

与行为锚定量表法相比，混合标准量表法具有突出的优点。混合标准量表法打散了各评价指标的各级标度。这种方式能够避免人们受到等级规定的影响而不能客观地根据标度的描述进行评价。在大多数评价方法中，评价者往往需要与评价尺度对应的等级打交道。以行为锚定量表法为例，评价者在评价的时候可以看到每个锚定物都对应着特定的等级，这样容易发生诸如宽大化倾向之类的主观误差。混合标准量表法则避免了这种情况的发生。

5. 综合尺度量表法

所谓综合尺度量表法，是将结果导向型量表法与行为导向型量表法相结合的一种评价方法。在该方法中，评价指标的标度规定采用了行为与结果相结合的方式。这种方式既能够有效地引导员工的行为，又能够对结果进行直接的控制。运用综合尺度量标法最大的困难在于如何设计与职位相关的指标尺度，因此，使用这种评价方法时需要较高的设计成本。

表5-13和表5-14是两个用于评价工作态度指标的例子。

表5-13 综合尺度量表法例一

要素名称：协作性　　　　　　职位等级：中层管理人员　　　　　职位类别：职能管理

要素定义：在工作中能否充分认识本部门在工作流程中所扮演的角色，考虑他人的处境，主动承担责任，协助上级、同事做好工作。

等级	定义	评分
S	正确认识本部门在流程中所扮演的角色，合作性很强，自发主动地配合其他部门的工作，积极地推动公司总体工作的顺利进行	20
A	愿意与其他部门进行合作，在其他部门需要的时候，能够尽量配合工作，从而保证公司总体工作的正常进行	16
B	大体上能够按规定配合其他部门的工作，基本上能够保证公司总体工作的正常进行	12
C	有时候有不配合其他部门工作的现象，存在部门本位主义倾向，从而导致公司的总体工作有时会遇到困难	8
D	根本不与其他部门进行沟通和协调，部门本位主义倾向明显，在工作中经常与其他部门发生冲突，导致公司总体工作陷入僵局	4

表5-14 综合尺度量表法例二

要素名称：自律性　　　　　　职位等级：中层管理人员　　　　　职位类别：职能管理

要素定义：本人以及本人所管理的部门能否严格遵守公司的各项规章制度和工作纪律，有无违反规定的现象发生。

等级	定　义	评分
S	本人清正廉洁，严于律己，很受大家尊重，同时能够严格约束下属，本人及其所属部门能够严格遵守公司的各项规章制度以及工作纪律，从来没有违反公司规定的现象出现	20
A	本人对自己的要求比较高，受到大家的尊重，同时对下属人员的纪律要求也比较严，本人及其所属部门能够遵守公司的各项规章制度以及工作纪律，基本没有违规事件	16
B	本人有一定的自律性，总体上能够获得大家的认可，同时对下属人员也注意约束，本人及其所属部门基本上能够遵守公司的各项规章制度以及工作纪律，违规事件较少	12

等级	定　义	评分
C	本人的自律性不够，周围的人对其有一定的意见，同时（或者）对下属人员不注意纪律约束，本人或所属部门有时不遵守公司的规章制度和工作纪律，违规事件时有发生	8
D	本人的自律性非常差，周围的人对其意见很大，同时（或者）对下属人员根本不加以约束，本人或所属部门经常不遵守公司的规章制度和工作纪律，违规事件屡屡发生	4

6. 行为观察量表法

行为观察量表法（Behavioral Observation Scale，BOS）通过针对各个评价项目列出一系列有关的有效行为的方式来进行绩效评价。在使用行为观察量表时，评价者通过指出被评价者表现各种行为的频率来评价他的工作绩效。如下面的例子所示，一个5分的量表被分为从"几乎没有"到"几乎总是"五个等级。通过将员工在每一种行为上的得分相加，得到各个评价项目上的得分，最后根据各个项目的权重得出员工在这一绩效维度的总得分。行为观察量表法实际上是图尺度量表法和行为导向量表法的结合。在行为观察量表法中我们只需要找出有效行为，并通过有效行为的发生频率对评价对象的绩效做出评价。前面我们曾谈到，行为锚定量表法有一个很明显的问题，就是评价者在尝试从量表中选择一种代表某员工绩效水平的行为时往往会有困难，因为有时一个员工的行为表现可能出现在量表的两端。在行为观察量表法中，这个问题得到了有效的解决。

下面是两个例子：

（例一）评价项目：工作的可靠性

a.有效地管理工作时间。

几乎没有　　1　　2　　3　　4　　5　　几乎总是

b.能够及时地符合项目的截止期限要求。

几乎没有　　1　　2　　3　　4　　5　　几乎总是

c.必要时帮助其他员工工作，以符合项目的期限要求。

几乎没有　　1　　2　　3　　4　　5　　几乎总是

d.必要时情愿推迟下班和周末加班工作。

几乎没有　　1　　2　　3　　4　　5　　几乎总是

e.预测并试图解决可能阻碍项目按期完成的问题。

几乎没有　　1　　2　　3　　4　　5　　几乎总是

总分＝＿＿＿

0～13分很差　　14～16分差　　17～19分一般　　20～22分好　　23～25分很好

（例二）评价项目：克服变革的阻力

a.向下属描述变革的细节。

几乎没有　　1　　2　　3　　4　　5　　几乎总是

b.解释为什么必须进行变革。

几乎没有　　1　　2　　3　　4　　5　　几乎总是

c.与员工讨论变革会给员工带来何种影响。

几乎没有　　1　　2　　3　　4　　5　　几乎总是

d.倾听员工的心声。

几乎没有　　1　　2　　3　　4　　5　　几乎总是

e.在推动变革成功的过程中请求员工的帮助。

几乎没有　　1　　2　　3　　4　　5　　几乎总是

f.如果有必要，会就员工关心的问题定一个具体的日期来进行变革之后的跟踪会谈。

几乎没有　　1　　2　　3　　4　　5　　几乎总是

总分 =＿＿＿

6～10分很差　　11～15分尚可　　16～20分良好　　21～25分优秀的

26～30分出色的

由于行为观察量表法能够将医院发展战略与它所期望的行为结合起来，因此能够向员工提供有效的信息反馈，指导员工如何得到高的绩效评分。管理人员也可以利用量表中的信息有效地监控员工的行为，并使用具体的行为描述提供绩效反馈。与各种行为导向型评价方法一样，在开发行为观察量表时以工作分析为基础，而且每一个职务的评价都需要单独进行开发，因此开发成本相对较高。行为观察量表法使用起来十分简便，员工参与性强，容易被接受。

但是，这种方法存在一些缺陷：首先，行为观察量表法只适用于行为比较稳定、不太复杂的工作。只有这类工作才能够准确、详细地找出有关的有效行为，从而设计出相应的量表。而对一些复杂的工作的描述，则显得困难重重；其次，不同的评价者对"几乎没有……几乎总是"的理解有差异，导致绩效评价的稳定性下降。这一问题类似于在图尺度量表法和等级择一法中理解"优异"、"优秀"……"较差"等概念时的问题。因此，要保证所有评价者的评价尺度一致，还需要对各绩效等级的定义做出明确规定。

（三）描述法

描述法（Essay Method）作为各类绩效评价方法必要的补充，被视为另一类特殊的绩效评价方法。描述法在设计和使用上比较容易，实用性很强，因而适用于对任何人的单独评价。但是，描述法没有统一的标准，难以对多个评价对象进行客观的、公正的比较，而且与评价者的文字写作水平关系较大，因而不适用于评价性评价，而较适用于发展性评价。

根据所记录事实的不同内容，描述法主要可以分为态度记录法、工作业绩记录法和关键事件法。

1.态度记录法

所谓态度记录法，就是由评价者通过对评价对象日常工作情况的观察，将其在工作中表现出来的工作态度记录下来的绩效评价方法。在记录过程中，观察者应该注意，不仅要将评价对象在所评价态度方面表现出来的优点和长处记录下来，而且应有针对性地将评价对象的缺点和不足同时记录下来。这样的态度记录能够更好地运用于对医院员工的绩效改进。表5-15是针对医院的医生、护士制作的工作态度观察记录卡的一个样表。

表 5–15 工作态度观察记录卡

员工姓名：　　　　　所属部门：　　　　　职位名称：
观察期间：　　　　　记录人：

项目	具体事实	
	长处	短处
积极性		
服务意识		
责任意识		
自我开发意识		
……	……	……

另外，在运用态度记录法时，我们还可以让观察者记录对于评价对象的一些综合性的评语或指导意见。在记录表中还可以添加一栏，用于评价对象在评价结束之后表明自己是否认可所记录的内容。我们可以采用如表5-16所示的表格形式。

表 5–16 态度记录法的补充

指导意见	
评价对象意见栏	你是否同意上述记录及对你的评价？为什么？
	若无其他意见，请在相应位置上签字表示认可。 被评价人：　　日期：

2. 工作业绩记录法

工作业绩记录法要求评价者观察并记录评价对象在工作过程中的各种事实，分阶段记录所达到的工作业绩，并最终形成工作业绩记录卡。另外，还可以用该表记录该员工在遵守某些规章制度方面的表现。表5-17给出了一个用于记录工作业绩的样表。

表 5–17 工作业绩记录卡

员工姓名：　　　　　所属部门：　　　　　职位名称：
观察期间：　　　　　记录人：

任务内容	进度	结果
任务一：……	1月： 2月： ……	……
任务二：……	……	……
……	……	……
缺勤记录		
迟到或早退情况		

3. 关键事件法

关键事件法是由美国学者弗拉纳根（Flanagan）和巴拉斯（Baras）创立的。所谓关键事件（Critical Incidents），是指医院员工的那些会对本科室的整体工作绩效产生重大影响的事件，这些事件对绩效的影响可能是积极的，也可能是消极的。关键事件一般分为有效行为和无效行为。关键事件法要求评价者通过平时观察，及时记录医院员工的各种有效行为和无效行为，是一种最为常见的典型的描述法。

关键事件法主要应用于绩效反馈的环节中。评价者根据所记录的事实及各类评价标准进行绩效评价，最后把评价结果反馈给评价对象。由于关键事件法基于员工平时工作的事实，而不是以抽象的行为特征为依据的，因此评价者可以依据所记录的事实对评价对象做出评价，评价对象的接受度也较高。

关键事件法帮助评价者实事求是地进行绩效评价，不容易挫伤员工的积极性。因为对评价对象来说，即使绩效评价结果较低，也不是针对他的人格，而是他的工作行为，而且是可以明确指出的特定行为，所以比较容易得到评价对象的认同。更重要的是，通过使用关键事件法，评价者在绩效反馈时能够更清晰地告诉评价对象，要想在下一期获得高评价，应该如何去行动。总结以上内容，关键事件法的优点有：

① 能够将医院战略和它所期望的行为结合起来。

② 能够向医院员工提供指导和信息反馈，提供改进依据。

③ 设计成本很低。大多以工作分析为基础，所衡量的行为有效。

④ 参与性强，容易被医院员工所接受。

下面是某医院科室领导对他的下属小王的工作"协作性"的关键事件的记录：

其一，有效行为。

虽然今天没轮到小王加班，但他还是主动留下加班到深夜，协助其他同事完成了一份工作报告，使部门领导在第二天能顺利地在全院大会上作报告。

其二，无效行为。

院领导今天来科室视察，小王为了表现自己，当众指出了小李和老张的错误，致使同事之间的关系紧张。

需要着重指出的是，关键事件法往往是对其他评价方法，特别是各种量表法的补充。关键事件法在认定医院员工的良好表现和不良表现方面十分有效，而且有利于制定改善不良绩效的规划。但是如果单纯运用关键事件法，会产生以下问题。

第一，对于比较复杂的工作，要记录评价期间所有的关键事件是不现实的。关键事件法适用于行为要求比较稳定、不太复杂的工作。

第二，运用关键事件法无法在医院员工之间进行横向比较，无法为员工的奖金分配、职位晋升等提供依据。

第三，关键事件法的应用成本很高。记录关键事件是一件非常烦琐的事，需要大量时间。尤其是当一名科室领导要对许多员工进行评价时，将会耗费很多的时间。

第四，容易造成上级对下级的过分监视，使员工觉得不被尊重和信任，造成关系紧张。

第五，由于评价报告是非结构化的，因此容易发生评价误差。

总之，描述法的核心作用是在绩效评价和绩效反馈环节提供充分的事实依据。因此，使用描述法的关键就是用客观、公允的态度，及时、准确地记录各类事实情况。在通常情况下，不主张单独使用描述法，但在现实的绩效评价和绩效管理系统中，描述法往往作为手段之一与其他各类评价方法结合使用，起到了非常重要的作用。

二、医院绩效评价方法的比较

前面介绍了比较法、量表法和描述法三大类绩效评价方法的具体内容和优缺点。不同的绩效评价方法具有不同的特点，因而适用于不同的医院以及不同的评价对象。表5-18对几种常见的绩效评价方法进行了简单的比较。

表5-18　几种常见绩效评价方法的比较

绩效评价方法	比较的维度			
	成本最小化	员工开发 （提供反馈指导）	分配奖金和 发展机会	有效性 （避免评价错误）
描述法	一般	不确定	差	不确定
排序法	好	差	差/一般	一般
强制分配法	好	差	差/一般	一般
等级鉴定法	一般	不确定	差	不确定
行为锚定量表法	一般	好	好	好

第四节　医院绩效评价周期

简单而言，评价周期就是指多长时间进行一次评价。绩效评价是对评价周期内绩效表现进行的评价，是一项周期性开展的工作，大多数组织是一年进行一次评价，也有一些组织一个季度或者半年进行一次评价，还有一些组织一个月评价一次。本节讨论的就是与评价周期相关的一些概念和影响因素，以及如何合理设置评价周期的问题。

一、与评价周期相关的概念

在现实的组织管理过程中，我们经常会将评价周期与其他概念相混淆，如果不能有效区分，则会影响绩效评价的有效性。

（一）绩效管理周期

在绩效评价环节，医院的管理者还需对评价周期予以足够的重视。所谓评价周期，就是指多长时间进行一次评价。医院的绩效评价是对医院员工在评价周期内工作表现进行的评价，由于是周期性开展的工作，因此包含着如何合理设定评价周期的问题。一般来说，医院的评价周期与设定的绩效评价指标、医院这一行业的特征、医院内的职位职能类型、绩效管理实施的时间等因素有关。对于医院来说，绩效评价周期的设置要尽量合理，周期不宜过长，也不能过短，应针对不同的评价指标和不同职位采用不同的周期。

（二）数据收集频率

容易与评价周期相混淆的概念还有数据收集频率，它是指多长时间收集一次数据，数据收集的最终目的是用于绩效评价。同评价周期一样，不同指标的数据收集频率也不尽相同，有的指标数据需要每天收集，有的数据则一年收集一次即可。但是数据收集频率并不等同于评价周期，通常一次或多次收集的数据会用作一次评价周期的计量，因此数据收集频率往往是短于或等于评价周期。区分这两个概念的意义在于，在进行绩效评价时，切不可到评价环节再去收集数据，而应根据不同的指标特点等，实时对相关数据进行收集，这样才能确保绩效评价结果的准确和有效。

二、评价指标与评价周期

如前所述，评价指标一般可以分为工作业绩指标和工作态度指标。在绩效评价中，针对不同的评价指标设定的评价周期也不一样。

工作业绩是工作产生的结果，业绩指标通常表现为完成工作的数量、质量、效率以及成本费用等方面。这些指标一般都指向短期内可以取得的成果，因此对于这类指标的评价周期可以适当放短，比如以一个月为评价周期。这样，通过缩短业绩指标的评价周期，可以使人们把注意力集中于这些短期业绩指标，及时调整自己的行为，以便完成短期工作任务。

除了工作业绩指标之外，也不能忽视对工作态度指标的规定，原因在于工作态度也是影响业绩和产出的主要因素之一。对医院员工行为的评价可以反映其对待工作的态度。因为即使医院的员工有能力完成工作，但是如果他主观上对工作本身或工作中涉及的人有看法，不愿意去做，最后也不会产生好的绩效。虽然态度的真正转变远非一时之功，无法在短期内见效，但在实践中我们也可以通过缩短态度指标的评价周期、增加态度指标的权重来引导医院员工关注工作过程的态度问题，通过不断的评价来实现员工态度的最终转变。

三、职位职能类型与评价周期

职位的高低、职能的不同必然要求不能简单以相同的评价周期对医院的管理者和员工进行评价。要依据不同职位职能的特点科学设置合理有效的评价周期。

（一）医院高层管理者的评价周期

医院高层管理者是指院长、副院长、书记等。对于高层管理人员评价主要围绕以下内容进行：愿景及战略的规划和制定，为落实战略而制定的关键绩效指标的完成情况，医院文化建设，医院架构及流程的设计，绩效及管理改进计划的制定和实施，人员培养与开发，以及一些职业素养和工作态度的评价。由此可以看出，对高层管理者的评价过程实际上就是对整个医院经营与管理的状况进行全面、系统评价的过程，而这些战略实施和改进计划都不是短期内就会取得成果的。因此，医院高层管理人员的评价周期必然要适当放长。根据经验，大多数管理人员可以采取半年或一年评价一次的做法，并且随着层级的提高，评价周期一般会逐渐延长。

（二）医生、护士的评价周期

医生和护士可以说是医院的业务主干，一般来说应当尽量缩短评价周期，以便及时对他们的工作进行认可和反馈。当然，具体评价周期根据不同指标的特点而定，一般情况下，质量、安全等技术指标进行月度评价比较合理，经营管理类指标可以月度或季度考评，而人才培养、科研等指标则更长，可以进行年度或半年度评价。

（三）医院科研人员的评价周期

对医院科研人员的绩效评价旨在检查其目前的工作进度，找出存在的问题和改进的方法，以提高科研工作的效率和效果。因此，对医院科研人员既可以根据项目周期确定考察周期，也可以定期进行检查。

（四）医院行政后勤人员的评价周期

行政后勤人员主要是指人事、财务、质管、后勤等对医院的业务起支撑和辅助作用的人员。行政后勤人员的评价标准不像业务人员那样有容易量化的指标，对行政后勤人员的评价结果通常也会由于缺乏数据支持而变得没有说服力。因此，如何评价那些无法直接用量化指标来衡量的业绩是设计行政后勤人员评价体系的重点。根据职位和职责的履行情况进行评价，衡量一定质量要求下的工作量和工作进度，重点在评价过程而非结果。鉴于行政职能人员的工作特点，大多数医院都采用随时监督的方式，并以季度或者月度评价为主。

【关键词】

医院绩效评价
医院绩效评价主体
医院绩效评价方法
医院绩效评价周期
比较法
量表法
描述法

【复习思考题】

1. 试述医院绩效评价的过程模型。
2. 试述医院绩效评价的行为导向作用。
3. 医院绩效评价的内容有哪些？各自具有什么样的特征？

4. 医院绩效评价主体主要有哪几种类型？试对不同的主体进行比较。

5. 常见的医院评价主体误区主要有哪几种？请结合实践中的情况，解释不同评价主体误区的含义和可能产生的原因。

6. 试述主要的医院评价方法及各方法之间的区别。

7. 在选择医院评价方法时需要考虑哪些影响因素？试结合实例，解释各个因素是如何影响医院评价方法的选择的。

第六章

医院绩效反馈

医院绩效反馈是医院绩效管理体系中不可或缺的重要环节之一，它是在医院绩效评价的基础上，通过报告、面谈等方式，使评价对象认识到自身绩效的优势与不足，以便进一步改进和提升绩效的过程。本章就如何实施医院绩效反馈、怎样进行医院绩效改进以及如何运用医院绩效结果等问题进行阐述，使读者对医院绩效反馈有一个全面、深入的了解。

第一节　医院绩效反馈概述

一、医院绩效反馈的内涵

绩效反馈是医院绩效管理中关键的一环，它指的是医院上级领导将绩效评价的结果反馈给被评估员工，让员工了解他们自身的工作状况，并帮助其制定个人工作改进计划，以最终达到提高其绩效的目的。及时、准确的反馈是医院员工产生优秀绩效表现的重要条件之一。如果没有及时、具体的反馈，医院员工往往无法真正了解自己在实际工作中的表现，也无从对自己的行为进行修正，从而无法逐步提高，甚至可能丧失继续努力的愿望。有学者认为，缺乏具体、频繁的反馈是绩效不佳的最普遍原因之一。

法国著名的管理学家法约尔（Favol）曾经做过这样一个实验：他挑选了20名技术水平相当的工人，把他们分成两组，每组10人。然后，在相同的条件下让他们同时进行生产。每隔一小时，他就会去检查一下工人们的生产情况。对第一组工人，只记录各自生产的产品数量，但不告诉工人他们的工作进展速度。对第二组工人，不但记录数据，还告诉他们各自的工作进度。每一次评价完毕，法约尔都根据结果，给速度最快的两个工人各插一面小红旗，速度居中的四个人插上小绿旗，而最后的四人则插上小黄旗。实验结果表明，第二组工人的生产效率远远高于第一组。

由此可见，医院绩效反馈是非常重要的，上级领导通过反馈指出员工的绩效水平和存在的问题，可以有的放矢地进行激励和指导；医院员工通过反馈知道上级领导对他的评价和期望，从而根据要求不断提高。

二、医院绩效反馈的作用

医院绩效反馈是对评价对象整个绩效周期内的工作表现及完成情况进行的全面回顾，有效的医院绩效反馈对医院绩效管理系统起着至关重要的作用。

（1）医院绩效反馈有利于就绩效评价结果达成共识。绩效反馈在绩效评价结束后为评价双方提供了一个良好的交流平台。一方面，管理者要告知评价对象绩效评价的结果，使其真正了解自身的绩效水平，并就导致评价结果出现的原因进行深入的探讨，使被评价者能够充分地接受和理解绩效评价结果；另一方面，评价对象也可以就一些具体问题或自己的想法与管理者进行交流，指出绩效管理体系或评价过程中存在的问题，解释自己超出或没有达到预期目标的主要原因，并对今后的工作进行计划与展望。医院绩效反馈为医院管理者及其下属建立起一座沟通的桥梁，有利于双方在医院绩效评价结果上达成共识，不仅能够让评价对象更加积极主动，更赋予了其一定的权利，使评价对象拥有知情权和发言权，有效降低了评价结果不公正所带来的负面效应，确保了医院绩效评价结果的公平和公正，进而提高了医院绩效评价结果的可接受性。

（2）医院绩效反馈有利于评价对象了解自身取得的成绩与不足。绩效反馈还是一个对绩效水平进行全面分析的过程。通常，当被评价对象取得成绩时，医院管理者给予员工的认可和肯定，可以起到积极的激励作用。此外，医院管理者也要让评价对象认识到自身在知识、技能等方面存在的缺点与不足，并提出改进建议。通过医院绩效反馈，使得评价对象既获得了鼓励，又发现了不足，从而为进一步提升绩效水平奠定了重要基础。

（3）医院绩效反馈有利于绩效改进计划的制定与实施。绩效反馈的一个重要目的是实施绩效改进，即针对评价对象当前绩效存在的不足提出改进计划，为下一个绩效管理周期的工作开展提供帮助和指导。医院绩效改进计划对于绩效不佳的医院、科室和员工尤为重要，如果相关医院管理部门对此不能给予充分重视，评价对象自身也缺少绩效改进的动力，不去分析导致绩效偏差的原因，那么绩效不佳者很难发现改进绩效的有效途径和方式，也就无法达到提高绩效水平这一重要目的。另外，评价对象参与到医院绩效改进计划的制定过程中，会让其更容易接受绩效改进计划，增强对绩效改进的承诺，有利于绩效改进计划的贯彻落实。

（4）医院绩效反馈能够为医院员工的职业规划和发展提供信息。实现员工更好的职业规划和发展是建立绩效管理体系的目的之一，因此在绩效反馈阶段，管理者应当鼓励员工讨论个人发展的需要，以便建立起有利于达成这些发展的目标。医院是一个专业技术性较强的组织，由于讨论往往会涉及医院员工进一步发展所需要的技能以及发展新技能的必要性，因此，医院绩效反馈面谈通常还会讨论员工是否需要培训以及在哪些方面进行培训。医院管理者应当保证提供一定的资源为员工的学习提供支持。在医院绩效反馈面谈结束后，应当根据反馈结果，结合医院、科室和员工的下一步计划，制定医院员工个人的发展计划。这些发展计划必须是具体的，通过医院管理者和下属共同协商，明确员工需要做些什么，什么时候做；管理者要做些什么，什么时候做，等等。

三、医院绩效反馈的方式

一般意义上讲，反馈包括反馈信息、反馈源和反馈接收者三个要素。在医院绩效反馈中，上级为反馈源，评价对象为反馈接收者，而整个绩效周期内的工作绩效和医院绩效评价结果就是反馈信息。选择恰当的反馈方式对于医院绩效反馈的效果是至关重要的。一般根据绩效反馈信息的内容以及反馈源态度的不同，将绩效反馈分为四类：对错误行为的反馈、对正确行为的反馈、自我反馈以及360度反馈计划。

（一）对错误行为的反馈

管理者针对下属的错误行为进行反馈的目的，是为了帮助下属了解自身存在的问题并引导其纠正错误。对错误行为进行的反馈就是通常所说的批评。在大多数人的印象中，批评往往是消极的，但实际上批评应该是积极的和建设性的。这就是负面反馈与中立反馈之间的区别。下面通过一个例子来比较一下这两种反馈方式的不同。小王上班经常迟到，在反馈中，他的上司就这个问题与他沟通。他的上司可以说："小王，你怎么那么懒，上班总是迟到，难道你就不知道守时吗？"同样，管理者也可以这样说："小王，我注意到上周的5天内你有3天迟到。你是不是有什么困难？但这种行为是不被接受的，你以后还是要注意！"比较这两种反馈方式，前一种方式就是典型的负面反馈，这种方式没有指出具体的数据来支持说话的内容，并且有针对个人的倾向，容易使下属产生抵触情绪；而后一种是中立反馈，管理者让下属了解到他迟到的具体次数，指出管理者无法接受这样的行为，而且提出了改进的具体意见。在下属表示接受这样的批评之后，管理者还应该通过一些认同的表示，加强反馈的效果。可见，这种积极的和建设性的反馈方式明显优于负面反馈。现在越来越多的研究学者和管理者已经认识到中立反馈的重要性。建设性批评是一种典型的中立反馈。美国加州大学洛杉矶分校的心理学家温辛格（Wensinger）对中立反馈作了大量的研究，发现七条原则能够有效地促成建设性的批评。

1. 建设性的批评要有计划性

管理者在进行建设性批评之前要对批评的目的、内容、方式等都要有所准备。有时管理者和下属由于受到当时谈话气氛的影响而对自己的言行失去控制，这种在情绪失控的状况下进行的反馈不但毫无意义，而且还会产生负面影响。因此，充分明确反馈的目的，有计划性地组织好思路和语言，是促进建设性批评顺利实施的有效手段。

2. 建设性的批评要维护对方自尊

自尊是每个人在进行人际交往时都试图维护的，管理者在绩效反馈时应当考虑到照顾下属的自尊。消极的批评容易使下属的自尊心受到伤害，对人际关系具有破坏作用。例如，小王又一次迟到了。上级见状气愤地喊道："你怎么又迟到了，难道你永远都不能准时一点吗？"这样的批评方式十分常见，但往往会伤害下属的自尊，造成管理者与下属之间关系紧张。管理者可以使用下面的批评方式来避免这类问题："你是不是需要……的帮助才能够……",“我是不是忘了告诉你……”等。实际上要做到维护下属的自尊,最简单的方法就是在批评对方之前进行换位思考。

3. 建设性的批评要发生在恰当的环境中

绩效反馈应当选择合适的环境因素,充分考虑沟通的时间、地点以及周围环境,寻找最佳时机,以保证良好的反馈效果,尤其是对员工错误行为进行反馈的时候。通常,人们主张单独与犯错误的员工进行交流,这种方式能够最大限度地维护员工的自尊心。但这一点并不是绝对的。例如,在团队的工作环境中,如果管理者只是进行私下的批评往往会得不到充分的信息或帮助,不利于员工最大限度地改进绩效。如果管理者能够在团队中形成一种批评公开化的良好氛围,这类反馈就能够在团队成员的集体会议上进行。在这种情况下,整个团队都能够对犯错误的成员提供必要的帮助。在团队管理中一种常见的方式就是利用头脑风暴法给出现问题的成员提供建议。这样的团队会议能够激发成员之间团结互助的良好关系,有利于提高所有成员的工作绩效。

4. 建设性的批评要以进步为导向

批评并不是最终的目的,批评的目的是促使员工取得进步。绩效反馈应着眼于未来,而不应该抓住过去的错误不放。强调错误的批评方式会使下属产生防御心理,对绩效反馈的效果起到消极的作用。例如,王小姐在进行市场调查时选择了不恰当的样本采集方法,因而影响了统计结果的可信度。管理者在发现这一问题之后不应指责"你的方法简直太笨了","这个报告完全不能说明任何问题"等,而应该从改进绩效的目的出发,用下面的方式进行批评:"你应该……","用……的方法能够使……"。这类以进步为导向的批评才能够真正达到绩效反馈的最终目的——提高员工的未来绩效。

5. 建设性的批评要是互动式的

负面反馈往往是单向传递信息的,这种方式会由于管理者单方的操纵和控制而引起下属的反感和抵触,从而产生排斥心理。建设性的批评主张让员工参与到整个绩效反馈的过程中,也就是所谓的互动式的绩效反馈。管理者应当通过有效的引导让员工提出自己的看法和建议。

6. 建设性的批评要是灵活的

灵活性要求管理者在批评时应当根据不同的对象和不同的情况采用不同的方式,并在批评的过程中根据对方的反应进行方式的调整。

7. 建设性的批评要能够传递帮助信息

建设性的批评不仅仅是单纯的好坏对错这类信息的传递,更应当为员工提供明确的、具体的建议,以表明管理者愿意为员工提供帮助。管理者应该让员工感受到对他们的关注以及信心,并使员工相信自己能够得到来自管理者的充分的帮助。这一点非常重要,因为当员工在工作中遇到困难时,他们需要的不是一个只会批评打压的上级,而是一个能提供指导和帮助的领导。这种传递帮助信息的批评有助于改善员工与管理者之间的关系,提高员工对管理者的信任感,从而提高工作绩效。

我们相信,只要管理者在针对错误行为进行绩效反馈时注意上述七条原则,就能够避免无效的负面反馈,将中立反馈变成积极的建设性反馈,从而达到绩效管理的目的。

（二）对正确行为的反馈

通常人们更加倾向于关注对错误行为的训导，而往往忽视对正确行为的反馈。事实上，对正确行为的反馈与对错误行为的反馈同等重要，两者的最终目的都是提高员工的绩效。对错误行为的反馈将注意力集中于减少不好的行为，而针对正确行为的反馈是为了强化这种正确行为，管理者在实践中要综合运用两种不同的方式对员工的绩效水平进行反馈，从而达到良好的反馈效果。为此，管理者在进行正面反馈时应遵循以下四个原则。

（1）用正面的肯定来认同员工的进步，例如应针对"成功率的提高"而不是"失败率的降低"。

（2）明确地指出受称赞的行为。

（3）当员工的行为有所进步时，应给予及时的反馈。

（4）正面的反馈中应包含这种行为对团队、部门乃至整个组织的整体效益的贡献。

（三）自我反馈

通常来讲，绩效反馈是通过管理者与员工之间的相互沟通实现的。而自我反馈指的是下属在一套严格、明确的绩效标准的基础上主动将自己的行为与标准进行比对，发现并解决问题的过程。自我反馈是一种员工自己与自己进行"沟通"的形式，是绩效反馈的一种特殊的方式。这种方式能够有效地使员工对自己的绩效表现有一个正确的认识。自我反馈机制的首要前提就是制定一套员工在进行反馈时使用的绩效标准，然后通过建立一套机制或办法，使其能够自觉地根据这一标准对自己的工作情况进行自我检查。

（四）360度绩效反馈计划

360度反馈是20世纪80年代由美国学者爱德华兹和艾文（Edwards&Ewen）在企业组织中不断研究发展形成的一种全方位的反馈机制，主要适用于管理人员。360度绩效反馈计划有优点也有缺点，在使用该计划时需要结合医院实际进行专门设计。

1.360度绩效反馈计划的概念

传统的管理中由上级向员工提供绩效反馈信息、评价员工工作情况的工作虽然在现代管理中仍然非常重要，但是这显然不能满足现代管理中精细化的趋势和要求。360度绩效反馈计划自20世纪90年代以来迅速为国际上的许多企业所采用，其中几乎包括所有财富500强中的著名企业，如美国电报电话公司、通用电气公司、IBM公司、壳牌石油公司等。许多企业将自己所取得的良好业绩以及组织目标的达成归功于这种全新的反馈过程，因此360度绩效反馈计划也很快在中国得以应用，且逐渐广泛应用到医院等公共组织之中。

所谓360度绩效反馈计划就是指帮助组织成员（主要是管理人员）从与自己发生工作关系的所有主体那里获得关于本人绩效信息反馈的过程。理解这个概念需要注意以下几个方面：第一，该计划涉及的反馈主体包括管理者本人、上级、下级、同事、与之发生工作关系的内外部客户等。这些人员观察的视角不同，提供的信息内容也不同。第二，该计划的作用主要在于提供绩效信息方面的反馈，而不是进行绩效评价。反馈信息主要用于管理人员的培训和开发，而不能直接用于薪酬和晋升决策。这是许多组织使用360度绩效反馈计划时在功能定位上常犯的错误。第三，该计划主要适用于管理人员，而不是一线员工。

该计划在日本被称为管理者适应性评价技术，指通过反馈信息来评估管理者能力，进而判断其从事本职工作的适应状况。而一些医院将360度绩效反馈计划作为一种绩效评价或考核的方式在整个医院内推行的做法是不妥的。

2. 360度绩效反馈计划的优点和缺陷

与传统的单一直线式绩效反馈相比，360度绩效反馈计划具有以下优点。第一，360度反馈强调组织关心人们付出的行动甚于他们达到的结果。因此，采用这种形式的反馈，我们一方面可以避免对"硬性"（量化的）绩效目标的过分依赖，另一方面也避免了仅仅只重视评价双方意见的危险做法。360度反馈能帮助人们通过各种"软性"的尺度对绩效做出评价，这一点相当具有吸引力。第二，如果360度反馈出自于对被评价人有帮助的人，那么这种方式就能向被评价者提供全面而有价值的信息，从而起到积极的作用。与只有上级和员工两方主体人介入的方法相比，这种方式考核更为全面，更有可能发现问题或员工的优点。第三，360度绩效反馈计划比传统的绩效反馈更加公平、透明，有利于提高员工对绩效反馈信息的认同程度。在传统的反馈方法中，只有管理者评价，员工有可能对反馈的信息持怀疑态度，认为它可能带有个人的偏见。但是在360度绩效反馈计划中，如果员工从与自己发生工作关系的所有主体那里，如上级、同事和外部患者等渠道都得到同样的信息，那么这个信息的可信度就大大提高了，也容易得到员工的认同。

当然，这种反馈方式也存在着一些缺陷。第一，很多医院过分强调360度反馈。如果过分地依赖360度反馈，容易引导人们注重反馈的形式，而削弱绩效目标的意义。实际上，360度反馈只是工具箱中的一件工具而已，只有与其他工具配合使用才能最大限度地发挥其作用。第二，提高了信息处理的成本和难度。360度绩效反馈涉及的数据和信息比单渠道反馈要多得多，对不少医院来说，这对其信息处理难度和成本是一个不小的挑战。同时，由于有大量的信息要汇总，这种方法有可能使反馈的过程变得机械化（填写大量标准化的表格），人们只注意追逐文字材料，即从两人的直接沟通演变成表格和印刷材料的沟通，而忽视了面对面的沟通。

3. 实施360度绩效反馈计划的注意事项

实施360度绩效反馈，要与本医院的组织文化相一致，要与医院战略目标相匹配。尽管360度绩效反馈有诸多优点，但也并非所有的医院都适合引入这种制度。引入360度绩效反馈制度，需要一定的文化制度土壤。首先，需要开放、自由的医院组织文化，如果医院组织文化重视员工的个人意见和参与，重视员工的生涯发展和自我管理，则适合引入360度绩效反馈。其次，公正完善的考核和奖励制度也是引入360度绩效反馈这一制度的必要条件。第三，需要员工的高度参与感、在医院内部的上下级和同级之间存在较高程度的互信关系。如果没有这样的医院组织文化和组织土壤，360度绩效反馈计划不仅不能取得应有的效果，反而有可能对医院现有的组织文化产生冲击，产生不和谐。

在医院中实施360度绩效反馈，对医院绩效管理系统有较高的要求。首先，对医院绩效评价指标体系要求很高。360度绩效反馈是一种多渠道全方位的反馈方式，反馈过程中必须指向明确，有的放矢。医院绩效指标不仅是医院绩效评价体系的核心内容，同样也是医院绩效反馈的指南。其次，必须做好评价人员的培训工作。360度绩效反馈的参与者众多，保障所有参与者的评价公正客观对反馈的结果至关重要。评价者在评价过程中，各种评价主体误区，如近因效应、晕轮效应等，常会减弱评价结果的准确性。因此需要在执行360度绩效反馈时候对评价者进行培训，力求避免各种主观误差。培训的意义还在于消除参与者的顾虑，保证调查结果是匿名的。

360度绩效反馈最重要的价值在于开发，而不是评价。很多专家都认为依据360度评价法的结论来决定升职或薪酬是一种冒险的做法。如果某一医院采用360度绩效反馈的方法，谨慎的做法是将它作为一种为员工提供绩效信息的方法，而不要据此做出最后的管理决策。任何方法都是由人来决定其成败的，而不是由技术来决定。360度绩效反馈作用不在于要求各方所填写一系列表格，而取决于通过这些信息发现员工的长处和不足，以帮助员工提高绩效。在医院绩效管理中，医院管理者与员工之间持续的医院绩效沟通才是真正决定医院绩效管理成败的关键所在，不能寄希望于某单一工具的选择就解决问题。

第二节　医院绩效反馈面谈

在绩效评价之后进行的绩效反馈面谈是一种正式的、以反馈为目的的绩效沟通。然而在大多数医院中，绩效反馈面谈并没有得到足够的重视，他们往往将填写评价表格、计算评价结果视为绩效评价乃至绩效管理的全过程。实际上，如果缺少了将评价结果和管理者的期望传达给被管理者的环节，就无法实现绩效评价和绩效管理的最终目的。

一、医院绩效反馈面谈的目的

绩效反馈面谈是医院中的上级领导就上一绩效管理周期中员工的表现和绩效评价结果与员工进行正式面谈的过程。绩效反馈面谈主要有以下四个目的。

（1）使员工认识到自己在本绩效周期内的工作中取得的进步和存在的缺点，了解医院上级领导对自己工作的看法，促进员工改进绩效。在一个绩效周期结束之前，医院员工需要了解他在整个绩效周期中的表现以及上级领导、同事甚至下属对自己的看法，根据这些反馈信息，在下一个绩效周期中不断改进绩效并提高自己的技能。

（2）就绩效评价结果达成共识，分析原因，找出需要改进的方面。绩效评价往往都是由人打分，难免包含着一些主观判断的成分，即使是客观的、定量的评价指标，也存在对收集数据的手段是否客观、准确的问题。由于评价者与评价对象的立场和角色不同，双方对于评价结果达成一致认同必然需要一定的过程。在评价结果达成一致意见之后，医院员工和其上级管理者就应该针对面谈中提出的各种绩效问题，制定一个详细的绩效改进计划。

（3）制定绩效改进计划，共同协商确定下一个绩效管理周期的绩效目标和绩效计划。在管理者和员工就绩效结果和改进点达成共识之后，就要制定绩效改进计划，最终的绩效改进计划往往以书面的形式呈现。在绩效改进计划中，双方可以共同确定需要解决的问题、解决的途径和步骤以及员工需要管理者提供的支持与帮助等内容。

（4）为员工的职业规划和发展提供信息。医院员工的职业规划和发展是建立绩效管理体系的目的之一，因此在绩效反馈阶段，管理者应当鼓励员工讨论个人发展的需要，以便建立起有利于达成这些发展的目标。由于讨论涉及员工进一步发展所需要的技能以及发展新技能的必要性，因此通常绩效反馈面谈还会讨论员工是否需要以及在哪些方面需要培训。管理者应当为员工的学习提供支持，提供一定的资源。同时，这一过程也是发掘其他的发展机会、检测员工对发展目标考虑的程度的好机会。在反馈面谈结束后，应当根据反馈结果，结合医院和员工的下一步计划，制定发展计划。员工的发展计划是具体的，应该在以下几方面与员工达成共识：员工需要做些什么；员工什么时候要做到这些；管理者要做些什么，什么时候做；一旦达成了自我发展计划，将如何发挥员工的新技能。

二、医院绩效反馈面谈的前期准备

为了充分实现绩效反馈面谈的目的，医院的管理者和员工作为绩效反馈面谈的参与者都应该做好充分的准备。需要事先安排的事项主要包括以下几方面。

（一）选择合适的面谈时间

绩效反馈面谈的时间选择对于最终的绩效反馈效果有很大影响，因此医院的管理者在选择面谈时间时要谨慎斟酌。管理者首先应该根据工作安排确定一个面谈双方都有空闲的时间。绩效反馈面谈一般在一个绩效周期结束时进行，然而这段时间通常又是医院许多部门（科室）工作繁忙之际。如果员工在面谈的同时还要担心手上的工作，他们在面谈时往往会很难集中注意力，而且会带有厌烦的心理，这样的面谈恐怕很难达到积极的效果。其次，尽量不要将绩效反馈面谈安排在临近上下班的时间。在刚上班的时间，面谈双方都很难进入状态，而在要下班的时间，领导者和员工又归家心切，可能比较反感，从而达不到应有的效果。除非能够得到员工的充分认同，否则不要试图利用非工作时间进行绩效面谈。确定的时间并不只是一个时间点，而应当是一个合适的时间段。时间段的长短要适宜，过长会引起疲倦、注意力不集中，从而增加信息交流误差的可能性；过短则会由于信息没有被充分、完全地传递而达不到沟通的目的。最后，管理者一定要在征得员工认可的情况下，再对绩效反馈面谈的时间做出最终的确定。这一方面是对员工的尊重，另一方面便于员工安排好手头的工作。员工在接受了绩效反馈面谈的时间安排后，就要事先安排好面谈时间的工作，为面谈留出充足的时间。

（二）选择合适的面谈地点和环境

地点和环境是对反馈面谈效果起作用的另一个重要因素。一般来说，在办公环境下，主要的反馈地点有管理者的办公室、会议室、接待室，其中小型会议室或接待室是比较理想的选择，因为这些地方一般都远离电话、传真，是不易被干扰的场所。当然，现实中往往由于条件所限，管理者的办公室成为最常见的选择。但是在办公室进行绩效反馈面谈，要务必确保面谈不被干扰或者中途打断。管理者最好能够拒绝接听任何电话，停止接待来访的客人，以避免面谈受到不必要的干扰。面谈的场所最好是封闭的，因为开放的办公区域比较容易受周围环境的影响。管理者还应该注意安排好双方在面谈时的空间距离和位置。

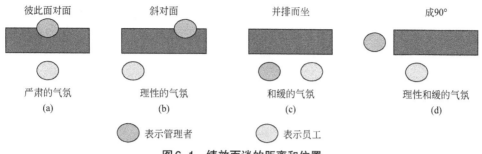

彼此面对面　　　　　斜对面　　　　　　并排而坐　　　　　成90°

严肃的气氛　　　　　理性的气氛　　　　　和缓的气氛　　　　理性和缓的气氛
(a)　　　　　　　　(b)　　　　　　　　(c)　　　　　　　　(d)

○ 表示管理者　　　　　　　○ 表示员工

图6-1　绩效面谈的距离和位置

图6-1中的一系列简图表示的就是一些在办公环境下常见的面谈距离和位置关系。这不同的位置关系往往营造出不同的面谈氛围。面谈双方的距离要适当，距离太远会影响信息传递的效果，而距离太近又会使交谈双方感到压抑。比如，图（b）的这个距离就会由于过远造成缺乏亲密感的不良结果。与图（b）相对应的是图（c），这种距离可能拉近双方的心理距离，在和缓的气氛中谈论个人的工作问题，但是可能有相当一部分人不能接受这种过于亲密的方式，这种气氛会令他们感到不自在，甚至尴尬。

从位置上来讲，图（a）中那种面对面的方式效果最不好，因为面谈的双方相互直视，容易给员工造成心理压力，这种严肃的气氛不适合绩效反馈这样沟通式的面谈，但这也是实践中绩效反馈时最常见的面谈位置。后三幅图中所显示的位置就避免了双方总是直视的尴尬局面。图（b）中双方是斜对面坐的，他们可以根据情况选择互相对视，或者调整视线。但是，图（c）的情况是图（a）的反例，这种位置不利于观察对方的表情。

综合考虑以上各种位置，我们认为图（d）表示的双方位置和距离最适用于绩效反馈面谈。管理者和下属员工呈一定的角度（在方桌的情况下即成90°）而坐，能够避免目光的直视，缓和心理紧张，同时也有利于观察和接受对方表达的信息，营造出理性和缓的氛围。

当然，反馈面谈的地点也可以选择工作场所之外的地方，比如选择咖啡厅、茶楼等地点。这种非正式办公地点的选择可以有效地创造管理者与员工之间的亲近关系，使双方在轻松的环境中充分表达自己的真实感受。在医院实际管理过程中，可以灵活操作。

（三）收集、整理面谈所需要的信息资料

参加绩效反馈面谈的双方都要收集和整理日常积累的有关绩效的各种信息与事实。绩效反馈面谈之前，管理者必须准备好面谈所需的各种资料，主要包括绩效评价表格、员工日常工作情况的记录和总结、该绩效评价周期的绩效计划以及对员工的基本绩效评价结果。在面谈的过程中，员工往往会根据自己的实际情况陈述整个周期的工作情况，因此员工应该充分地收集和整理一些能够表明自己绩效状况的事实依据；员工还可以通过绩效反馈面谈的这个机会就各种日常问题与管理人员交换意见，因此员工也可以收集并汇总一些这方面的信息。另外，管理者还需要掌握有关各个人性格特点的信息，针对不同性格特点，采用不同的沟通方式，以便在面谈过程中帮助自己与员工之间建立信任感和认同感。

三、医院绩效反馈面谈的过程

事先设计一套完整而合理的绩效面谈流程是成功实现绩效反馈面谈的保证。在进行面

谈前，绩效管理责任部门可能会给各科室提供一个面谈提纲，但是具体进行面谈的管理人员要在面谈提纲的基础上，结合工作实际对面谈的内容进行细化和加工。在设计面谈过程计划时可以从以下几方面入手。

（一）设计好面谈开场白

绩效反馈面谈中，管理者可以从一个轻松的话题入手，帮助员工放松心情，以使员工在下面的面谈中更好地阐明自己的看法。当然，如果员工能够很好地了解面谈的目的，并已经为面谈做好了充分的准备，那么开门见山也许是最好的选择。

（二）明确面谈目的与预期效果

管理人员首先要清楚通过这次面谈要达到什么样的效果。比如，要与员工在如何改进绩效方面达成共识，并在下一个绩效周期成功实现改进的计划；管理人员也可能想通过面谈表达对员工的信任，并期望他们保持目前好的绩效水平；使员工接受更高的目标或者绩效标准；达到使员工接受职务变化的目的，等等。

（三）确定面谈顺序

在明确了面谈的主要目的之后，就要确定面谈的顺序，也就是先谈什么、再谈什么的问题。一般考虑到员工的心理承受能力，先谈员工表现好的工作要项，之后再谈有待改进的地方。而且，按工作要项的重要性，一般先谈重要的，后谈不重要的。这样逐项进行沟通，双方意见一致就进入下一个项目；如果双方的意见不一致，就要经过讨论争取达成一致；如果实在无法达成一致，可以暂时搁置。

当然，这种逐项进行的方式并不是唯一的选择。比如，医院中有的管理者会先让员工叙述自己的工作表现并做出评价，然后表达自己与员工一致和不一致的意见。但是无论采取何种方式，管理者都应该耐心听取员工的意见，看员工是否有不同的看法。建设性沟通技巧对于帮助管理者更好地实现绩效反馈面谈的目的有很大的作用。

四、医院绩效反馈面谈过程中应该注意的问题

绩效反馈面谈是一个双向沟通的过程。管理者只有获得员工的认可与信任，才能与其在绩效结果、绩效改进、人事决策等方面达成共识。成功地进行绩效反馈面谈是医院中每个管理者的必备技能，因此，在实施绩效反馈面谈的过程中，管理者应该注意以下几个方面。

（一）重视面谈过程的开端

许多管理者并没有认识到面谈初始阶段的重要性，急于切入主题而忽略讨论方式是许多管理者的通病。实际上，最初的几分钟谈话往往决定了面谈的成功与否。因此，必要的寒暄、有针对性地对员工性格特点选择沟通方式是面谈成功的重要条件。

（二）及时调整反馈的方式

医院管理者事先制定好了与下属员工的面谈计划，但仍有可能出现需要及时调整反馈

方式的情况出现。一般来说，管理者的反馈方式主要有：指示型、指导型和授权型。指示型是比较传统的反馈模式，即直接告诉员工哪里做得不好，需要改进；哪里做得好，需要保持。有时管理者急于解决问题，或者把自己看做权威并主张控制，就会采取这种指示型的反馈方式。这种反馈方式简单省时，目的指向明确，但比较容易引发员工的反感和抵触情绪，应谨慎使用。与指示型相比，指导型和授权型的反馈方式则需要耗费更多的时间。指导型是一种"教"与"问"相结合的方式，管理者向员工解释并询问员工的想法，并在适当的时机纠正员工的错误思想。授权型方式以员工为主体，以员工回答为主、以解释和纠正为辅，管理者实际上主要起的是引导作用。员工对这两种反馈方式比较认同，容易达成共识，但需要管理者具备一定的沟通技巧和耐心。

（三）着重强调员工的进步与优点

绩效反馈面谈在医院中往往不受欢迎的一个重要原因在于：面谈中难免要谈论员工在上一阶段工作中的失误。而鼓励与表扬员工是赢得员工合作的好方法，只有充分地激励他们，才能真正实现绩效反馈的目的。在员工做得好的地方不能一带而过，而应当花一些时间进行讨论。赞扬不仅可以使员工保持好的工作作风，而且可以激励员工。对于绩效不良的方面，也不能一味批评，而应当在肯定员工的努力和贡献的基础上，严格遵循"对事不对人"的原则，对员工的绩效进行分析并提出改进措施。

（四）注意倾听员工的想法

绩效反馈面谈是一个双向沟通的过程，即使采用指示型的方式，也需要了解员工的真实想法与心理。真正有效的沟通都不能忽略倾听的重要性，来自员工的信息是十分重要的，倾听有助于全面了解情况，印证或改变管理者自己的想法。保持"说"与"听"之间的平衡是进行反馈面谈的要义。倾听员工的声音，会使员工倍感亲切，让他们感受到管理者的关心与尊重，员工自然会说出内心真实的想法。如果员工没有面谈的意愿，管理者应该尽量找出原因所在，并通过鼓励性的语言鼓励员工说出他的看法。

（五）坦诚与平等应该贯穿于面谈的始终

因为绩效评价的结果涉及薪酬、晋升等比较敏感的问题，管理者经常因担心影响双方的非正式关系以致影响自己今后的工作而难以启齿，但是这种隐瞒的方式并不能解决任何问题，最好的方式就是坦诚相见，直接向员工展示评价表格。同时，管理者应当清楚自己和员工在绩效不佳的问题上负有同等的责任，并且管理者的判断与实际情况之间也会出现偏差。当发现问题或认识出现偏差时，管理者应当坦率地承认，这种态度将会有助于与员工进行进一步的沟通，并解决问题。

（六）避免冲突与对抗

冲突与对抗可能彻底摧毁员工对上级领导的信任，导致员工对领导产生抵触情绪。两者一旦产生隔阂，问题就不仅仅是一次面谈的失败，很可能会影响今后工作中的合作。因此，在绩效反馈面谈中，管理者要掌握一定的谈话技巧和处理矛盾的技巧。

（七）形成书面的记录并确定改进计划

绩效反馈面谈中需要的各类计划和表格并不一定涵盖面谈中会涉及的全部问题。面谈中双方可能谈到工作中的许多问题，因此需要记录面谈的过程并形成书面文字，这样一方面能够让员工感到上级领导对他的看法是重视的，另一方面也能够确保在日后需要对相关内容进行查阅时有据可查。

根据整理的记录，填写正式的评价表。对于确实存在偏差的评价，管理者应当勇于修正错误，给出公正的评价结果。员工需要在评价表上签字表示认同。对于达成共识的评价表不能随意变更，并作为相关人事决策的依据。面谈结束后，员工应当根据面谈的内容制定个人发展计划、绩效改进计划和绩效计划。

第三节　医院绩效申诉

由于绩效评价的过程会受到诸如评价标准模糊不清、评价主体的个人偏见、绩效信息不准确等主客观因素的影响，评价结果可能存在不准确或不公平的情况。一旦发生这种情况，绩效评价的可靠性和权威性就会受到影响。为了尽可能避免这种状况的出现，有必要建立科学的绩效申诉与争议处理制度，当评价对象对评价结果存在异议时，可以通过正式途径进行申诉，维护自身的权益，同时提高评价的公平性。所谓绩效申诉，是指由于评价对象对评价结果持有异议，依照法律、法规或规章制度向有权受理申诉的机构提起申诉申请，受理部门依照规定的程序对相应的评价过程和结果进行审查、调查并提出解决办法的过程。

一、医院绩效申诉的重要性

绩效申诉是健全的绩效管理体系的重要组成部分。建立完善的绩效申诉制度对于保障绩效结果的公平公正、减少组织内部矛盾具有非常重要的意义，具体体现在以下几个方面。

第一，绩效申诉能够保障评价的顺利进行，提高评价的可接受性、公平性和公正性。当评价对象对于评价结果产生异议时，可以通过申诉表达。相关管理部门启动相应的调查，对评价中的问题进行裁决，纠正评价中的错误，消除评价对象的不满，保障评价的顺利进行，从而促进评价的公平与公正。

第二，绩效申诉有利于及时发现和纠正评价系统中存在的问题。建立绩效申诉制度是完善绩效评价系统的重要途径。在绩效评价的过程中，由于受到主客观因素的影响，可能会出现评价不准确的情况。一种情况是由于评价主体方面的因素，如对评价不够重视、受不正当动机和目的的支配等致使评价结果不准确，甚至出现营私舞弊、打击报复等不正当行为；另一种情况是由于客观评价系统的因素，如评价标准模糊等导致的评价不公平。通过绩效申诉，可以为这些问题提供纠错机制，由评价对象将上述问题反映到组织内部负责绩效申诉的部门，相关部门一经查实，在纠正评价结果的同时，还要采取相应措施避免类似情况再次发生。

第三，绩效申诉有利于增强评价对象对组织的信任感。如果评价存在不公正现象使评价对象遭到不公正待遇并且无处申诉时，评价对象就会首先对领导失去信任，进而导致对整个组织产生不信任感。如果建立了绩效申诉制度，评价对象对绩效评价结果有异议时就有了表达意见的渠道，会让评价对象感觉受到尊重，就会愿意积极参与到绩效管理过程中，乐于接受评价结果，进而对组织产生信任感。

二、医院绩效申诉的原则

绩效申诉制度的基本原则是贯彻在绩效申诉过程中，对绩效申诉具有普遍指导意义的基本准则。它至少应包括以下三个方面。

（1）合理原则。组织内部受理绩效申诉的部门要本着负责的态度，深入细致地查明相关事实，做出准确的认定。受理部门做出的决定要严格依据组织的相关规定，做到合理合规，不能徇私舞弊。

（2）公开原则。在处理绩效申诉的过程中应尽量公开进行，以使各方了解有关情况，监督申诉处理过程，消除误解。所涉及的申诉信息，除规定必须保密的之外，应尽量公开。此外，申诉处理结果也要公开，让申诉各方知晓处理结果。保证绩效申诉处理全过程公开透明。

（3）及时原则。绩效申诉作为一种有效的绩效改进手段，不能拖延推诿。这就要求绩效申诉的各个步骤都必须在限定的期限内完成，申诉机构要尽快完成对案件的审查，并及时做出处理决定。

三、医院绩效申诉体系的构建

绩效申诉体系的构建对于任何组织来说都是一个系统工程。具体而言，一个完整的绩效申诉体系应该包括确定申诉参与方、界定申诉范围、明确申诉管辖权和设计申诉程序等环节。

（一）确定申诉参与方

申诉参与方主要包括申诉方、被申诉方以及申诉管理机构。

（1）申诉方。申诉方是指对评价结果持有异议，依据相关规定以单位或个人名义向申诉管理机构提起申诉的组织或人员。简单地说，申诉方就是对评价主体的评价结果不服而提起申诉的评价对象。

（2）被申诉方。被申诉方是指评价对象就评价争议案件提起申诉的单位或个人，也可以简单理解为评价主体。

（3）申诉管理机构。申诉管理机构是指受理绩效申诉的机构或部门，一般而言，该机构的职能由医院的人力资源管理部门承担。此外，权威的第三方机构也可以作为绩效申诉的管理机构，因为这类机构立场中立、行事客观，但是由于职能权限和信息障碍等方面的限制，会加大其受理申诉工作的难度。

（二）界定申诉范围

申诉范围是指申诉机构接受评价争议案件的范围。它涉及评价对象合法权益的保障程度，也涉及申诉申请的管辖权限。评价对象可提起申诉的事项至少包括以下几方面。

（1）评价结果。评价结果可用于对评价对象的奖惩，用于指导评价对象以后的工作，是绩效评价中相当重要的一部分。由于评价结果正确与否关系到评价对象的利益，当评价对象对评价结果持有异议时，应允许其提起申诉。

（2）评价程序。评价程序科学与否影响到评价结论的正确性，并有可能侵害到评价对象的利益。因此，如果评价对象认为评价主体没有按照科学的或既定的程序进行评价，则有权提起申诉。

（3）评价方法。评价方法的选择依赖于具体的绩效指标，如果选择的评价方法不妥，会影响评价结果的准确性。同时，不同评价主体在采用评价方法上可能会存在差异，从而出现使用不同衡量尺度评价同一个评价对象的情况，进而导致评价结果有所不同。因此，如果评价对象认为评价主体所用的评价方法不科学或不适合本部门的实际，可以向申诉机关提起申诉。

（4）评价指标。与评价方法一样，如果评价对象认为评价主体所用的评价指标不合理，可提起申诉。

（5）评价信息。用于评价的信息正确与否、真实与否关系到评价的准确性和可靠性。因此，如果评价对象认为评价主体用于评价的信息不真实、不可靠，可向申诉机关提起申诉。

（三）明确申诉管辖权

申诉管辖是指有权受理评价申诉的组织或部门接受申诉方的申诉请求，并收集资料审查评价过程，最后依据相关规定做出裁决，同时终结申诉活动的行为。这一环节解决的是当评价对象对评价主体的评价产生质疑时应向谁提起申诉的问题。

（四）设计申诉程序

申诉程序是申诉机构进行申诉时必须遵守的时间、步骤和方式等内容。科学、合理的程序是绩效申诉有序进行的保障，申诉机构应该按照科学的程序进行申诉的处理，以保证绩效申诉处理的公平公正。科学的申诉程序应包括：

（1）申请。当评价对象对评价结果产生质疑，向申诉机关申请时，就开始进入申诉程序。评价申诉是依照"不告不理"原则，依申请而进行的，如果评价对象不提起申请，就不能进入申诉程序。

（2）受理。申诉机构在接到评价对象的申请后，进行审查，看其是否符合申诉范围，是否符合受理的有关条件等，再决定是否受理。如符合条件，就应立案受理。

（3）审理。绩效申诉受理后，申诉机构应调取相关证据，让申诉各方充分表达自己的意见和立场，围绕评价中的问题展开辩论。

（4）裁决。经过充分的论证和审查后，申诉机构应该以事实为根据做出公正的裁决，并将裁决结果送达申诉各方。

（5）执行。绩效申诉结果裁决后，申诉各方应在规定期限内执行。申诉机构应加强对申诉处理决定执行情况的监督。

（6）期限。科学的程序必须为各个步骤设置一定的处理期限，如立案期限、审理期限、送达期限、执行期限等，以提高绩效申诉处理的效率。

第四节 医院绩效评价结果的应用

在获得最终的医院绩效评价结果之后，还要面临如何应用医院绩效评价结果的问题。合理应用医院绩效评价结果是开展医院绩效评价工作的真正意义所在。医院绩效评价通过对评价对象的各方面工作进行评价，可以辨识孰优孰劣，为其绩效改进、职务任免、奖励和薪酬发放等提供必要依据。更重要的是，医院绩效评价结果可以帮助评价对象发现工作中存在的问题，为医院相关部门进行人员培训等决策提供基本依据。

一、医院绩效改进

医院绩效改进是指采取一系列行动提高员工能力和绩效的过程。医院绩效改进的过程包含医院绩效诊断和分析、医院绩效改进计划的制定、医院绩效改进计划的实施与评价。

（一）医院绩效诊断和分析

绩效诊断和分析是绩效改进过程的第一步，也是绩效改进最基本的环节。在绩效反馈面谈中，医院的管理者和下属员工通过分析和讨论评价结果，找出关键绩效问题和产生绩效问题的原因，这是绩效诊断的关键任务。诊断和分析绩效不佳的原因可以从员工个人角度、上级管理者角度和环境角度来入手，这三个角度又可以进一步细分为若干维度，方便对绩效不佳的原因的细分，最终形成绩效诊断表，如表6-1所示。

表6-1 绩效诊断表

影响绩效的维度		绩效不良的原因	备注
员工个人	知识		
	技能		
	态度		
上级管理者	辅导		
	其他		
环境	内部		
	外部		

（二）医院绩效改进计划的制定

在对员工绩效问题进行诊断和分析之后，就进入制定绩效改进计划阶段，通常有以下几个过程需要重点关注。

1. 确定绩效改进要点

通过绩效诊断环节，发现员工需要改进的地方可能很多，但最好能选取一项重要且易做的率先开始进行。如果同时进行，很可能由于压力大或资源不足等原因而导致顾此失彼进而失败。这种情况下，就存在挑选绩效改进点的问题。勒维（Loewi）就提出了一种两维的选择方法可供医院管理者在挑选绩效改进点时使用，如表6-2所示。

表6-2　选择绩效改进要点的方法

绩效	不易改变	容易改变
亟须改进	将其列入长期改进计划，或者与绩效薪酬一同进行	最先做
不需要改进	暂时不列入改进计划	第二选择（有助于其他困难的绩效改进）

实际上，选择绩效改进点就是综合考虑每个拟选定项目所需的时间、精力和成本因素，选择用时较短、精力花费少及成本低的，也就是比较哪个项目更划算。对于那些比较容易改变、且需要在短时间内进行解决的，应该最先予以考虑；而对于那些不易改变且不需要马上进行的绩效改进任务，可以暂时不列入改进计划。

2. 考虑解决问题的途径

经过绩效诊断和分析环节，选择了绩效改进点，并对影响绩效的因素有了比较清晰的认识后，就要考虑解决问题的途径。这时可以根据之前制定的绩效诊断表中的各个维度进行逐一分析。

员工本人可采取的行动包括：向上级领导或有经验的同事学习、观摩他人的做法、参加医院内外部组织的相关培训、参加相关领域的研讨会、阅读相关的书籍、选择某一实际工作项目、在上级领导的指导下完成工作等。

上级领导可采取的行动包括：参加医院内外关于绩效管理、人员管理等的培训，向医院内有经验的管理人员学习，向外部人力资源管理专家咨询等。

在环境方面，管理者可以适当调整科室内的员工的分工或进行部门间人员交流，以改善科室内的人际关系氛围，保证员工在良好的组织氛围内完成工作。或者在医院资源允许的情况下，尽量改善工作环境和工作条件等。

3. 制定绩效改进计划

绩效改进计划是关于改善现有绩效进展的计划。制定绩效改进计划实际上就是具体规划应该改进什么、应该做什么、由谁来做、何时做以及如何做的过程。一般绩效改进计划的主要内容包括：

（1）员工基本情况、直接上级的基本情况以及该计划的制定时间和实施时间。

（2）根据上一个绩效评价周期的绩效评价结果和绩效反馈情况，确定该员工在工作中需要改进的方面。

（3）明确需要改进和发展的原因，并附上上一个评价周期中该员工在相应评价指标上的得分情况和评价者对该问题的描述或解释。

（4）明确写出员工现有的绩效水平和经过绩效改进之后要达到的绩效目标，并在可能的情况下将目标明确地表示为员工在某个绩效评价指标上的评价得分。

（5）对存在的问题提出有针对性的改进措施，措施应当尽量具体。除了确定每个改进项目的内容和实现手段外，还需要确定每个改进项目的具体责任人和预期需要时间，有时还可以说明需要的帮助和资源。比如，就某一方面进行培训，就应当列出建议接受培训的形式、内容、时间、责任人等。对特殊的问题，还应提出分阶段的改进意见，使员工分步骤逐步改进绩效。

此外，绩效改进计划应当是在管理者和员工充分沟通的基础上制定的。单纯按照管理者的想法制定绩效改进计划，可能使改进项目脱离实际，因为管理者并不一定很确切地知道每个员工的具体问题，管理者认为应该改进的地方可能并不是员工真正需要改进的地方。另一个极端是单纯按照员工的想法着手制定计划，虽然让员工制定绩效改进计划可以激发员工的积极性，但是员工有可能避重就轻，漏掉重要的项目。所以管理者和员工应当就这一问题进行商讨，这也是绩效反馈面谈的一个主要目标之一。只有这种建立在交流基础上的方案，才能有效地实现绩效改进的目的。

（三）医院绩效改进计划的实施和评价

在制定了绩效改进计划之后，管理者应该通过绩效监控和沟通，实现对绩效改进计划实施过程的控制。这个控制的过程就是监督绩效改进计划能否按照预期的计划进行，并根据评价对象在绩效改进过程中的实际工作情况，及时修订和调整不合理的改进计划。管理者应当紧盯绩效改进计划的目标，主动与员工沟通，了解员工在绩效改进过程中遇到了哪些困难和障碍，需要管理者提供什么样的帮助，最终让员工实现目标。

绩效改进计划作为绩效计划的补充，同样需要评价和反馈。绩效改进计划开始于上一个绩效评价周期的结束，结束于下一个绩效评价周期的开始。绩效改进计划的完成情况反映在员工前后两次绩效评价中得到的评价结果中。如果员工在前后两次绩效评价中得到的结果有显著的提高，就在一定程度上说明绩效改进计划取得了一定的成效。

二、与医院管理决策相匹配

作为医院人力资源管理职能中的核心环节，医院绩效评价与医院各人力资源管理职能之间存在着非常密切的关系，医院绩效评价的结果可以作为医院人力资源管理系统中的招募与甄选环节、培训与开发环节、职位变动与解雇退休环节以及薪酬福利环节的决策依据。

（一）培训与开发

人力资源的培训与开发是医院通过培训和开发项目提高医院员工能力和医院绩效的一种有计划的、连续性的工作。通过绩效评价的结果可以发现医院员工对于培训和开发的需要，也就是将员工的实际评价结果与职位要求相比较，一旦发现员工在某方面存在不足而导致不能完全胜任工作，但可以通过培训弥补，就需要制定相应的培训计划对其进行培训，使医院员工具备完成工作所需要的知识、技能和态度。另外，医院也有可能基于对未来的视角，当绩效评价结果显示员工不具备未来所需要的技能、知识和态度时，对员工进行开发是常见的选择。

（二）人员调配

医院的绩效评价的结果是对医院内部员工进行工作调配的重要依据。人员调配不仅包括纵向的升迁或降职，还包括横向的工作轮换。如果绩效评价的结果说明某些员工无法胜任现有的工作岗位，就需要查明原因并果断地进行职位调换，将他从现有的岗位上换下来，安排到其他能够胜任的岗位上去。同时，通过绩效评价还可以发现优秀的、有发展潜力的员工。对于这些员工，医院管理者可以有意识地进行积极的培养和大胆的提拔。这种培养还包括在各个职位之间的轮岗，培养其全面的能力并熟悉组织的运作，为其今后在科室间的交流与协调做好准备。

（三）薪酬分配和调整

这是医院绩效评价结果最主要的一种用途。医院的绩效评价的最初目的就是为了更好地评价员工对科室或整个医院绩效的贡献，以更好地在薪酬分配的过程中体现公平性原则。一般而言，为了强调薪酬的公平性并发挥薪酬的激励作用，员工的薪酬中都会有一部分与绩效挂钩。当然，因为职位不同，与绩效挂钩的薪酬在总薪酬中所占的比例也会有所不同。如何有效地发挥薪酬的激励作用，寻求绩效管理与薪酬管理有机结合的方式，是大多数医院面临的一个难题。在制定绩效薪酬时，一方面要对薪酬的形式做出具体规定，例如是以奖金形式还是福利形式发放等问题；同时也要对不同的职位、不同的工种制定不同的薪酬与绩效的关联程度，做到具体问题具体分析，达到公平性和激励性的统一。

医院绩效反馈是医院绩效管理中的最后一个环节，是能否达到医院绩效管理目的的关键。医院管理者应根据反馈结果，结合实际情况，不断积累经验，从而使医院绩效反馈为医院绩效管理更好地服务。

【关键词】

医院绩效反馈

医院绩效面谈

医院绩效改进

【复习思考题】

1. 如何理解医院绩效反馈的重要性？
2. 请自拟情境设计一个医院绩效反馈面谈计划。
3. 解释医院绩效评价与医院绩效改进之间的关系。
4. 医院绩效评价结果在人力资源管理决策中有哪些作用？

第七章

医院绩效管理系统的有效运行

从医院绩效管理体系的构建到医院绩效管理活动的实施是一个复杂而又持续的过程。理论研究表明，医院绩效管理的有效运行必须依赖科学的机制保障，如果医院绩效管理没有组织、文化和信息化的保障，医院绩效管理系统将无法有序运行。为确保医院绩效管理的顺利实施，本章将从组织、文化和信息化三个角度论述医院绩效管理的具体机制。

第一节　医院绩效管理的组织机制

一、战略管理与医院绩效管理

（一）战略管理流程

战略管理是一个管理过程，这已成为学界和管理实践者的共识。如何才能使管理实践变成围绕战略而展开的持续过程呢？卡普兰和诺顿在《战略中心型组织》提出了一套战略管理框架，对此问题进行了全面的回答。卡普兰和诺顿开发的战略管理流程包括开发战略、诠释战略、协同组织、规划运营、监控学习、检验调整六个阶段，这六个阶段形成了一个封闭的环形图，如图7-1所示。这六个阶段的工作几乎覆盖了组织管理的所有重要方面，以此为主线谋划和带动组织的全局工作，无疑会带来管理水平的大幅提升。通过将战略管理系统与绩效管理系统的有机融合，这六个阶段流程的全面贯彻，有助于实现组织战略的流程化管理和推动组织绩效的持续提升。

（1）开发战略。战略管理流程始于管理层的战略开发。开发战略阶段的主要任务是回顾组织的使命、核心价值观和愿景，分析环境信息，完成战略开发或对组织战略进行微调或变革。在这个过程中，组织主要通过全面回答三个问题来完成：①我们做的业务是什么？为什么？回答这个问题主要是为了明晰组织的使命、核心价值观和愿景。②获取竞争优势的最关键因素是什么？回答这个问题需要进行全面的战略分析。③我们如何做到最好地参与竞争？最后一步就是完成战略开发或战略调整。

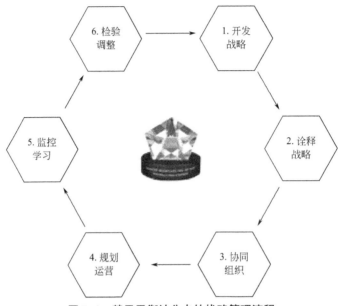

图7-1　基于平衡计分卡的战略管理流程

（2）诠释战略。诠释战略是将战略化为可操作的行动的重要环节。诠释战略的主要任务就是将战略转化为基于战略主题的战略地图，为战略地图中每一个战略目标设定相应的计分卡指标和目标值，以及开发达成战略目标的行动方案和资源计划。诠释战略过程犹如在传统的战略制定和战略规划之间增加了一个显微观察的环节，放大了战略所包含的细节元素，从而使人们对战略有更微观、深入和透彻的理解。从这个意义上讲，诠释战略可以说是整个战略管理流程的关键一环，是开发战略过程的拓展和延伸。

（3）协同组织。企业创造的价值不仅包括来自客户的价值，还包括来自企业的价值。前者由企业的业务单元通过创造产品和服务为目标客户提供独特的客户价值主张而得以实现；后者产生于企业所创造的跨职位、跨层级、跨部门和跨边界的协同效应。按照系统论的观点，企业中不同管理层级之间、不同业务单元之间、业务单元和职能部门之间以及与外部利益相关者之间需要实现协调一致。如果说诠释战略是从组织层面对战略进行可视化分析，使组织成员对共同的战略目标和竞争方式达成共识，那么协同组织则是进一步将战略逐层推向管理一线和市场前沿，使每一个部门、员工和利益相关者都能理解自身的战略角色和工作任务，进而实现密切配合和协同作战。

（4）规划运营。战略和运营虽然是组织体系的两个不同功能模块，但两者都非常重要，并且需要融为一体。一份美好的战略如果没有优异的运营系统予以支撑，就像没有基础的空中楼阁，不可能成功地达到预期目标。反之，一个优异的运营系统虽然有可能在成本控制、质量改进和效率提升上取得不俗的成绩，但如果缺少战略指引和战略聚焦，最终将变成迷失在市场竞争大潮中的帆船，纵然竭尽全力却难以到达成功的彼岸。

（5）监控学习。战略执行过程包括实施战略行动方案、流程改进项目以及销售和运营计划等，战略执行的成功要求实现战略和运营的有效连接。为确保战略目标顺利达成，组织通常需要在战略执行过程的不同阶段，通过不同的反馈机制，掌握执行的进展和效果，以便采取相应的控制措施纠正各类偏差。组织的战略监控和调整机制主要是一套结构化会议（运营回顾会议和战略回顾会议），会议主要是回顾组织的运营和战略，并根据需要调整和改变战略。运营回顾会主要通过回顾部门和业务单元的绩效情况，并找出问题。战略回顾会则是讨论各业务单元平衡计分卡上的指标和行动方案，评估战略执行的进程和障碍。

（6）检验调整。由于战略制定和战略选择本身就是艺术，不一定是完全科学的，因此在管理实践中还需要深入分析内部运营数据和外部环境信息，通过运营与战略的反向链接来对战略进行检验。对战略本身进行检验与调整一般通过召开战略检验与调整会来实现。与运营回顾会和战略回顾会都是在不质疑战略本身不同，战略检验与调整会是在质疑战略本身所含的假设和推理的前提下，对战略的正确性和有效性进行检验，重点是研究战略调整或转型，以便及时修改或重新制定战略，即是根据产品线和渠道的盈利性、变化的外部环境、出现的新战略机会以及新的技术发展等情况，来具体审视或调整战略。

（二）基于战略管理的医院绩效管理过程

医院绩效管理是由医院绩效计划、医院绩效监控、医院绩效评价和医院绩效反馈构成的循环系统。为保障医院绩效管理的战略性导向，如何将医院战略管理与绩效管理有机结合起来？如何将平衡计分卡的战略管理流程系统整合并运用到医院绩效管理的四个环节中？等问题又被抛在了医院绩效管理的研究和实践者面前。笔者通过研究发现，基于战略管理流程的医院绩效管理过程可以有效实现医院绩效管理的战略目的，进一步提升医院绩效管理的价值。

基于战略管理流程的医院绩效管理过程针对医院绩效管理的四个环节展开。在医院绩效计划的制定环节，通过组织战略的开发和诠释两个阶段，确定医院的使命、核心价值观和愿景，并通过战略地图来引导战略的制定，确定医院战略的具体内容，包括确定战略主题、具体的目标和衡量指标。有效的医院绩效计划必须能将医院的战略充分地落实到科室和员工的绩效评价计划中去。在组织协同阶段，通过科室战略地图和员工平衡计分卡的开发，充分实现了医院绩效管理在组织、部门、个人三个层次的有机统一，并始终围绕医院战略这个中心。此外，通过规划运营这一阶段的过渡，在医院绩效计划和医院绩效管理的另外三个环节之间，架起了一个桥梁。运营规划突出战略主题、行动方案、责任人和预算等，使得医院战略得以有效执行，也是医院绩效监控等医院绩效管理其他环节得以有效实施的基础。医院绩效监控是在运营规划的基础上，医院管理者在战略和计划执行过程中全方位监控下属的表现，主要方式有沟通、指导和信息搜集等，和战略管理的监控与学习阶段有密切的联系，但二者侧重面不同，医院绩效监控更加具体和日常化，而战略的监控与学习则更加宏观，其主要形式是各种会议。医院绩效评价强调运营绩效评价的客观化和常规化，其结果可以被用在战略管理流程的检验和反馈阶段中去。医院绩效反馈只是医院绩效评价结果的一种规范化应用，目的在于医院绩效的持续改进。医院绩效评价和反馈的内容，完全可以用到战略管理流程的战略检验和调整阶段中去，使得医院战略的监控和调整更加有据可依。

与传统的医院绩效管理比较，基于战略管理流程的医院绩效管理过程有明显的优点，具体表现在以下五个方面：①传统医院绩效管理的各项评价指标间的联系没有严格的逻辑关系，指标确立的人为因素多，指标模块的划分有较强的主观性，目标的确定也有一定盲目性；而基于战略管理流程的医院绩效管理过程的各指标模块有明确的规范，指标的因果关系和逻辑顺序清晰。②传统医院绩效管理对医院战略计划的理解有一定的随意性，各部门和个人没能有效地围绕医院战略这个中心；而基于战略管理流程的医院绩效管理过程通过组织协同，将医院战略、科室战略任务和员工绩效管理的重点，有机地统一在一起。③与传统医院绩效管理相比，基于战略管理流程的医院绩效管理过程增加了运营规划流程，有利于将医院战略和日程运营行为紧密地联系在一起。④传统医院绩效管理不强调具体的行动方案，而只是一味地以结果为导向；而基于战略管理流程的医院绩效管理过程则在绩效计划和监控环节，特别强调行动方案，以确保绩效计划的有效落实。⑤传统的医院绩效管理并不要求与预算联系；而基于战略管理流程的医院绩效管理过程则要求每个战略主题和绩效任务都有明确的责任人和具体的财务预算，使战略任务的落实有了人力和财力保障。

（三）基于战略管理的医院绩效管理的组织保障

强有力的领导和组织机构保障是推动平衡计分卡战略管理实践的关键，医院高层领导推动和成立专门的医院内设机构是两项重要内容。

1. 医院高层领导推动

根据卡普兰和诺顿撰写的《平衡计分卡战略实践》一书描述，通过对100多家战略执行明星组织获奖者的经验总结发现：领导者的推动是每个案例取得成功的前提。每家实施这一新的战略管理体系的组织的首席执行官都会领导战略开发的流程并组织实施，成功的战略执行所具备的唯一的相同因素是与众不同的、有远见的领导。

医院的战略可以各不相同，有志在提供低成本服务的，也有为患者提供整体解决方案的。在每一家医院成功实践中，领导班子都领导着组织变革，善于向每一位员工沟通愿景和战略。如果没有这种强大的高层领导，我们所说的这套综合的管理体系也无法让医院实现突破性绩效。实际上，领导是有效实施战略管理体系的必要且充分条件。

在六阶段战略管理体系中，高层领导者确实渗透到了这个管理体系的每一个阶段。在阶段一中，医院一把手主导变革议程并从高层进行推动，从而强化使命、核心价值观和愿景。在阶段二中，医院领导层审批通过第一阶段创建的战略地图，为医院设定挑战性目标值，并使所有员工明确奋斗的目标。在阶段三中，医院领导层驱动医院各单元的协同，这也是向所有员工沟通愿景、价值观和战略的基础。在阶段四中，医院领导层支持跨部门的流程改进。在阶段五中，医院领导层召开战略管理回顾会议的开放性和技巧决定了全年战略微调的有效性。在阶段六中，医院领导层必须允许现有战略受到置疑，即使是一项制定好、执行良好的战略，也应该将其置于新的环境和条件下，结合现有战略的绩效数据以及所有医院员工的新建议进行再次审视。此外，愿意让现有业务战略接受事实挑战是有效领导的标志之一。

基于平衡计分卡的管理流程为有效的领导提供了战略管理的框架。这个六阶段管理流程的每一个阶段都是可行的，把它们组合起来，六阶段的管理流程就为领导者提供了一个综合的、行之有效的系统来管理战略的开发、规划、实施、回顾和调整的全过程。这也是我们相信医院高层领导是成功战略执行的必要且充分条件的原因。

2. 设置医院战略管理办公室

在我国现阶段的医院管理中，简单地提出医院战略管理，大家还不好理解。但将医院绩效管理上升到战略层面，实施基于战略管理的绩效管理，正在被越来越多的医院管理者所认同。为保证基于战略管理的医院绩效管理的实施，在医院独立设置战略管理部门是必要的。

（1）设置医院战略管理部门的必要性和意义。上文所述的六阶段战略管理流程形成了一套综合的、一体化的闭环系统，将战略规划和运营规划、执行、反馈、学习有机地链接为一个整体。这套体系有很多动态的环节和相互间的联系，需要组织的不同领域和各单元同步协调。医院现有的流程由不同的部门分别执行，如财务部做预算，人力资源部做个人目标和沟通，质量管理流程则分散在不同的专业性医疗管理部门（如医务部、护理部等），大部分流程都由各自相应的负责人推动执行并对其绩效负责。很少有医院会指定某个人或某个部门管理其战略执行系统，它包含了多项相互链接的流程，这些流程必须适当调适、相互结合以形成战略协同效应，它们必须以一整套的系统来运行，而不是多项各自独立的子系统分别运行。我们确信有必要设立一个新的组织机构，称为类似战略管理办公室这样的部门，来担当战略执行流程的负责人。在系统化的医院战略执行系统中，我们建议了一些新的流程，如开发战略地图和计分卡以协同医院各科室以及所有员工围绕医院战略工作。由于这些流程对大多数医院来说是新的，他们在现有的组织架构中还没有形成气候。所以，很显然医院会面临一项复杂的任务去实施这样一套综合的、相互关联的管理体系，使得成立专门的管理机构变得更为必要。在绩效卓越的组织，战略管理办公室整合并协调所有与战略密切相关的行动和跨部门、跨单元的运营。战略管理办公室使所有的计划和管控流程以各自的频率有序运行，同时又保持协调节奏。比如，仪表盘和运营控制会议每天、每周进行，收集战略性指标和行动方案的信息以召开月度战略管理回顾会议，收集和分析外部环境信息为季度或年度的战略检验和调整会议做准备。所有这些不同的循环都必须相互兼容并协调一致。

（2）医院战略管理办公室作用的发挥。

① 战略管理办公室的角色和职责。新的战略管理办公室扮演了三个角色。首先，它是一位构建者，为组织设计新的战略和运营管理流程。帮助医院高层管理者开发最初版本的战略地图和平衡计分卡，然后推动它在整个医院内分解和沟通。战略管理办公室确保所有的规划、执行和反馈都到位，并以闭环的形式衔接，并对所有的部门实施监控，确保他们符合要求。其次，战略管理办公室是这个管理体系中多个关键流程的管理者，推动跨业务、跨职能的流程执行，包括战略制定、战略规划、围绕战略协同组织、回顾战略并检验和调整战略。最后，战略管理办公室还必须确保战略引导医院现有的各种流程，包括财务管理、战略沟通、人力资源规划和绩效管理、信息技术规划、行动方案管理以及最佳实践共享。在大多数组织中，这些流程已经存在并有相应的负责人。但他们都各行

其是，或许并没有与战略保持一致。因此战略管理办公室作为一个整合者，将所有这些流程都围绕战略整合成一体，如图7-2所示。

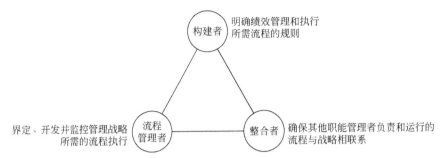

图7-2 医院战略管理办公室扮演的角色

然后，进一步明确战略管理办公室的职责，分别在战略管理流程的各个环节行使职责，如图7-3所示。

战略管理办公室的角色	战略管理流程	战略管理办公室的职责
构建者	1. 确定战略管理框架和协议	
	2. 制定战略管理流程	
流程管理者	1. 开发战略	
	2. 规划战略	
	3. 协同组织	
	4. 回顾和调整战略	
整合者	1. 链接运营计划和预算	财务部门
	2. 链接关键运营流程	质管、绩效办
	3. 链接人力资源、IT和支持 职能	人事部门
	4. 战略沟通	院办
	5. 战略行动方案管理	质管、绩效办
	6. 最佳实践共享	绩效办

备注：
▨ 战略管理办公室应该负责的流程
× 战略管理办公室负责将战略与其他办公室的流程相链接

图7-3 医院战略管理办公室的职责

② 医院战略管理办公室的定位和人员配置。战略管理办公室直接向院长汇报工作，其负责人相当于将军的副官。副官并不提出战略或运营策略，也没有权利和职责来执行，而仅仅是负责安排将军主持的会议，确保相应人员到会，做好会议记录，开展会后跟踪，确保相应行动计划的达成。与很多医院现有的院办公室相比，则更多地增加了战略体系设计、战略规划、组织协同、监督落实等方面的职能。组织结构模式有两种，一种是集中的医院层面的办公室，还有一种是网状架构，2～3名成员在医院层面，每一个业务科室和支持部门都配备一名战略管理责任人。战略管理办公室是一个重要的职能

部门，但人员配备不用很多，来自企业的经验表明，员工人数在1000～10000人的企业，战略管理办公室成员可以少于10人。也不一定重新配备昂贵的新人才，可以从规划和财务部门、质量部门、人力资源部门等部门选派。战略管理办公室的人员要求有很好的素质，包括具备良好的业务知识，有大局意识，能进行战略性思考，具有良好的沟通能力，有团队精神，最好拥有项目管理经验，具备跨业务的复合管理技能，有较好的创新精神。

③ 医院战略管理办公室工作的开展。医院战略管理办公室要有效开展工作，以下一些方面需要加以注意。其一，确保战略管理办公室成员需要具备一些基本的业务能力，包括懂得战略执行管理体系的全部流程和关键环节。另外，在战略执行管理成员所需的各项能力要求中，最关键的能力是执行能力，要求管理者是实干家，而不仅仅是计划者和分析师。其二，在战略变革或执行过程中，要警惕"沉默的杀手"。熟悉和习惯旧文化的老资历成员，可能会抵制新战略成功实施所需要的一种截然不同的文化，从而为新战略的实施带来障碍，必须意识到这种障碍的存在，通过相应的工作技能和影响力，来克服这些障碍。其三，一些具体的管理举措，可能有利于战略管理办公室行使职权。例如充分利用院长和院领导班子成员的影响力，实施战略协同来成功执行战略；加强战略沟通和进行广泛培训，使医院全体成员了解医院战略，熟悉战略执行的一些管理工具；来自企业的经验还包括要求新聘任中层管理人员在战略管理办公室任职，最长达两年，以此来培养人才，并能使战略管理办公室的工作得到更多人的理解和支持。

二、医院绩效管理组织架构和责任体系

医院内部绩效管理组织是实现医院战略目标的载体，进行绩效管理的具体执行者。同时，有效实施医院绩效管理需要建立起职责清晰、分工明确、问责有力的组织责任体系。医院绩效管理组织责任体系应在现有医院组织管理框架基础上，按照组织领导、统筹协调、配合协助、监督执行、具体落实的责任分工原则，有效调整配置绩效管理职责与权力，维护绩效循环体系，努力实现医院战略目标，不断改善医院绩效。

（一）医院绩效管理组织架构和责任体系的基本内容

一般的综合性医院组织管理框架包括了领导层、职能部门、业务部门（视情况可分置诊疗团队）和员工。不同医院机构设置并不完全一致，绩效管理组织体系也不尽相同，有单独设置绩效管理部门的，也有将绩效管理职能挂靠在人事或财务部门的，还有组建临时性绩效管理小组的，形成各具特色的绩效管理组织体系。在综合性医院组织管理框架基础上，按照绩效管理责任分工原则，可以模拟设置绩效管理组织框架，具体包括组织领导、统筹协调、协助配合、监督执行、具体实施等五个组成部分，并按照绩效管理的四个环节顺序依次分析组织分工与主要责任。

1. 组织领导

组建医院绩效管理领导委员会，行使绩效管理的最高决策权与最终裁判权。该委员会一般包括医院领导层和相关部门负责人，其主要职能是：制定医院战略目标和绩效目标；

审定医院绩效管理制度；推动并监督绩效管理的实施；决定重大问题；组织开展绩效评价；发布绩效评价结果，裁决对评价结果的申述；督导绩效反馈，兑现绩效奖励与惩罚；全程全方位沟通。

2. 统筹协调

在医院绩效管理领导委员会授权下，组织开展全院绩效管理工作，并提供绩效管理技术咨询指导服务。实施统筹协调的一般是绩效管理的主管部门，其主要职能是：草拟绩效管理制度，供领导委员会决策参考；编制全院绩效管理计划及时间表，提请领导委员会审议；提供绩效管理技术支持；与各科室沟通，及时纠正偏差；实时监测医院绩效动态，分析科室绩效并提出改进意见，发现医院绩效问题并提出改进建议；推动绩效反馈与奖惩，受理相关投诉；建立员工绩效档案；开展绩效管理的咨询、辅导与培训工作。

3. 协助配合

协助提供相关的人、财、物、信息资源，参与配合绩效管理工作。一般由统计信息、人事、财务、医务、护理等医院职能部门实施该项工作，其主要职责是：通过医院信息系统收集人事、财务、医疗服务、质量管理等绩效相关信息资料，协助开展绩效监测与预警工作；参与绩效考核与评价工作；依据绩效评价结果支付物质奖励和人事调整。

4. 监督执行

落实医院绩效管理要求，开展科室绩效管理。科室绩效是医院绩效和员工绩效相互转化的关键环节。在普遍施行院科两级管理、科室主任负责的体制下，科室主任成为落实绩效管理责任的核心人物。其主要职能是：完成医院绩效管理领导委员会布置的科室绩效管理任务；协助提供科室绩效信息；将人才激励与员工能力提升作为重点，建立科室绩效管理体系；将绩效目标分解到员工，辅导员工制定个人绩效计划；监督个人绩效计划的实施；组织开展员工绩效评价；反馈评价结果，诊断绩效问题，辅导员工改进绩效；随时进行绩效沟通。

5. 具体实施

员工有组织地创造个人绩效，是医院整体绩效的源泉与管理基础。广义上由医院全体员工，狭义上主要由医务人员和一般管理人员实施，其主要职责是：在医院与科室绩效管理体系框架下，制定员工绩效计划，并通过自我管理和自我能力的提升，创造个人绩效；参与科室绩效管理，协助科室主任提升医疗服务团队整体科研、技术能力。

（二）医院绩效管理组织架构和责任体系的完善路径

1. 根据医院发展特征，构建医院绩效管理组织框架，合理配置绩效管理权责

在绩效管理组织责任框架体系中，统筹协调部门处于中枢地位，各医院可根据自身规模和实际工作需要，设置类似的职能科室，也可以组建专门的管理团队长期负责该项工作，情况特殊的也可以安排专人负责。除此之外，其他部门的责任大多可依托医院现有组织管理体系。

2. 加强对科室负责人的培训与辅导，提高科室负责人绩效管理的能力

科室负责人的观念、态度与能力对于绩效管理实施影响巨大。当前，我国医院科室负责人大多是临床、医技专业出身，专业工作和管理工作"双肩挑"，对医院绩效管理工作

或不了解，或缺乏足够精力，或胜任力不足。因此，有必要对其进行深入细致的培训与辅导。重点培训绩效管理内涵及其在医院管理中的作用等理论和技巧，辅导绩效管理目标分解方法、绩效沟通技能、绩效反馈等操作性技巧，以此增加科室负责人对绩效管理工作的认同与支持，提高绩效管理的能力。

3. 开展建设性绩效沟通，提高员工参与绩效管理程度

绩效沟通是医院绩效管理双方就绩效问题进行的沟通，具有改善和巩固人际关系、解决特定问题的作用。这种具有建设性意义的沟通方式是医院绩效管理组织体系各个科室联系的重要手段与信息交流的主要渠道。开展建设性绩效沟通，需要各方都站在对方的立场上思考问题，注意绩效信息表达的完整性与准确性，坚持对事不对人、自我显性责任导向和以事实为依据的原则。通过建设性绩效沟通方式，吸引员工参与绩效管理政策制定、绩效评价与绩效反馈等活动，发挥员工潜能，设计公正合理的绩效管理体系，提升员工对该体系的认可程度，促使员工进行自我绩效管理和自我绩效改进，降低绩效管理体系推广和执行难度。

第二节　医院绩效管理的文化建设

一、医院文化建设与医院绩效管理

（一）组织文化的内涵

1. 组织文化的演进

自从1979年佩迪格鲁（Pettigrew）在《关于组织文化研究》一文中首次提出"组织文化"（Organizational Culture）的概念后，它犹如一根导火索，引燃了组织心理学以来的影响最广泛的一场"运动"。1980年，美国的《商业周刊》、《哈佛商业评论》等权威杂志以突出篇幅对"组织文化"的问题进行了讨论，这代表企业界和学术界对这场"运动"的强烈回应。之后在美国连续出版了几本关于组织文化的著作——日裔美国学者奥奇（Ouchi）的《Z理论》、帕斯卡尔（Pascale）和阿索斯（Athos）的《日本经营管理艺术》、迪尔（Deal）和肯尼迪（Kennedy）的《公司文化》、彼得斯（Peters）和沃特曼（Waterman）的《追求卓越》，这四本著作奏响了这场"运动"的最强音，被称为组织文化的"新潮四重奏"。从此，组织文化开始成为企业实践、管理咨询领域和学术界的流行名词，而组织文化研究也成为组织领域研究的主流。

2. 组织文化的定义

尽管学者们对组织文化的内涵界定不尽相同，但他们都认为组织文化是组织的价值观和基本信念，组织正是依赖于这些文化来协调和凝聚内部各种力量，将其统一于共同的指导思想和经营哲学之下。在所有的关于组织文化的定义中，最有代表性的、影响最大的是埃德加·沙因（Edgar H.Schein）提出的定义："组织文化是一套基本的假设——由一个特定的组织在学习处理对外部环境的适应和内部整合问题时所创造、发现或发展起来的，一

种运行得很好而且被证明是行之有效的，并被用来教育新成员正确感知、思考和感觉上述这些问题的基本假设。"

3. 组织文化的实际意义

组织文化从创建到形成不是一朝一夕的，它需要漫长的过程，组织内可以通过一系列手段来对自己的文化进行维系和传承。组织文化能够引导成员的行为和价值取向，对组织成员具有约束作用，能够将他们凝聚在一起，激励他们的积极性和创造性，从而为组织的发展提供强大的动力；它是一个组织形象的鲜明表征，能够将各组织区别开来。但是，我们也不能忽视组织文化的负面影响，组织文化具有稳定性和滞后性，组织想要在激烈的竞争环境中获得生存和发展，就必须适时对组织文化进行变革。

组织文化是管理学领域中最受关注的话题，对组织文化感兴趣的人不仅仅限于学术界，从事管理实务的管理者也对这一话题也颇感兴趣，特别是组织文化与绩效之间的关系。

（二）医院文化

医院文化随着医院建立而产生，并伴随医院的发展而发展，被认为是医院的软实力，对医院的持久发展具有关键性作用。医院文化是医院的灵魂，对医院员工行为具有导向、凝聚、激励、约束等功能。先进的文化能够增强医院发展的活力、培育高素质的管理者与医务人员，从而提升医院的服务质量和服务效率，使医院在激烈的竞争环境中生存发展下去。故加强医院文化建设，已成为医院管理的重要内容。

1. 医院文化的基本内涵

（1）医院文化定义。医院文化是指在一定的社会经济条件下，通过社会实践所形成的并为医院及全体成员遵循的共同意识、价值观、职业道德、行为规范和准则的总和，是一个医院在自身发展过程中形成的以价值观为核心的独特的文化管理模式，是一种凝聚人心以实现自我价值、提升医院竞争力的文化力量和资本积累。这就要求我们充分认识医院文化建设的作用，不断赋予医院文化新的内容，认真把握医院文化建设的重点，塑造一种积极向上的文化氛围，让医院的战略目标的实现成为每一名员工的使命，让全体员工能全身心地投入到医院建设和发展的共同事业当中。

（2）医院文化结构。医院文化的构成是分层的，学术界具有代表性的是"同心说"，即把医院文化分为四个层面：精神文化、制度文化、行为文化和物质文化。它由里到外，由深达表，形成一个严密的、系统的、有机的、互相联系和相辅相成的结构。

第一，精神文化层面。医院精神文化具有统领全局的作用，是医院管理者和员工共同遵守的价值观、基本信念、道德规范和精神风貌等，是医院的灵魂和核心，是医院生存和发展的强大支柱，也是物质层面和制度层面的基础。所以，医院要正确引导员工的价值取向，牢固树立"救死扶伤"、"全心全意为人民服务"、"患者至上"等服务理念。

第二，制度文化层面。医院制度文化是医院文化的重要组成部分，是塑造医院精神文化的根本保证。医院精神所倡导的一系列行为准则，必须依靠制度的保证去实现，通过制度建设规范员工的行为，并使医院精神转化为每个医院员工的自觉行动。因此我们需要在医院内建成良好的制度文化氛围，在倡导新文化的同时，更应制定相应的行为规范和管理制度，在实践中不断强化，努力转变员工的思想观念及行为模式，这样才能逐步建立起新的医院文化，保证医院创造更好的社会价值。

第三，行为文化层面。医院行为文化是指医院员工在开展医疗服务、教育宣传、人际关系活动、文娱体育活动中产生的文化现象。它是医院经营作风、精神风貌、人际关系的动态体现，也是医院精神、医院价值观的折射。医院行为文化建设的好坏，直接关系到医院员工工作积极性的发挥，关系到医院医疗服务开展的好坏，关系到医院未来的发展方向。

第四，物质文化层面。医院物质文化是指医院创造的社会价值，是医院文化层面的表层和外显部分，包括医疗设备、人才储备及医院基础设施等。因此，我们不能简单地看成是经济价值的创造，它的根本出发点是为了保护人群的健康，这反映了医院的经营思想、管理哲学和工作作风。

（3）医院文化的特征。医院文化是组织文化在医院环境下的特殊产物，除了具有组织文化一般性特征之外，还具有一些独有的特征，具体包括：

第一，时代性。医院文化是时代精神的反映和具体化，是在一定的历史文化、现代科学技术和现代意识影响下发展起来的。随着我国医药卫生体制改革的日益深入，人民生活水平的日益提高，当代的医院文化不仅体现社会主义的基本特征，而且应充分体现当今改革开放的时代精神特征，渗透着现代医院经营管理的思想。

第二，人文性。人文性是医院文化最显著的特征之一。医院的一切活动都是以人为中心，医院的服务对象是人，是身心患有疾病的人群。因此，医院强调以患者为中心，医院文化十分强调人的社会性。医务人员具有较高的文化知识，工作在高风险的工作岗位，因此，医院文化强调在管理中关心人、尊重人、信任人，强调激发人的使命感、自豪感和责任心。医院文化提倡团队精神，提倡建立亲密、友善、互助、信任、上下和亲的关系，注重员工的自尊、自我实现等高层次心理需求，并把这些带有"人文"色彩的信念、价值观等注入员工的心灵深处，在医院形成一种和睦相处、同舟共济的人际关系。

第三，社会性。医院是个社会组织，为员工提供工作岗位，提供成就事业的条件，提供工作和学习的环境，同时医院的生存和发展也离不开它所处的大社会环境。因此，先进的医院文化追求与社会环境的和谐，具有高度的社会责任感。医院员工在医院文化的熏陶和感染下，通过自己优质的服务，促进良好社会风气的不断形成，与公众保持良好的公共关系，使医院与社会相关组织成为一个相互依赖、相互联系、相互作用的有机整体，以尽医院的社会责任。

第四，继承性。中国的医院文化是中华文化的一个组成部分，是现代文化的一个部分。传承民族优秀文化传统，借鉴各国文化精华，是医院文化的重要特征。一是继承社会主义文化传统，如白求恩精神，是广大医务人员追求的最高境界；二是继承传统医学文化的精神，如"医乃仁术"、"大医精诚"等，都是祖国医学的精华；三是继承本院的优秀文化传统。医院一代又一代的医务人员在医疗实践中积淀的文化底蕴，是医院各项文明建设和员工教育的成果。这样的继承和发展在医院文化建设中起着重要作用，而且在一些历史悠久的医院中作用更加突出。

第五，创新性。医院文化是医疗实践和医院管理活动中长期培养形成和不断充实起来的，而创新是发展的源泉。继承是创新的基础，创新是继承的发展，离开了创新的继承就意味着停滞不前。先进的医院文化具有随着医院环境的变化而自我更新的强大再生力，它以无形的魅力推动和引导医院员工发挥他们的创新潜能，这种创新不仅是医疗技术和医疗服务的创新，更重要的是观念、意识及相关体制和制度的更新。创新即是时代的呼唤，又是医院文化自身发展的内在要求。

第六，传播性。医院是知识密集、技术含量高的单位，是精神文明的窗口。医院与人民的生老病死紧密相连。一方面，医院通过其医疗活动，为保护社会生产力，为人民的健康作出贡献；另一方面，又以自己特有的医院文化向医院外部辐射，影响整个社会。这种传播和影响主要表现在：医院通过自己的良好形象、价值观念、发展目标、职业道德、医院精神等影响患者，影响社会。对全社会的精神文明建设起丰富、促进和推动作用。

2. 医院文化的作用

医院文化的作用是指医院文化在医院工作和医院建设中所发挥的作用。根据国内外学者的研究和众多医院的实践，我们可以把医院文化的作用归纳为七个方面。

（1）引导员工为实现医院目标而努力。医院文化能对医院和医院每个成员的价值取向及行为取向起引导作用，使之符合医院所确定的目标。事实上，医院文化只是一种软性的理智约束，通过医院的共同价值观不断地向个人价值观渗透和内化，以一种适应性文化引导着医院的行为和活动。当医院的整体价值观念和目标融于医院文化建设过程之后，医院全体员工便以主人翁的姿态参与医院文化创建，并实现自我价值观念和目标与医院核心价值观念和目标相统一。因此，医院要想在同类医院中脱颖而出，获得社会认可，需要通过战略规划构建核心价值观，把员工个人理想与医院愿景相结合，营造和谐融洽的文化氛围。此外，医院还需要大力宣传历史沉淀下来的医疗传统和精神。

（2）激励员工发挥自己的潜能。医院文化具有使组织成员从内心产生一种高昂情绪和发奋进取精神的效应，它能够最大限度地激发医务人员的积极性和首创精神。它对人的激励不是一种外在的推动而是一种内在引导，它不是被动消极地满足人们对实现自身价值的心理需求，而是通过组织文化的塑造，让医务人员心甘情愿地为医院的使命和战略目标而奋斗。

（3）约束和规范医院员工的心理和行为。医院文化对医务人员的思想、道德、心理和行为具有约束和规范的作用。医院文化的约束，不仅利用制度和管理规定等硬约束，还利用在医院中形成群体的行为准则和道德规范等软约束。因此，医院文化中的价值观念、道德规范、规章制度等形成了一种良好的微观社会环境，对全院人员的心理和行为起着约束和规范的作用。

（4）对社会和本院员工具有辐射作用。医院文化的辐射作用是指医院文化一旦形成较为固定的模式，它不仅会在医院内发挥作用，对医院员工产生影响，而且也会通过各种渠道对社会产生影响。因此，医院在文化建设过程中，要让医务人员把文化带来的精神力量转化为实际的工作效率；还需要树立"患者至上"、"文明行医"的价值理念，在公众中树立良好的外部形象。

（5）凝聚医院全体员工。文化具有极强的凝聚力，当医院的某种价值观被医院员工共同认可之后，它就会从各个方面把其成员团结起来，从而产生一种巨大的向心力和凝聚力，使医院内部形成和谐的气氛，帮助医院员工自觉地树立爱院、兴院的意识和主人翁的责任感。即所谓的"人心齐，泰山移"，凝聚在一起的员工有共同的目标和愿景，推动医院不断前进和发展。

（6）协调医院内部、医院与社会之间的关系。医院文化具有协调医院内部、医院与社会之间关系的作用。任何医院都存在着各种矛盾冲突，存在着认识差异不协调等现象。医院文化能够让员工主动承担责任、交换意见、加强沟通，通过协商解决医院内部的问题。对外部而言，医院文化的建设，能够让医院适应不同人群的就医需求，提升医疗服务质量和患者满意度，协调医院与社会产生的各种矛盾。

（7）为医院的长期稳定发展提供保障。医院作为存在于社会的组织，它不仅需要为人民提供优质的医疗服务，还需要追求长期的稳定和发展。而医院文化可以将医院的核心价值观深深根植于每位员工的思想中，这为医院的可持续发展提供了保障。但医院的文化需要随着内外部环境的变化而变化，否则将成为医院发展的障碍。

（三）医院文化与医院绩效之间关系

医院文化作为医院的核心价值观、整体精神及员工追求发展的高素质的体现，对医院绩效有着至关重要的影响，而医院绩效的好坏，又直接或间接地影响着医院文化建设的强度和力度，二者之间是相辅相成，相互促进的关系。

1. 医院文化对绩效的影响

（1）医院文化的核心所体现出的医院共同价值观和医院精神，使医院管理层与医院员工在医院发展目标上能够达成共识，在医院经营理念的指引下，通过对医院战略目标的一致认同，从而产生一种巨大的向心力和凝聚力，员工积极向上，最终完成医院绩效目标，实现医院的社会价值。如中日友好医院确立"患者至上，文明行医"的价值观，逐步形成了一种注重患者利益要求的文化，以真诚、公正的态度服务于患者，让患者在体验就诊的整个过程中，形成对医院和医务工作者的价值认同和高度赞誉，也让员工感受到自身的价值，形成高绩效驱动的医院文化。

（2）优秀的医院文化折射出医院的科学管理，具体表现为医院内部规范的管理制度、管理层的先进管理理念、优化的作业流程及医务人员的科学工作方式等，从而实现医院运作的最高效率，避免不必要的浪费，实现医院社会效益的最大化。譬如医院运用六西格玛法对医院流程进行改造，可以提高医院营运效率、节约营运成本、提高患者满意度、增强医院核心竞争力。

（3）优秀的医院文化通过多种途径最终塑造了医院优质品牌，通过医院品牌的辐射力和感召力，从而吸引更大范围内资源的聚合，使医院得以持续性发展，实现良性循环，最终取得良好效益。品牌战略的实施，提高了医院的核心竞争力，为医院的发展注入了新的活力。

（4）具有优秀医院文化的医院，要求医护工作者需要仁爱精神，在为患者提供服务的过程中要有道德观念和伦理意识。只有这样，才能为医院赢得外部公众的信赖，为医院创造了良好的外部环境，继而实现医院社会效益的最大化。元代的戴良在他的《九灵山房集·十一》中说，"医非仁爱不可托，非廉洁不可信"，就是强调医护工作要有医德仁爱。患者在医院里本来就有恐惧感，如果医生护士动作粗野、态度冷漠，患者会感觉很不舒服，同时也会影响医患双方的情绪。加强医护人员的伦理道德教育也是影响医院绩效的因素之一。

2. 医院绩效对医院文化的反作用

一所具有优良经营业绩和获得社会好评的医院，往往以患者为中心，注重医疗质量、患者和员工满意度及员工文化素质等方面。它会越发认识到医院文化建设的重要性，会花大力气加强医院文化建设，实现医院文化与经济、社会效益的互促互动和良性循环。而社会评价较差的医院，往往认识不到或者没有精力顾及医院文化建设，易局限于眼前的经济利益，认为医院文化的投入得不偿失，从而限制了医院向更高层次的跨越，愈发难以摆脱困境，只能陷入恶性循环。

医院绩效管理的发展紧跟着企业绩效管理的步伐，最新的绩效管理方法都把医院文化作为一项重要的评价内容囊括进绩效管理的工具中，例如平衡计分卡。平衡计分卡不仅可以将医院文化转变成具体行为，而且使这些行为转化成具体的绩效评价指标，实现医院对文化的动态化管理。例如北京二炮总医院的姜合作、李志韧等人采用平衡计分卡的理论和方法对医院文化进行的管理探索，他们按照平衡计分卡战略分解理念，把医院文化分解为五个层面，即物质文化、精神文化、管理文化、学习文化及文本文化。战略目标分解之后，又对医院文化五个层面制定了具体的指标。在对医院文化制定出具体指标之后，医院管理层就可以用这些指标评价每一位医院员工，以此来提高文化管理的有效性，让整个医院都能弥漫高效、优质的文化氛围。其最终目的是发挥文化的导向作用，帮助医院持续改进医疗质量，提高患者满意度和医院绩效。

二、建设高绩效医院文化

事实证明，优秀的医院文化，将会对医院的绩效产生强大的推动作用；优秀的医院文化，能够带动员工树立与组织一致的目标，并在个人奋斗过程中与医院目标保持一致；优秀的医院文化，能为员工创造一种积极的工作氛围，通过共享的价值观念和相应的管理机制，从而产生一个合适的鼓励积极创造的工作环境。因此，要成功实施绩效评价和推进绩效管理制度，适应急剧多变的竞争市场，最大地发挥组织和个人的潜力，就必须致力于建设一种与医院绩效管理制度相融合的高绩效医院文化。

（一）高绩效医院文化

1. 高绩效医院文化的定义

从医院绩效管理本质含义出发，可以认为医院绩效管理是医院各级管理者为了确保下属员工的工作行为和工作产出与医院目标保持一致，通过不断改善其工作绩效，最终实现医院战略的手段及过程。绩效管理不应该简单地理解为仅仅是一个测量和评估的过程，而是管理者和员工之间创造相互理解的途径。但是，我国众多医院绩效管理体系的建设仍处于初级阶段，大部分医院对绩效管理的认识不够，且绩效管理体系尚不完善。比如评价指标针对性不强、评价过程不透明、反馈不及时及与战略目标相脱节等问题。究其原因，就是医院忽略了与绩效有关的高绩效文化的建设。

高绩效医院文化就是强烈追求优异绩效、强烈渴望成功的文化。在这种医院文化熏陶下，医院员工会自发地设法提高个人能力以提升绩效，组织也会依据绩效对员工进行评价，员工的薪酬、奖励、晋升均以绩效为评价依据，而非领导者的主观判断。当高绩效文化成为医院内部的共识时，其他不和谐的声音就会被消除，医院的组织结构调整、流程优化等变革就会成为顺理成章的事情，从而避免不必要的阻力。

2. 高绩效医院文化的特点

（1）明确规定医院的战略发展目标。拥有高绩效文化的医院，其中的大多数都有强烈成功的愿望，都有一套适合本院发展的战略目标，知道自己擅长做什么，不该做什么。它会清晰地向医院员工传递组织的战略目标和愿景。同时医院的战略目标会通过分解、量化成与每位员工工作相关的指标，成为对员工评价的依据。医院是一个特殊的组织，它所追求的是医疗质量和患者满意度的提高，衡量的是社会效益，并不是单纯的以营利为目的。如果当整个医院的员工都清楚地知道自己在整个社会及医院发展中所扮演的角色并充满激情时，成功的欲望就会变得空前高涨。因此，从长远来讲，医院需要构建能维持组织长远、持久发展的医院文化。

（2）能够灵活主动地适应医院环境的变化。高绩效文化的医院对外部环境十分关注，包括宏观环境和行业趋势等环境。利用安索夫的PEST分析框架和波特的五力模型进行分析，能够及时了解外部环境变化和竞争对手的动向，提高医院对环境反应的灵敏度，并保持着足够的灵活性，从而能及时地作出相应的对策。因此，高绩效文化的医院必然是以患者为导向的，员工的目光不是向内，而是随时关注患者的需求。

（3）医院员工主动承担责任，自发追求高绩效。提倡高绩效医院文化的医院员工愿意为医院的绩效承担个人责任，员工具有极强的参与意识和主动性，充满了追求胜利的冲动和对医院的自豪感。而且当员工得到医院的尊重和关爱，满足自身自豪感需求的同时，他们会为患者提供高品质的服务。换句话说，当医院的整体氛围是积极的、进取的，员工的满意度非常高的时候，才能真正做到"患者至上"，主动为患者创造良好的就医氛围，实现医院的绩效。为此，医院通过建立员工参与管理、提出合理化建议等制度，提高员工主人翁参与意识，提高员工的满意度，使员工能自觉地从医院的角度，充分调动积极性，进行创新、改善、改革，从而实现医院效益的最大化。

（4）尊重医院员工，重视医院员工的成长与发展。高绩效文化彻底颠覆了组织只考虑员工现在能为医院做什么，而不管他们将来能做什么的落后观念。拥有高绩效文化的医院，十分重视对医院所有员工的投资，注重对员工的培训，并帮助员工开发他们的潜力，促进员工的个人成长与发展。在实施高绩效文化的医院中有一个共识：即只有通过员工个人能力成长才能带来医院整体能力的提升，才能在竞争者之间脱颖而出。因此，医院管理者必须注重对员工的指导和培育。在进行医院绩效管理活动时，评价仅是其中一个环节，更重要的是在评价过程中对员工的指导，以及在评价后进行总结和改进，以帮助员工个人能力的提升。

（5）医院勇于改革和创新。在医药卫生体制改革的进程中，高绩效文化的医院要根据国家卫计委的文件精神，结合自身发展状况，拿出勇气和魄力积极推进改革。此外，高绩效文化的医院能够用创新管理体制，鼓励医务人员大胆创新，发明新的诊疗方法；同时，鼓励行政后勤人员提出节约管理成本的建议。

（6）医院内部沟通渠道要畅通，提倡团队合作精神。高绩效文化的医院要求建立畅通的沟通渠道，使医院员工能够充分表达个人的看法和意见，从而能够塑造具有高度凝聚力的工作、科研团队。在优秀医院文化的影响下，成员之间相互信任，互相支持，显示出关心团队的主人翁责任感，并努力自觉地维护团队的集体荣誉。比如团队成员在决策前会充分讨论，加强沟通，提高决策质量，但凡作出决策，他们就会对决策做出承诺，为实施决策而集体努力。

以上六种高绩效医院文化品质特征造就了一种更强大、更有凝聚力的医院文化，但是医院要想真正地打造一种高绩效文化，就必须努力培养这六种品质，并把它们有效的结合起来。当医院具备了这些品质，也就可以着手建立组织信任的氛围，不断向员工授权，通过采取各种措施，让员工体验主人翁般的感觉。因而，医院必须能够有效地结合这六种品质，才能成功地构建并维系高绩效文化，使医院能够得到长远的发展。

（二）高绩效医院文化的建设

1. 梳理医院核心价值观，建立追求高绩效的基本理念

医院需要重新梳理基本的价值观，将所有与追求高绩效冲突的理念和价值判断进行排除，并围绕高绩效文化构建新的医院文化体系。譬如医院将以患者安全为中心，努力提高医疗质量和患者满意度作为医院追求高绩效的核心价值观。把医院文化定位于高绩效文化来自于医院的使命，"患者至上"是医院生存的唯一价值和理由。要想不断地满足患者服务的需求，就需要医院有强大的价值创造能力，这种能力在医院内部表现为高绩效。因此，医院的愿景、使命、价值观、战略规划、业务流程及服务态度等必须聚焦在高绩效文化上。只有这样，医院才能走上可持续发展的道路，并创造更高的社会效益。

2. 将医院员工个人目标与医院战略相链接

医院应该清晰地界定何谓成功，如何才能成功。对医院而言，其整体绩效的衡量指标不是单纯的营利，而是医院战略目标的实施情况、医疗质量改进水平、患者满意度、员工满意度及医院生存能力等。此外，医院战略目标应当通过层层分解传递到每一位员工，使员工的个人目标与组织及战略协同起来，让员工意识到其工作绩效将会直接影响医院战略目标的实现。有了目标作为导向，让员工可以自发地开展工作，从而建立起组织信任的氛围，让员工体验主人翁般的感觉。

3. 构建有效的医院绩效评价与激励机制

在确定战略目标之后，医院应当以个人目标完成与否进行评价，而摒弃主观的、片面的、流于形式的传统评价方式，构建起目标评价和关键事件评价为基础的绩效管理机制。并配套相应的激励机制，在不断激励和评价中强化员工对绩效的追求和对高绩效文化的认同。

4. 医院要加强沟通、宣传与培训

高绩效医院文化的建立不是通过一次宣传或短时间内就能够达到的，必须要通过持久的不懈努力，通过大量的沟通、宣传和培训，通过在实践中加深员工的认识逐步构建而成。因此，医院必须要建立顺畅的沟通渠道，可以通过各种场合和机会加以宣

传，比如利用医院的内刊、网站、会议、宣传栏等形式加强宣传与培训，这是建立高绩效文化的有效途径。

第三节　医院绩效管理的信息化建设

随着互联网计算机在社会中的普及，我国众多医院已经建立了医院信息系统（Hospital Information System，HIS），计算机在医院医疗、教学、科研、管理的各个方面得到越来越广泛的运用，并已成为现代化医院运营必不可少的基础设施与技术支撑环境。同时，医院信息系统的开发和应用正在向纵深发展，从侧重于经济运行管理，逐步向临床应用、管理决策应用方向延伸，采用信息化的绩效管理手段正在成为医院实施绩效管理的一种趋势。

一、医院信息系统的概述

（一）医院信息系统的概念

医院信息系统是运用系统的理论和方法，利用计算机和网络通信手段来实现医院信息的收集、处理、存储、传输、应用和反馈，在相应的组织和人力的配合下，在自动化、标准化、网络化的基础上支持医院全方位运作的有机体。从功能和系统的细分来说，医院信息系统一般可分成三个部分：一是满足管理要求的管理信息系统；二是满足医疗要求的医疗信息系统；三是满足以上两种要求的信息服务系统。从结构上来说，医院信息系统一般分为三个层次，即数据处理层、信息加工层和决策层。医院信息系统并不能直接产生经济效益，但可以通过提高效率和质量，间接地为医院带来效益。

（二）医院信息系统的发展沿革

我国医疗卫生领域开始信息化建设，至今已有二十多年的历史。随着全国各行各业信息化进程的推进，医院信息系统、远程医学、远程医学教育、医疗保险系统、社区医疗保健系统等数字医学系统广泛深入到医疗保健的所有业务工作和部门。

医院信息系统大致经历了四个发展阶段。

第一阶段：单机应用。始于20世纪70年代末，主要用于门诊收费，住院患者费用管理，药库管理等。

第二阶段：部门级局域网。20世纪80年代中期，代表性应用系统主要包括住院患者管理系统，门诊计价及收费发药系统，药品管理系统等。

第三阶段：完整的医院信息系统。20世纪90年代初开始，一些大医院相继在100MB快速以太网上建立较为完整的医院信息系统。

第四阶段：远程医疗。随着互联网络的兴起，在一些大医院开始对远程医疗的研究和实施，通过Internet传输核磁共振、CT等影像。

在医院信息化的进程中，当时的卫生部于1995年提出的建设国家卫生信息网（简称

"金卫工程"）和军队卫生信息化"三大工程"建设，起到了很大的推动作用。

二、信息技术在医院绩效管理中的应用

（一）信息技术帮助医院采集大量、精细的绩效数据

医院绩效评价指标体系既有定性指标也有定量指标，在传统的相对落后的医院信息系统中，因为医院技术条件不到位而难以取得准确精细的绩效数据，而不得不放弃优良的绩效评价指标。比如，患者就诊满意度可以看作对医疗效果和服务市场反映的精确考量，如果在患者出院或结束就诊之前设置一道满意度调查程序，将调查结果保存在医院计算机系统中，加上医院全面的网络信息系统传递，便可轻松得出该指标值。类似的检测在我国商业银行柜面服务和电信企业热线服务中已有应用。数据仓库（DW）和企业资源计划（ERP）等信息技术的应用使得医院有可能采集更多更精细的原始数据。

（二）信息技术实现绩效信息即时生成，绩效评价工作更加便捷高效

由于信息系统能够加工处理大量信息，医院的信息会更加完整，信息的加工也会更加迅速，从而提高管理的"时效性"。通过医院信息技术，不仅实现了临床、医技科室各种收入和成本的汇集，还将门急诊人次、手术人次、出院人次等效率指标按核算单元和个人统计，给科室第一、二次分配提供了翔实的基础数据。同时，还将各核算单元的效率、效益以及医疗设备的使用、收费水平等的分析、评价，通过信息处理提供具体数据，为促进科室绩效管理提供了有效依据。

（三）借助医院信息系统，绩效管理实施更加规范有序

在新医改背景下，医院绩效管理的重要性更为突出，成为医院内部调动员工积极性的关键管理措施。借助医院信息系统，及时搜集、处理医护人员在医疗服务中实施诊治的信息和管理人员为医护一线服务的信息，进一步规范医疗行为、质量标准及管理程序。同时，还有利于找准有效控制成本的途径，使医院资源消耗得到及时充分的补偿。信息技术有助于规范、有序地发挥绩效管理和评价的作用，避免挫伤员工的积极性，引导员工努力创造社会效益和经济效益，提高医疗服务质量和全员素质，促使医院管理走向精细化，在竞争中赢得主动。

三、开发医院绩效管理信息系统

（一）医院绩效管理信息系统开发原则

为了更好地服务于医院绩效管理，服务于医院绩效管理的各方参与者，提高医院绩效管理有效性，在开发医院绩效管理信息系统的时候应该遵循以下基本原则。

（1）易于操作。医院绩效管理与评价信息系统软件应采用人机交互式图形化界面，操作界面尽可能简洁美观，界面用语要尽量做到规范常用，让医院普通员工经过简单培训之后就能用鼠标和键盘完成对医院绩效管理系统的操作（如图7-4），这样也可以提高医院绩

效管理实践的大众参与度。

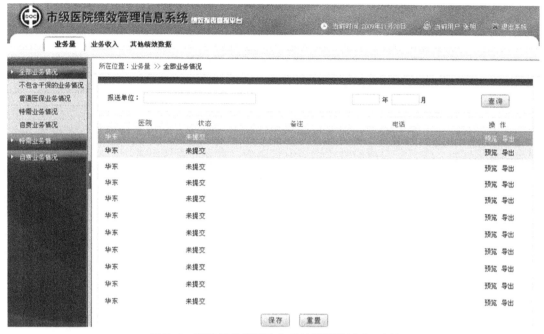

图7-4 医院绩效管理信息系统界面设计（示例）

（2）实用性。医院绩效管理信息系统的开发和设计工作应该立足于医院的实际情况，逐步建立和完善医院绩效管理信息系统，不求大而全，而是注重实效。盲目贪大求全，不但开发难度大，优化升级时间长，而且对信息系统的基础构架要求高，数据准备等各个方面的投入也很大。

（3）可扩充性。在开发医院绩效管理信息系统时，医院作为需求方应与系统提供方进行充分沟通，着眼于长远，既要满足医院绩效管理与评价的现实需求，也要满足将来因医院规模扩大等发展的扩展性需求。此外，还要实现信息系统功能模块化，尽量提高信息系统的灵活性和适用性。

（4）可靠和安全。医院绩效管理信息系统应分级严格设定管理人员权限以保证信息安全，并从技术上设置系统登入身份验证机制。同时，对相关数据要及时进行备份，定期对信息系统的数据库进行漏洞检测，及时对系统中的漏洞进行补丁，对相关绩效信息进行更新，务必保证信息系统的安全和稳定可靠。

（二）医院绩效管理信息系统的主要功能

医院绩效管理信息系统是医院管理信息化的重要保障之一。在开发设计医院绩效管理信息系统时，应该着眼考虑其功能的完整性。一般而言，医院绩效管理信息系统的主要功能有以下三个。

（1）医院绩效信息的输入输出功能。医院绩效信息的输入输出功能是医院绩效管理信息系统的基本功能，信息系统的各级用户依据自己的权限可以登录系统进行绩效数据的录入与输出。各级用户可以把自己权责范围内的医院绩效评价信息，如评价指标、绩效目标、评价标准、绩效数据等录入系统，形成记录并备案供评价各方查阅、使用和借鉴。相关用户也可登录系统下载医院绩效信息，使医院绩效管理信息按照用户的要求进行输出，为医院绩效管理的参与者服务。另外，无论是医院、科室还是员工个人，该功能模块都可以实现从各层级参评对象中直接采集数据，只是在数据录入、查看、修改时都有严格的权限控制，使不同层级的管理者拥有不同的权限，以保证权责对等。

（2）医院绩效数据的统计分析功能。绩效数据的统计分析功能是医院绩效管理信息系统的核心功能，该功能不但可以完成参评科室、绩效数据、评价结果的简单统计汇总，还能按照角色、指标、时间、科室进行医院绩效信息的统计分析。该功能主要是利用服务器强大的数据统计与分析功能，依据采集到的相关信息数据对医院绩效管理进行对维度、多层次的分析评价，并可依照用户所需要的形式详细、直观地表现出来。

（3）医院绩效管理的汇报演示功能。医院绩效管理的汇报演示功能主要是指系统可以通过图标等直观方式向上级主管部门、各参评科室、广大医院员工在个人终端上展示评价的标准、程序以及结果等内容。在设计医院绩效管理信息系统时，可以嵌入图标生成、语音提示、动画演示等功能，使该系统可以针对用户个人或者群体根据需要展示绩效评价局部或者整体内容，便于绩效管理主体能够迅速抓取自己所需信息，完成绩效评价、管理的分析与决策。

（三）医院绩效管理信息系统的模块设计

医院绩效管理信息系统的模块设计主要是围绕着医院绩效管理的基本过程进行的改良。一般而言，医院绩效管理信息系统的主要模块通常由绩效计划、绩效评价、绩效沟通与反馈、绩效分析与决策、信息管理与维护等功能组成，如图7-5所示。

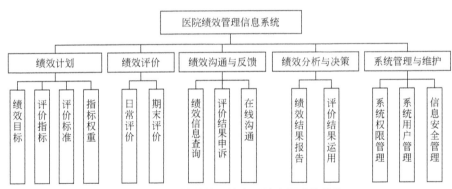

图7-5 医院绩效管理信息系统主要功能模块

（1）绩效计划模块。该部分主要是对医院绩效管理信息系统进行初始化设置，系统管理员通过该模块输入参与医院绩效管理的各个科室等内部组织单元，并根据医院绩效计划输入相应的绩效目标、评价指标、评价标准和指标权重等项目。在这一功能模块内，各绩效目标的主责部门根据职责分工把绩效目标分解给相应的配合单元。

（2）绩效评价模块。该部分主要完成医院层面、科室层面和员工层面的绩效管理相关工作。医院绩效管理组织机构通过该模块，依据医院、科室和员工的绩效表现情况，对照绩效计划模块中事先设置的内容对被评价者进行定期或者不定期的评价，并把绩效评价结果通过信息系统的功能界面呈现出来。

（3）绩效沟通与反馈模块。该部分主要是根据医院绩效管理过程中存在的问题形成日志以便医院绩效管理的组织机构、上级管理者、利益相关者、被评价者之间进行沟通。此外，被评价对象也可以随时查询相关绩效评价结果，如果一旦发现评价结果与事实不符亦可进行申诉，以保证绩效管理的公平、公正和公开。

（4）绩效分析与决策模块。该部分主要是利用计算机强大的数据统计、处理、分析能力对医院、科室和员工的绩效状况做出全方位的分析。其评价结果既可以用文本、表格、图形等样式展现出来，也可以在系统中利用相关数学模型对医院绩效管理状况进行预测、规划和管理，为医院高层管理者提供相关的决策依据。

（5）系统管理与维护模块。该部分主要是针对医院绩效管理信息系统本身进行设置和维护，其主要任务在于对信息系统进行日常维护、管理相关部门或者人员的权限、保障信息系统的数据安全和正常运行。同时，根据医院绩效管理不断发展和调整的需要，对整个系统的功能进行拓展与优化升级。

【关键词】

医院战略管理
高绩效医院文化
医院绩效信息系统

【复习思考题】

1. 谈谈你对医院战略管理的认识。
2. 实施医院绩效管理的组织保障有哪些？
3. 如何培养高绩效医院文化？
4. 试述建立医院信息化绩效管理系统的意义。

参考文献

[1] 方振邦.战略性绩效管理.第4版.北京：中国人民大学出版社，2014.

[2] 方振邦，韩宁.管理百年.北京：中国人民大学出版社，2016.

[3] 方振邦，冉景亮.绩效管理.第2版.北京：科学出版社，2016.

[4] 方振邦等.管理学基础.第3版.北京：中国人民大学出版社，2016.

[5] 方振邦，徐东华.管理思想百年脉络.第3版.北京：中国人民大学出版社，2012.

[6] 方振邦，葛蕾蕾.政府绩效管理.北京：中国人民大学出版社，2012.

[7] 方振邦，徐东华.公共部门人力资源管理.北京：中国人民大学出版社，2015.

[8] 曹荣桂.医院管理学.北京：人民卫生出版社，2003.

[9] 曹建文，刘越泽.医院管理学.第3版.上海：复旦大学出版社，2014.

[10] 薛迪.医院管理理论与方法.上海：复旦大学出版社，2010.

[11] 利奥纳多·L·贝瑞，肯特·D·赛尔曼.向世界最好的医院学管理.张国萍译.北京：机械工业出版社，2009.

[12] 杨晓媛，吴勤.现代医院护理人力资源管理.北京：军事医学科学出版社，2009.

[13] 沈远平，陈玉兵.现代医院人力资源管理.北京：社会科学文献出版社，2006.

[14] 张英.医院人力资源管理.广州：广东人民出版社，2011.

[15] 唐维新，易利华.现代医院绩效与薪酬管理.北京：人民卫生出版社，2005.

[16] 薛迪，吕军.医院绩效管理.上海：复旦大学出版社，2013.

[17] 陈仲强，赵亮.医院绩效管理.北京：北京大学医学出版社，2012.

[18] 魏晋才，陈肖鸣.医院绩效管理.北京：人民卫生出版社，2010.

[19] 秦永方.现代医院精细化运营绩效管理实务.北京：中国经济出版社，2014.

[20] 姜合作.平衡计分卡在医院管理中的应用.北京：军事医学科学出版社，2007.

[21] 重庆市第九人民医院医院成本控制研究室.平衡计分卡在医院管理中的理论与实践.重庆：西南师范大学出版社，2014.

[22] 罗伯特·S·卡普兰，戴维·P·诺顿.平衡计分卡：化战略为行动.刘俊勇，孙薇译.广州：广东经济出版社，2004.

[23] 罗伯特·S·卡普兰，戴维·P·诺顿.战略地图：化无形资产为有形成果.刘俊勇，孙薇译.广州：广东经济出版社，2005.

[24] 罗伯特·S·卡普兰，戴维·P·诺顿.战略中心型组织.上海博意门咨询有限公司译.北京：中国人民大学出版社，2006.

[25] 罗伯特·S·卡普兰，戴维·P·诺顿.组织协同：运用平衡计分卡创造企业合力.上海博意门咨询有限公司译.北京：商务印书馆，2006.

［26］罗伯特·S·卡普兰，戴维·P·诺顿.平衡计分卡战略实践.上海博意门咨询有限公司译.北京：中国人民大学出版社，2009.

［27］保罗·R·尼文.政府及非营利组织平衡计分卡.胡玉明译.北京：中国财政经济出版社，2003.

［28］方振邦，邹定国，唐健.我国地方政府社会建设绩效评价体系创新研究.国家行政学院学报，2015（3）：87-91.

［29］方振邦，罗海元.政府绩效管理创新：平衡计分卡中国化模式的构建.中国行政管理，2012（12）：25-29.

［30］方振邦，黄玉玲.日本中央政府高级公务员考核研究及其启示.日本研究，2015（1）：51-59.

［31］方振邦，陈校云.急诊专科医师阶段性胜任力模型的指标权重研究.中华医院管理杂志，2013（12）：915-918.

［32］方振邦，陈校云，余中光.急诊专科医师阶段性胜任力评价指标体系的构建.中华医院管理杂志，2013（12）：911-914.

［33］黄玉玲.通用电气：九宫格的区别管理.企业管理，2015（3）：55-57.

［34］黄玉玲.壳牌：以管理者能力为核心的考核.企业管理，2014（11）：68-69.

［35］李超.医院绩效管理存在的缺陷及对策探讨.中国卫生质量管理，2008（5）：86-88.

［36］陈金宏，王发强.标杆管理及其在我院的实践.中国医院管理，2004（11）：58-59.

［37］李军，孟开，于丽玲.北京三级医院内部绩效评价体系现状与模式研究.中国医院管理，2009（11）：4-6.

［38］陈校云等.全员质量考核的设计与实践.中国卫生质量管理，2011（3）：72-74.

［39］何惠宇等.建立医院绩效评价系统的理论与实践.中华医院管理杂志，2003（6）：15-17.

［40］武程程等.我院护理管理实施标杆管理的探讨.中国实用护理杂志，2009（5）：68-69.

［41］王发强，郝瑞生.标杆管理及其在医院管理中的应用.中国医院，2004（7）：58-60.

［42］肖翔.360度反馈与科主任考核.江苏卫生事业管理，2005（1）：28-30.

［43］周典等.综合性医院实施目标管理的理论和实践探索.中国医院管理，2014（3）：18-20.

［44］马莎丽.公立医院实施绩效管理的难点和对策.卫生经济研究，2011（5）：41-42.

［45］于德华等.对国内医院绩效管理实施现状的文献评析——2001—2005年医院绩效管理文献回顾.卫生软科学，2006（6）：553-554.

［46］奚晓鸣，田志宏，吴迎新.BSC架构下的公立医院绩效管理体系研究.天津大学学报（社会科学版），2016（4）：314-317.

［47］唐小芹等.国有医院绩效管理中存在的问题与对策.现代医院管理，2009（5）：21-23.

［48］汪孔亮等.公立综合医院战略绩效管理组织责任体系研究.医学与社会，2010（7）：53-54.

［49］Ung-Yong Choi, Hyun-Yun Cho, Sung-Hee Kwon, Jae-Hyung Cho, Hyun-Jung Bae. A Case Study of Local Government's Balanced Performance Management System Focused on BSC Implementation in Bucheon City. Reasearch of Management Accounting（Special Issue），2008，7（3）：222.

［50］Jones，G.R.，George，J.M.Contemporary Management. 2nd ed. Irwin McGraw-Hill，1999.

"现代医院管理系列丛书"出版说明

医院可以说是当今世界上最为复杂的社会组织形式，其组织规模大小之繁复，运行模式之庞杂，权属管理之多样，都对组织运作与管理提出了巨大的挑战。如何在保障医疗品质的前提下，尽量合理地运用医疗资源和善尽医疗资源的效能，始终是全球医院管理者共同面对的难题，更是身处医疗改革浪潮前沿的中国医院管理者义不容辞的责任。

为了帮助医疗卫生投资人、管理者、政府监管者以及各类从业者能够更好地应对各类挑战，"现代医院管理系列丛书"汇聚了医院管理各方专家学者和管理精英，组成了阵容强大的编委会，尝试引入各方面现代医院管理的优秀实践经验和理论成果，为中国公立医院改革和社会力量办医提供全面的支持，推动中国医院的跨越式发展，实现医院管理上的大胆创新和突破，成为医院管理创新和发展的良好借鉴，尤其是因应当前新医改的大潮，为各类医院的建设和管理提供一种高效运营的管理标杆。

"现代医院管理系列丛书"各系列重磅专著敬请期待！！！